U0241603

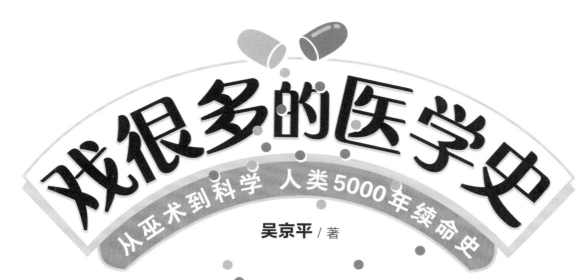

戏很多的医学史

从巫术到科学 人类5000年续命史

吴京平 / 著

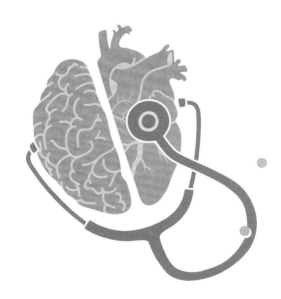

北京联合出版公司
Beijing United Publishing Co.,Ltd.

图书在版编目（CIP）数据

戏很多的医学史 / 吴京平著. —— 北京：北京联合
出版公司，2022.4
ISBN 978-7-5596-5980-4

Ⅰ．①戏… Ⅱ．①吴… Ⅲ．①医学史—世界 Ⅳ．
① R-091

中国版本图书馆CIP数据核字（2022）第030585号

戏很多的医学史

作　　者：吴京平
出 品 人：赵红仕
责任编辑：徐　鹏

北京联合出版公司出版
（北京市西城区德外大街 83 号楼 9 层　100088）
三河市中晟雅豪印务有限公司印刷　新华书店经销
字数 349 千字　　700 毫米 ×980 毫米　　1/16　　印张 24.125
2022 年 4 月第 1 版　　2022 年 4 月第 1 次印刷
ISBN 978-7-5596-5980-4
定价：78.00 元

序

如今的社会处于一个科学技术一日千里的时代。人类从来没有像今天这样，如此健康、长寿。现代医学发挥的巨大作用是有目共睹的，这已经是大家的共识了。

但是，2016年一部叫作《疫苗黑幕：从隐瞒到灾难》的电影引起了轩然大波。这部影片把某些自闭症和常见的三联疫苗关联在了一起，因为一些好莱坞明星的推波助澜，还掀起了不小的声势。如今在美国已经掀起了一股反对疫苗的运动，对国内也有波及。这也好理解，凡是跟医疗沾边的事情，都是大事。

这对我触动很大，我发现，我们对人类历史上的惨痛记忆已经淡忘了，所以很多现代人产生了一种错觉，他们以为人生本来就是应该如此这般安安稳稳地度过，大瘟疫只是个传说。古代总是田园牧歌，现代社会则充满着污染和有毒有害物质。

真是这样吗？去翻翻历史，你会发现人类的这种好日子其实没过多久，在一两百年前，情况还完全不是这样的。

假如你穿越回到古代，你会发现人的一生要经历太多的苦难，孩子的出生就是一道鬼门关，因为剖官产技术还没发明呢，一旦难产，很有可能母子双亡。大家知道为什么给孩子过百日会那么重要吗？因为活过100天，大概这孩子算是留住了。

闯过出生这一关，后边还有百日咳、破伤风、白喉等一系列的传染病在等着你呢，一半的孩子没能活过 10 岁。感冒发烧也是很严重的病，拉肚子说不定就能把命搭上。假如有大的瘟疫流行，人口数量动辄腰斩，大概率上讲，你是躲不过这场劫难的，70% 的人在 50 岁之前就倒下了。

如今的巴黎是浪漫之都，就连下水道都成了可以参观的博物馆，这就是雨果所说的"城市的良心"。如果不是 19 世纪 30 年代的霍乱大流行，恐怕伦敦和巴黎也不会修建这么宽阔的下水道系统。城市生活并非一直这么美好。

远的不说，2003 年的 SARS 疫情就足够让人心有余悸了，2020 年的新冠肺炎疫情也足以在人类历史上留下惨痛的一笔，但与历史上的流感、霍乱等相比，它们却并非"杀伤力"最强的疾病。如果不是疫苗和抗生素的发明，恐怕现代人也就用不着担心什么心脏病和高血压了，还没到那个岁数就已经 over（结束）了。

道金斯写过一本畅销书《自私的基因》，这本书里提出了一个犀利的观点，让人有点毛骨悚然，不寒而栗。那就是生命的个体只是基因的"马甲"，基因才是自然选择的基本单位。人也是生物，是无法逃脱这种自然规律的。大自然不在乎你是不是痛苦，大自然不在乎你活多长。大自然有自己的游戏规则，"天地不仁，以万物为刍狗"。

的确，一个物种的延续，并不需要医学，只要多生孩子就行了，很多动物都是用大批量的繁殖来对抗大批量死亡的。繁育完后代，就可以去死了。

可是，我们是人类，我们有思想，有意识，还有对美好生活的向往，我们怎么能束手待毙呢？于是，人类不得不走上了一条"逆天改命"之路，医学一点一滴的进步，背后都要付出生命和鲜血的代价。

人类是如何一步一个脚印地改变自己的命运的？这就是我这本书要讲的主要内容。我将与大家一起去回顾那段波澜壮阔的历史进程。

我在从事科普写作之外，也是一个网络主播，我一直在用音频和视频讲述科学史和技术史。很多人听过我讲爱因斯坦，讲相对论，但即便你了解了宇宙是弯的还是平的，生活也不会被改变。大家喜欢这些科学知识，满足的是我们对于大自然的好奇心。但是医学可不一样，医学不仅仅是满足好奇心了。每个人都会碰上生老病死，医学与我们每个人息息相关，是生存还是死亡，这的确是个问题。

医生可以说是我们普通人最常见的专业人士了。医疗问题与我们每个人的关系都很密切。现代社会是多元化的，医疗领域内有很多争吵不休的话题，你能分辨谁对谁错吗？

当你了解了医学的发展历程以后，这些问题可能就不是问题了，毕竟，太阳底下没有新鲜事。这就是了解医学史最现实的用处。

医学很特殊，医学伦理与其他学科也不一样。宇宙是弯的还是平的，我们可以从容不迫地研究，科学不怕慢，就怕错。对于技术发明来讲，我们不怕错，就怕慢。你慢一步，专利权就没了。而医学，面对的对象是我们自己，是人体，是快是慢？是深是浅？手术刀是下还是不下？抉择是很艰难的，偏偏又要马上做决定。所以，医生的压力可想而知。

作为一个普通人，我与大家一样，面对重病来袭，我会担心，会手足无措，会不敢面对，尽管我一直秉持理性精神和科学的态度，但是我仍然做不到脸不变色心不跳，我也不是特殊材料做成的。面对医生，理智告诉我，我必须信任他，我们是合作对抗疾病的战友。但是我的内心仍然会有一分提心吊胆，他会尽职尽责吗？他的水平如何？所以，医疗不仅仅是个科技的问题。

医学进步的历史，其实也是一部医患关系的历史。现代人遇到的困扰，其实古人也都碰到过。希波克拉底誓言是每个医学生入行的时候都要铭记在心的行业规范。可是你知道吗，近代以来，这份誓词已经有过很多次修改，这背后又折射出医患关系怎样微妙的变化呢？作为一个普通人，这些知识，你值得了解。

所以，就让我们一起去回望这段荡气回肠、逆天改命的历史吧。你准备好了吗？

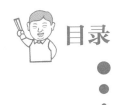

目录

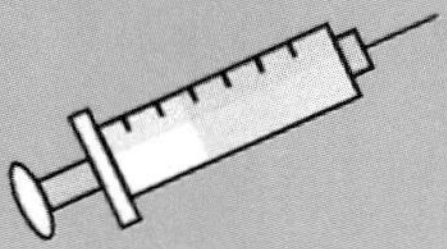

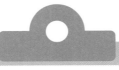

第一章

从希波克拉底的誓言开始

希波克拉底的誓言

一年一度的高考是同学们一次非常重要的人生选择。有很多人会选择报考医学院校，成为一名救死扶伤的白衣天使。可能有人会注意到很多医学院的 logo（徽标）上都有蛇杖的图案，有的是一条蛇，有的是两条蛇。

比如，上海交通大学医学院和浙江大学医学院的 logo 上都有两条蛇。北京协和医学院和中南大学湘雅医学院的 logo 上就是一条蛇。当然也有不走这个套路的，比如清华大学医学院，没有蛇的图案；又如首都医科大学，logo 主体是华表。

不仅仅是医学院，世界卫生组织的标志也包含蛇杖的元素。蛇杖的传说来自古希腊医学之神阿斯克勒庇俄斯。

阿斯克勒庇俄斯是太阳神阿波罗的儿子。他怀着拯救全人类的崇高理想，经常在荒山野林考察动植物的性质，寻求防治疾病的药物，怎么看怎么像是中国的神农尝百草。

有一次，一条毒蛇悄悄地盘绕在阿斯克勒庇俄斯的手杖上，他把蛇杀死了。这时又出现一条毒蛇，口衔药草，居然把那条死蛇给救活了。看来蛇有灵性，能起死回生。

从此，阿斯克勒庇俄斯到处行医，不但带着手杖，而且手杖上总是盘绕着一条蛇。于是蛇杖成了他的标志。在著名的特洛伊战争

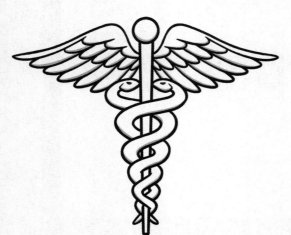

▲ 蛇杖标志

时期，阿斯克勒庇俄斯担任军医，为战士疗伤，救活了很多人，所以逐渐得到了大家的爱戴。

别人都高兴，唯独冥王哈迪斯不开心。冥王提前准备好了大批的空白生死簿，就等着战死的人来迁户口呢。哪知道左等没人来，右等还是没人来。一打听，原来是阿斯克勒庇俄斯手段高超，把很多人救活了，导致冥界人口严重流失。所以哈迪斯找宙斯告了一状。宙斯也对阿斯克勒庇俄斯不满，就发掌心雷把阿斯克勒庇俄斯给劈死了。人家的老爹阿波罗来兴师问罪，双方斗来斗去，好不热闹。反正，古希腊的神话就是一笔烂账，打架打得不可开交，后来又和好了那是常事儿。后来宙斯就把阿斯克勒庇俄斯的身体升上了天空，成为蛇夫座。阿斯克勒庇俄斯也成了医学之神。

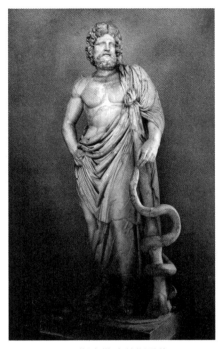

▲ 阿斯克勒庇俄斯雕像

从符号上讲，蛇代表治病，手杖代表人的脊椎骨，也可以代表游方远行。逐渐地，蛇杖就成了医学的代名词。不过这是单蛇的蛇杖，双蛇蛇杖可能是一种误用。1912 年，有上级坚持要求美国陆军医院用墨丘利①之杖作为医院的标志。后来也就传开了，大家都觉得这个蛇杖挺好看的。墨丘利之杖是双蛇蛇杖，顶上还有一对小翅膀，不过墨丘利跟医学没半毛钱关系，他主管商业，而且跑得快，你当他是"快递之神"就行了。双头蛇杖和钥匙共同组成了中国海关的 logo，这倒是来自墨丘利。

有人说，这东西都是西方流传过来的，他们拿蛇杖当作医学的象征，我们中国也有很悠久的医学传统，是不是可以实现本土化，用中医的典故？比如说"悬壶济世"，logo 上是不是可以画个茶壶呢？可是悬壶济世

---

① 墨丘利是罗马神话中众神的使者，他的双蛇杖被视为沟通与和解的象征。

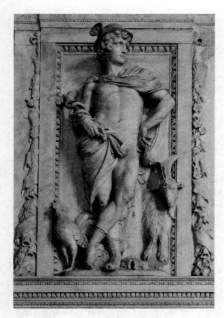

▲ 墨丘利浮雕

的壶不是"茶壶"。在古代，"葫芦"的"葫"和"茶壶"的"壶"是混着用的。

这个典故出自《后汉书·方术列传八十二》，说是有个老头儿在大街上卖药，在房檐上挂个大葫芦。丸、散、膏、丹全是从这个葫芦里倒出来的，等天黑了，老头儿收摊了，他纵身一跃，钻进葫芦里去了。费长房在后边偷窥，觉得这老头儿一定是神仙，后来找机会央求老头儿收他为徒。老头儿领着费长房进了葫芦，葫芦里亭台楼阁、奇花异草，一应俱全！

费长房就跟老头儿学习医术，等出来以后，发现已经过了十几年了。后来，费长房成了东汉时代的名医。既然有这么个典故，很多医生也都悬挂一个葫芦当招牌，从此留下一句俗话："不知道这葫芦里卖的是什么药。"

这个套路在古代传说里常见。铁拐李是背着葫芦的，太上老君的仙丹也是装在葫芦里的。

我们刚才列举了东、西方医学的起源故事，上古时期，医学都和神话故事混杂在一起，这就是所谓的"医巫不分家"的时代。

到了公元前460年，西方才诞生了第一个实现医巫分离的标志性人物希波克拉底。这个时代正好是中国的春秋时期。这是一个东、西方大思想家层出不穷的年代。希波克拉底的医学成就，是与这个大环境分不开的。

希波克拉底的名气很大，但是翻开史料查一查，发现越是接近希波克拉底生活的年代，反而记载越少，而且大多数都语焉不详，柏拉图倒是在自己的《对话录》里写了那么一小段，提到了他的名字。因此我们大致知道希波克拉底是跟柏拉图差不多时代的人，大约出生在公元前460年，比孔夫子晚了近百年。

在柏拉图和亚里士多德的年代，名气大的医生并不少，希波克拉底不过是名医之一。后来，随着时间的推移，其他人都逐渐被淡忘了，倒是希波克拉底的名气越来越大。那个时代，人口很少。医生们普遍都是游医，到处流动，大家只要看到街上有个人挂着一根蛇杖，缓缓走来，这人十有八九是个游方的医生。

只有名气特别大的医生，才会固定居住在大城市里，由社区付他工资，他为社区的居民看病。希波克拉底很可能就是一个定居在大城市的名医。波斯国王薛西斯请他去波斯，他就是不去。据说他很爱国，热爱希腊的城邦。

公元前431年，古希腊的各个城邦之间爆发了一场大战，这就是著名的伯罗奔尼撒战争。战争的第二年，也就是公元前430年，雅典暴发了瘟疫，历史学家修昔底德正好也染上了瘟疫，但是他命大，活了下来。正是他留下了第一手资料，瘟疫第一次被人类详细地记录了下来。

当时，雅典的人口减少了四分之一，就连医生都大批地死亡。传说希波克拉底从北方的马其顿赶回雅典，当时雅典的医生都束手无策，不知道该怎么办。希波克拉底发现铁匠们都没有得病，都很健康。他因此断定，这种瘟疫怕火，于是他在雅典燃起大片的篝火，瘟疫开始逐渐退去。

这个传说不一定是真的。但是大家都愿意相信希波克拉底有这个能力，有这个办法。希波克拉底当然不可能把雅典给一把火烧了。但是这个说法不是毫无根据，因为雅典人在处理瘟疫死者尸体的时候，的确是堆在一起火化的。雅典卫城是在一座小山包上，别人离得老远就能看见山头上火光冲天。有可能最后就演化成一个有关希波克拉底的传说。

时间过去700年之后，大约公元2世纪，他的地位变得非常崇高，甚至变成了"医学之父"，因此基督教开始为他树碑立传。于是，希波克拉底的信息变得丰富起来，他爹是谁，他出生在哪里，他长什么样子，都开始变得越来越详细。这里面有多少是真实的，其实很令人怀疑。

希波克拉底留下了大量的医学著作。署名为希波克拉底的书很多，水平也很高。但是我们无法断定这些就是希波克拉底写的，因为书里面有很多矛盾之处。我们可以合理怀疑，这些托名希波克拉底的著作应该是历代累积出来的结果。就像我国的《黄帝内经》，肯定不是轩辕黄帝留下的，这套书大概是成书于战国到秦汉时期，到东汉乃至隋唐都有增补，也是世代积累起来的著作。

希波克拉底所有的医学理论之中，最著名、影响力最大的就是所谓的"四体液说"。过去有很多的巫医，他们认为人之所以会生病，都是因为得罪了神仙，因此只有靠向神祈祷才能免除灾祸。希波克拉底则非常反对这种说法，他强烈地警告大家，求神问卜是没用的，哪怕你再虔诚地祈祷，也不会战胜疾病，要及时找医生治病。

所以说希波克拉底是医学与鬼神分离的分水岭。为了抵制"神赐疾病"的谬说，希波克拉底提出了著名的"体液学说"。这个学说与神鬼没有半毛钱关系。人身体里的各种液体是最容易被观察到的东西，皮破了会流血，这是显而易见的。伤口感染会流脓，伤风感冒会流鼻涕，这不都是体液吗？人生病了以后，会拉肚子，会呕吐，看来有些液体是在生病的时候才出现，病好了就没了。因此，古希腊的医生们自然而然就把生病和体液联系在了一起。

古代的医学总是跟一些朴素的哲学有关系，毕竟那个时代也没有什么别的认知框架。比如恩培多克勒就提出了万事万物都是由"水、火、土、气"四种元素构成的。比如骨头，那就是两份水、两份土和四份火构成，大致就是这个比例；血液则是由水、火、土、气四种元素等比例混合构成的。一种物质要想保持稳定，那么就必须保持元素比例的稳定，要是比例偏了，就要出麻烦了。这种简单的思想后来成了体液学说的哲学基础。

希波克拉底学派的体液论就是在这种宇宙观的背景下建立起来的。《希波克拉底文集》中的大多数文章写于公元前410—前360年，但是有些文章一看就是后人写的，甚至有可能相隔了几百年，所以说这些篇章肯定是逐渐累积成形的。《希波克拉底文集》中的文章集中地反映了希腊黄金时期的医学思想，它既包含了伊奥尼亚辩证派的医学理论，又继承了西

 难怪如今看见雅典卫城全都是石头遗迹，看来是被他烧过一遍了。

西里派的医学思想，于是，在《文集》中出现前后观点矛盾的现象也就不足为奇了。

不管怎么说，《希波克拉底文集》之中的思想大致是一致的，那就是疾病是由体液的失调导致的。最开始的文章认为主要问题是干湿冷热，以及黏液和胆汁的二元平衡。另外一些文章又开始讨论血液、黏液、胆汁和水，强调这四种液体的平衡。这些体液和内脏是有对应关系的，它们分别来自心、脑、胆囊和脾。往后翻翻，发现后面的说法又有不同，水被黑胆汁代替了。大概是文章作者意识到，水是一种更基本的元素，一切体液其实都含有水分。

从黑胆汁代替水这个变化，我想大概是古希腊的医生们观察到了一些深色的东西。比如胃出血的病人大便会发暗，胃癌病人呕吐物颜色也很深，恶性痢疾的病人会出现黑尿病等现象。他们根本无法区分这些情况，笼统地归为"黑胆汁"。他们认为凡是出现了黑胆汁，就不是什么好事。相反，鲜红的血液则代表健康。

经过长期的总结，古希腊人整理出了一整套体液的理论。体液学说还把一年四季也考虑进去，而且把人的脾气秉性和体液联系在了一起。比如胆汁过多的人比较暴躁，也比较容易发怒，这都是体液失调的表现。

比如某个病人肚子疼，根据体液理论，医生看了看病人，应该是病人的黑胆汁过多啊，怎么办呢？你总不能扎一个眼儿让黑胆汁流出来吧，扎个眼儿只能流血啊。那该怎么办呢？黑胆汁来自脾脏，黑胆汁的特性是干冷，要想对抗干冷，必须采用相反的治疗方法，那就是湿热。回家去，记得多喝热水。

当然，医生也会开点儿药，但主要还是靠喝热水。这是在古希腊时期采用的办法。要是在古罗马时期，那就更好办了，去泡澡堂子就行啊，还有比澡堂子更湿热的吗？古罗马人都喜欢泡澡堂子，有钱的带着奴隶进了澡堂子，连泡澡带刮油，一条龙服务，大家在豪华大浴场里边聊天侃大山，临走大家一起吃个饭，别提多滋润了。按理说，这可够暖够湿了吧，肚子疼这毛病应该被消灭了吧。

结果是肚子疼不但没被消灭，还闹得越来越厉害了。古罗马时期出现了一场范围很广的大瘟疫，很多人出现了剧烈腹泻，而且伴随着呕吐，喉咙肿痛、溃烂。摸摸脑袋，热得烫手，明显在发高烧，还有些人手脚溃烂或是生了坏疽，或者是感到难以忍受的口渴，皮肤也出现了化脓等一系列的症状，撑不了几天，人就不行了。经过这一场瘟疫，古罗马折损了 1/3 的人口。在这场大瘟疫之中，又出现了一位盖世名医，他在医学史上留下了浓墨重彩的一笔，但是他可没有像希波克拉底一样深入到对抗瘟疫的第一线去。与此相反，这位医生脚底抹油——溜了。

要是祖师爷希波克拉底知道医生队伍之中出了这么个家伙，肯定会罚他跪在神像面前，把当初入行的时候立下的誓言背诵 100 遍。

入行先要宣誓，传说这是希波克拉底的首创，而且他鼓励医生都要像自己一样，从入行的那一天起就立下誓言。可以认为，希波克拉底誓言是一份医学行业的伦理规范，你该做什么，不该做什么，都是有约定的。誓言的很多内容已经过时，但有些到今天还是适用的，最重要的一条是：

· 不损害病人。

原文里也有很多内容是过时的，比如说：

· 禁止用手术治疗结石。为什么呢？因为当时"外科医生"与"医生"是两个行当，希波克拉底显然是不主张跨专业的，他禁止医生使用本人不了解的医术，人命关天，不能不懂装懂。

· 禁止堕胎和安乐死。

还有一些内容不涉及医学本身，但是涉及医疗行业。誓词里也提到了对老师的经济保障。虽然是师徒，说到底还是有同行竞争的关系，教会徒弟可不能饿死师父。所以，誓词里第二条就说了，凡是传授过自己医术的，自己都要待之如父母。师父的子女，自己都要当作亲兄弟姐妹。有需要经济援助的，那是责无旁贷。自己也要把压箱底儿的技艺毫无保留地传授给弟子们，这是当老师的责任。由此可见这份誓言是面面俱到，考虑得非常周全。

虽然这份誓言也像希波克拉底的各种传说一样未必是他的原创，这份誓词有据可考第一次被提到已经是公元 1 世纪，古罗马时代了，但是宣读

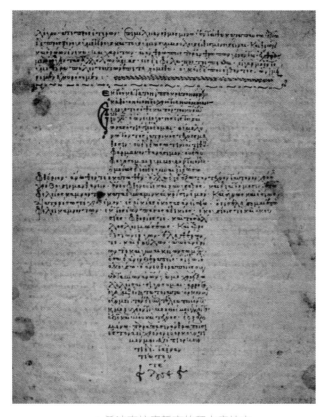

▲ 希波克拉底誓言的拜占庭抄本

誓言作为医疗行业的传统一直传承了下来。毕竟医生是一个特殊的职业，承担着特殊的使命。

那么，医生在遇到瘟疫的时候有没有权利逃走呢？至今这都是个很难界定的问题，毕竟医生也是人，也有保护自己生命安全的权利。那么古罗马时期，在大瘟疫来临的时候临阵脱逃的那个名医到底是谁？

盖伦的解剖刀：东、西方渐行渐远

　　一部医学史，说到底是一部医学的思想史。谈到医学史，克劳迪亚斯·盖伦是个无论如何绕不过去的人物，毕竟他的思想影响了后世1000多年的西方医学实践。他曾经地位崇高，他的理论曾经是不容触犯的金科玉律，但是后来又变成了被攻击的靶子，被打得体无完肤。他到底是一个怎样的人呢？他所处的时代又是一个怎样的时代呢？要想了解这些，我们就不得不从盖伦的个人经历讲起了。

　　盖伦的出生地是古罗马的帕加马，也是座繁华的城市。这个地方在今天的土耳其境内，靠近爱琴海，到现在还留有不少当年的遗迹。这孩子特别聪明，从小就对天文学、占星术、哲学感兴趣。当时有很多的哲学家居住在帕加马，各门各派都有，盖伦比较喜欢亚里士多德和伊壁鸠鲁的哲学。

　　不过，相比之下，盖伦最喜欢的还是医学。帕加马附近有一座祭祀阿斯克勒庇俄斯的神庙，要知道阿斯克勒庇俄斯可是医学之神。盖伦年纪轻轻就在这座神庙里当助手祭司，天天看着医学之神高大的神像，手里拄着一根蛇杖，盖伦别提多羡慕了。

　　后来，盖伦的父亲去世了，他要出去求学，走遍了附近的城市。地中海这一圈，常年受到希腊的影响，因此都是同一个文化圈，包括对面的埃及。当年马其顿的亚历山大大帝能征惯战，建立了一个庞大的帝国。但是这种大帝国通常都是不稳定的，亚历山大一死，帝国就分崩离析，分成了马其顿、托勒密和塞琉古三大王国，占据埃及这一块的就是他的手下大将托勒密，人家面南背北登基坐殿，建立了托勒密王朝。

当时的埃及亚历山大港是地中海地区的明珠，它已经取代了雅典成为地中海的文化与商业中心。亚历山大城拥有庞大的图书馆和博物馆，图书馆藏书达到了 70 万册，几乎囊括了所有能找到的文书资料。博物馆大致起到了大学的作用，不但有实验室、解剖室，还建立了动植物园，甚至还有由政府掏钱为科学家和哲学家提供的宿舍。所以，当时的亚历山大港算医学最发达的地区了。会聚而来的医学专家们不但继承了希波克拉底的四体液学说，还发展了解剖学。

为什么希腊这边就不能研究解剖学，亚历山大这边就行呢？还是文化传统不一样导致的，别忘了，埃及的法老都是要做成木乃伊的。做木乃伊需要把内脏全都取出来，然后在肚子里埋上乳香和桂皮。脑组织也要掏出来，据说是弄成液体，从鼻腔流出来，所以古埃及负责处理木乃伊的技师肯定是具备一定的解剖学知识的。

在托勒密王朝的支持下，亚历山大城的医生们甚至被允许解剖死刑犯的尸体。当时在亚历山大城最著名的解剖学家是希洛菲利和埃拉锡斯特拉特。偏巧这二位的学术观点完全相反，一个是四体液学说的支持者，另一个是坚决的反对派，两个人都是门徒无数。两大学派一吵架就能吵上百年。亚历山大图书馆有的是馆藏资料，双方大可以引经据典，吵得不可开交。我们发现，凡是只靠书本知识，只靠引经据典，一般来讲是吵不出赢输胜败的。只要愿意，口水仗持续 1000 年似乎也没什么问题。

但是，很快双方就吵不下去了，为什么呢？因为辉煌的亚历山大图书馆让人一把火给烧了。谁干的呢？恺撒的手下不小心烧的，不过人家也不是故意的。

"我来了！我看见了！我征服了！"恺撒征服了埃及，亚历山大城就此开始衰落。

盖伦就是在亚历山大已经衰落的情况下，到这里来学习解剖学的。尽管离希洛菲利和埃拉锡斯特拉特的时代已经 500 年了，但是这里的解剖学传统还是最强的。现在在亚历山大城也不再允许解剖人的尸体了，但是瘦死的骆驼比马大，对吧。这一点有点类似于唐僧取经，玄奘法师也是佛教在印度衰落的时候去印度求学的，结果他在印度混成了"第一留学生"，盖伦也差不多。

盖伦在亚历山大学习了 5 年，学到了不少的医学知识。他解剖了大量动物，特别喜欢解剖直布罗陀猿猴，也叫叟猴。盖伦为什么挑中这种猴子呢？道理很简单，盖伦找不着别的猴子。当然，盖伦也认为，这种猴子和人是非常相似的。

那么，问题来了，假如盖伦没见过人体的解剖结构，他怎么知道这种猴子的构造和人体相似呢？他如何比对呢？偷坟掘墓看来是不行，只有发大水的时候把坟头给冲了，人体的尸骸被冲出来了，抓紧机会赶快看，赶紧做笔记。

从亚历山大回到老家帕加马，盖伦找到了一份工作，那就是给角斗士当医生。有关角斗士的场景，请自行去看电影，特效相当逼真。不管是两个人对砍，还是跟狮子老虎搏斗，难免是要挂彩的，肯定是要有医生治疗的，盖伦就是当时最合适的人选，因为他了解解剖学知识。盖伦自己也开心，这是了解真实人体的最好机会。

不管怎么说，盖伦医术高超，这一次他负责治疗的角斗士一个都没死。盖伦向大家证明了他的价值。后来，他还担任了角斗士的指导教练和营养师，这一干就是 3 年。在他担任角斗士医生的几年里，只有 5 个人死亡。以前别人担任角斗士医生的时候，大约死了 60 个人。可见盖伦还是很厉害的。

盖伦的名气越来越大，各路达官贵人也都来找他看病。但是对于这一切，他并不满足。他有更大的志向，那就是去罗马。

161 年，盖伦决定去当时帝国的首都罗马城。要知道那时候的罗马城是一座超级大都市，鱼龙混杂，竞争激烈，进罗马是盖伦的一次人生挑战。

他先坐船后走路，一直到 162 年，他才来到了壮丽辉煌的罗马城外。他的心情很激动，也不知道自己在这座卧虎藏龙的罗马城能不能混得开，心里难免忐忑。要知道，在罗马城漂着的外地人多如牛毛，他们怀揣梦想来到这里，加入到一场拼杀之中。我想如今在北上广深打拼的年轻人都应该是深有体会的。

盖伦就这样进入了罗马城，看着雄伟的斗兽场，看着万神殿巨大的穹顶，他顿感自己是多么渺小，罗马城多他一个不多，少他一个不少，没人注意到这个外乡人。盖伦怎么打开局面呢？他也只能先去拜访帕加马老乡啊，毕竟能说上话。他不辞辛苦，挨个儿走访了一遍。

没多久，机会来了。一个信奉逍遥派哲学的著名学者生病了，他请遍罗马城的名医为他看病，结果病不但没好，反而变重了，实在是没辙了，突然想起前两天有个小老乡来拜访过。此人叫盖伦，是个医生，说不定他有办法。反正死马当活马医吧，就这么把盖伦给请来了。

盖伦来了以后，给老头儿看了病，开了点儿药。老头儿病慢慢好起来了。很多人都来给老头儿请安，老头儿是著名哲学家，当然是弟子徒孙无数，还有很多的亲戚朋友。老头儿在其他人面前把盖伦夸得跟朵花似的。从此盖伦在罗马城声名大振，第一炮打响了。

接下来找盖伦看病的人就多起来了，而且档次越来越高。但是他的蹿红也引来了同行们的忌妒。盖伦自己也没有什么门派，因为他学的东西太多太杂，这对他融会贯通各门派的医学知识当然有好处，缺点就是各门派都不认他。盖伦也比较高傲，除了祖师爷希波克拉底，他谁都不放在眼里。

罗马城里的某些医生简直是忌妒得两眼发绿了，这样的人还不在少数。对于盖伦来讲，他也没有退路，退无可退。因此，盖伦和同行们的关系是非常差的。

盖伦这个人非常复杂。一方面他对贫富贵贱一视同仁，在他看来都是病人，他甚至可以不收钱白看病。另一方面，面对同行的排挤，他会毫不犹豫地反击，他也不是个省油的灯。他在自己写的书里把同行骂了个遍，说他们全是骗子，反正骂人的话跟着他的书流传千古了。

老天爷真的是眷顾盖伦，他又得到了一次绝佳的机会，执政官的夫人得了妇科病，又把盖伦请去了。他手到病除，赚了400金币。执政官本人对解剖学兴趣浓厚，盖伦还给人家搞科普讲座，当场给人家解剖个兔子、解剖个鸡之类的，人家还专门请速记员做记录。后来这些资料都汇编成了书，成了盖伦的著作。盖伦成了执政官的家庭医生。

当时罗马帝国是二帝共治，哲学家奥勒留和维鲁斯都是皇帝。这在中国是不可想象的，但是古罗马就这么干了。一来二去，盖伦和维鲁斯的叔叔混熟了，还认识了奥勒留的女婿。盖伦通向最高统治者的大门已经打开了。要是得到皇帝的庇护，你弄个御医干干，同行们也就只有干瞪眼，一点办法都没有了。

但是，就在此时此刻，盖伦决定卷铺盖回老家。当时所有人都想不通，盖伦为什么要回老家呢？盖伦去意已决，在事情全部处理好以后，扛着行李回老家帕加马了，那一年是 166 年。

我们现在分析，可能是盖伦预感到了什么。当时在叙利亚打仗的罗马军团之中出现了一种怪病，病人会剧烈腹泻，呕吐，喉咙肿痛、溃烂，高烧热得烫手，手脚溃烂或是生了坏疽，感到难以忍受的口渴，皮肤化脓。以盖伦的医学素质，他应该能发现，罗马城有类似症状的病人有增多的迹象。最近有大批士兵回到罗马，可能是他们把疾病带到了罗马。大城市暴发瘟疫，那可不是闹着玩儿的。

果然，盖伦前脚刚走，瘟疫就开始在罗马城肆虐，后来又波及好多地

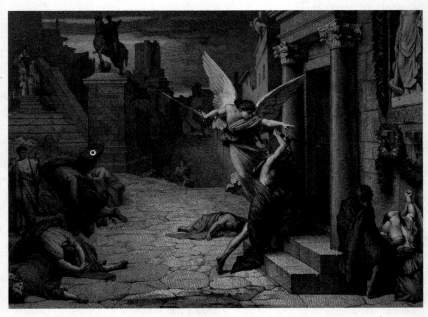

▲ 法国画家居勒 - 埃里·德洛内（Jules Elie Delaunay，1828—1891），
《被瘟疫侵袭的罗马城》

方。这场瘟疫被称为"安东尼大瘟疫"，是历史上少有的大瘟疫，罗马折损 1/3 的人口。这一场大瘟疫究竟是什么病呢？有人说是天花，这是天花最早流行的记录，天花的具体起源地现在还没有搞清楚，北非的埃及和亚洲的印度很早就出现了天花的记载。到底是谁传给谁的，这就不一定了，看样子是埃及比印度早，欧洲相对较晚。世界历史从来都是连在一起的，东、西方的交流其实从来都没断过。当然，也有人说是天花和麻疹都有，是两个传染病混在一起传播的。

盖伦在老家待了一年多，无奈他名声在外，想藏都藏不住。两位皇帝召见他，要他来军中效力。没办法，盖伦不得不去。169 年，他来到皇帝的行在阿奎利亚。盖伦刚到，瘟疫又一次大暴发，皇帝之一的维鲁斯一病不起，最后去世，只剩下哲学皇帝奥勒留了。他本来想让盖伦在军前效力，但是盖伦说服了皇帝："康茂德太子可在罗马呢，他身边可都是庸医。万一他病死了，您怎么办？您不是一心一意要把皇帝位传给亲儿子吗？"

这话说到奥勒留皇帝的心坎儿里去了。过去罗马皇帝传位总是挑选年富力强的年轻人收为养子，然后让其继承皇位，屋大维就是恺撒的养子。偏偏奥勒留这个哲学家想不开，非要传位给亲儿子不可。亲儿子可出不得半点闪失。于是，奥勒留就让盖伦担任康茂德太子的御医，所以盖伦就名正言顺地回到了罗马陪着太子。

这场瘟疫断断续续肆虐了很多年，最后，奥勒留皇帝也染上瘟疫去世了。他是罗马五贤帝的最后一位，虽然也是个好皇帝，但是罗马帝国在一步一步地走下坡路。他作为皇帝的功业早就被人忘记了，但是他留下的那部《沉思录》，千百年来还闪耀着智慧的光芒。

不过他的亲儿子康茂德是个暴君，电影《角斗士》里的小皇帝就是他。这部电影整个故事虽然是虚构的，但描写到老皇帝奥勒留和太子康茂德的脾气秉性倒是蛮符合历史的。只不过奥勒留是病死的，不是儿子害死的。康茂德不得好死倒是不假，他是被刺杀的。

你可能想不到，康茂德遇刺和董卓董老太师被吕布刺杀是发生在同一年的事儿。后来，罗马帝国皇帝不是短命就是傻偏，感觉有点像八王之乱，一直到戴克里先皇帝搞出一系列改革措施才稳住阵脚。这时候中国这边西晋早已统一天下，东吴都被灭了 4 年了。这也是巧合吧，两边都是乱世。

盖伦一直在当医生，他在罗马城住了很多年，眼看着三位皇帝从即位到死亡，他们都是非正常死亡，盖伦作为医生，一点忙也帮不上。

盖伦收集了大量的资料，写了大量的书。为了整理资料，他雇了 12 个抄写员来帮忙。后来发生了火灾，他的大部分心血都被付之一炬。即便如此，盖伦留下的著作还是很多，达到上千万字。

盖伦的医学思想可以分为三个板块。一方面他要继续完善希波克拉底的四体液学说。盖伦赞同希波克拉底学派的体液论，把体液的作用看作各种不同气质的基础。比如说这人血气方刚，那说明他是由血液控制着，血液具有潮湿和温暖这种基本性质；易怒者是由于"黄胆汁上头"。

但是，盖伦与希波克拉底不同的是，他避免涉及体液确切性质的问题，而是将体液视为不可见的实体，只能通过逻辑的方法来认识。说白了，就是把体液"虚化"了。

经过改造以后，这套理论到处都能用。占星术不是讲黄道十二宫吗？每一种体液配三个星座。比如黏液就和摩羯座、宝瓶座及双鱼座相关。基督教后来兴起，就把四体液和十二门徒给配一块儿了。四体液还能和一年四季联系到一起，真是万能的理论。

最近有人研究，盖伦还是一个占星术士。这是他思想中的第二个板块。这一点儿都不奇怪，当时的人们相信，太阳控制着慢性病，土星是引发忧郁症的因素。月亮支配着血液的运行，要看病还得挑日子，月初一不宜治疗，月圆之夜适合放血，过半个月您再来吧。四体液学说经过虚化以后，也可以像阴阳五行一样到处用，因此这一切对盖伦来讲一点都不别扭，他甚至能做到井水不犯河水。

另一方面，盖伦又是个注重实践的人，这是他思想之中的最大部分。他发现：切断喉返神经，即出现声音嘶哑。他认出了十二对脑神经中的七对，区分了运动和感觉神经。这都是实打实的知识。他还进行过白内障手术，和现在的白内障手术方式有类似之处。效果如何不敢说，起码他干过。

古希腊人认为动脉是空的，里面是走空气的，盖伦发现这是个错误。盖伦在一段动脉的上下两端做了结扎，然后剖开血管，发现里面都是血液，根本就不是空气。古人为什么就没发现呢？那是因为实验动物死了以后，动脉血全都流到静脉了，动脉是空的，所以古人以为动脉走的是气。你会发现盖伦是有一些办法来排除干扰因素的。

盖伦认为很多疾病都是血太多了，要恢复体液平衡，只能采用放血疗法。当时的人认为，血液是源源不断地从肝脏流向全身，最后被全身吸收的。既然每天要造出那么多血液，放掉一点又如何呢？不要紧嘛。

当然啦，在哪里下刀，这可是一门学问。对着血管横着就来一刀，血管全都断了，那还能止住血吗？这不是治病，这是割腕自杀！盖伦发现，要在血管上竖着切个口子，这样血管是不会断的，放点血出来，伤口愈合，血管还能继续用呢。不过，千万要注意的是，下刀不能切透了，这还是个技术活儿呢！这就是影响了后世1000多年的"放血疗法"。

盖伦是对后世影响最大的医生，没有之一。因为他的学说很符合基督教的需求，被教徒们捧上了神坛。当然，这不是盖伦的问题，这是后人的问题。

我们发现，盖伦的思想处在一个三岔路口，一方面占星术他也用，多多少少有巫术的影子。其实当时我国的医学也没能完全摆脱巫术的影响，这姑且不论。盖伦一方面走的是四体液虚化、抽象化的路子，另一方面又注重实际观察，注重动手解剖。三套思想在这个人的脑子里可以和谐统一。

张仲景的《伤寒杂病论》也差不多诞生在同一时代，都是乱世，战乱和瘟疫经常相伴相生。张仲景奠定了中医辨证施治的基本范式，盖伦奠定了西方医学刨根问底的基本思维，东、西方从此渐行渐远。

日后，中医大夫看病都叫"坐堂"，因为张仲景就是在大堂上给病人看病的。中医大夫一手搭脉，一手提笔开方子。而西方的大夫恐怕不会这么文雅，他们通常会有另外一重身份——理发师。他们一手掐着病人的血管，另一只手下刀切口子。笔滴的是墨，刀滴的是血，反差如此鲜明。

当然，东、西方医学的共同之处仍然不少，那就是在大的瘟疫到来之时根本就不怎么管用。哪怕到了近代，少得可怜的医疗资源应对大规模的传染病也是杯水车薪，大瘟疫一次又一次地席卷欧亚大陆。在经历了太多战乱、瘟疫、自然灾害的打击之后，欧洲人不再相信自己的力量，不再相信理性，欧洲历史进入了黑暗的中世纪。

黑死病大流行：亚欧谁都躲不开

　　上次我们讲盖伦的时候，讲到过他是康茂德皇帝的御医。康茂德后来被刺杀，大权落入禁军手里。在不到 100 年的时间，罗马就换了 26 位皇帝。这还只是正牌的皇帝，山寨的还有二三十个。那天下能不大乱吗？于是引发了罗马的公元 3 世纪危机。罗马帝国开始衰败，周围的蛮族开始进入帝国的境内。

　　戴克里先即位以后，暂时稳住了局面。罗马帝国幅员辽阔，几乎是绕着地中海转了一圈。戴克里先管不过来，于是他就把罗马帝国一分为二，弄出来四个皇帝，两个奥古斯都、两个恺撒，两个正的、两个副的。

　　皇帝多，皇位继承就麻烦，后来这堆人打起来了。到末了，君士坦丁一世笑到了最后，他成了罗马唯一的皇帝。但是，这一闹腾，东、西罗马分裂的种子已经埋下了。因为君士坦丁大帝发布了《米兰敕令》，允许基督教自由传播，所以教徒们算是苦尽甘来。

　　到了狄奥多西一世皇帝的时候，基督教被定为国教。但是当时的罗马帝国衰落得越来越厉害，狄奥多西一世皇帝也无能为力。临死前，他把东、西罗马分给了他的两个儿子，从此东、西罗马分裂了。

　　东罗马帝国的首都在君士坦丁堡，情况好一些。西罗马本来国力就不行，被周边的蛮族各种蹂躏，最后被蛮族推翻，西罗马帝国灭亡。

　　东罗马这边出了一个中兴之主查士丁尼大帝。他积极备战，准备恢复罗马帝国的旧山河。所以，他在 533 年发动了对西地中海世界的征服战争。

　　在他横扫北非、征服意大利，即将重现罗马帝国辉煌的时候，就在这个节骨眼上，查士丁尼遭遇重重的一击。一场空前规模的瘟疫不期而至，使他的中兴之梦变为泡影。

最开始，得病的人会发低烧，浑身无力。然后出现幻觉，看到神灵鬼魅之类的东西在眼前乱晃。第二天，病人的腹股沟、腋窝、耳朵后面、大腿等地方的淋巴结会肿大，具体情况因人而异。有的人出现嗜睡症状，有的精神错乱，在地上打滚，嘴里大喊大叫。他们都信基督教，所以一般来讲，发疯的人都会大呼小叫地说世界末日了，这是上帝的天罚。然后过不多久，人就死了。

医生对这种病一点办法也没有，所有的招数都用上了，完全无效，就连医生自己都大批地死亡，那普通老百姓怎么办？只有逃啊，于是惊恐的人们纷纷逃离瘟疫肆虐的城市和乡村，这一跑就把这种可怕的疾病带到其他的地区。最开始是埃及出现疫情，同年，瘟疫就传播到了罗马城。542年春天，君士坦丁堡疾病大流行，随之地中海沿岸各城市也陆续感染瘟疫，543年意大利成为疫区。后来，瘟疫随着正在进行的罗马－波斯战争传播到伊朗高原。

君士坦丁堡每天要死5000人，后来达到每天死1万人。尸体根本没地方埋，查士丁尼下令，挖了个大坑全都埋在一起。瘟疫在帝国境内快速传播，叙利亚和巴勒斯坦的一些村镇的居民甚至死绝。死的人太多了，来不及掩埋的尸体甚至被直接扔进海湾或山谷里。

这一次大瘟疫可不是一阵风，刮过去就过去了，而是反反复复地在欧洲大地上肆虐了100多年。从公元6世纪到公元8世纪，统计一下欧洲、北非和小亚细亚这个地区的瘟疫次数，前后起码有79次之多，隔三岔五地就来上一回。等到这场大瘟疫最终落幕时，帝国损失了近1/3的人口，有800万到1000万，这只能靠估计。极高的死亡率甚至影响到了后来百年欧洲的人口分布，到处是一片破败的景象。

这次在欧洲以及周边地区肆虐多年的大瘟疫就是大名鼎鼎的鼠疫，也被称为查士丁尼瘟疫。这也是欧洲历史上第一次鼠疫大流行。

要说查士丁尼也算是倒霉，自打513年之后，帝国灾祸不断，又是发大水，又是闹地震。因为灾荒，总是有人在逃难，所以人群的流动大大增加，而且卫生状况在变差。这都是看得见的隐患，还有就是当时查士丁尼想破脑袋也想不到的一件事，在535—537年，碰上了一次北半球最快速的降温事件，中国当时正是南北朝时期。535年11月到12月间，在南朝的首都建康有大量黄尘从天而降，太阳也变得很昏暗。536年9月居然就开始下雪。此后10年，都是寒冷期。这到底是怎么了？

现在，有的科学家说是太平洋里的火山爆发了。有人通过钻取南极的冰芯进行分析，说是彗星撞了地球。反正是烟尘遮天蔽日，导致了临时性的大降温，否则这种突然性的降温是没办法解释的。这一系列的条件，为鼠疫暴发创造了条件。

科学家们一直搞不清楚这一次鼠疫的源头在哪里。有人说是印度，有人说是非洲，也有人说是在中亚的大草原。查士丁尼不是挖了很多大坑，埋葬了很多死者的尸体吗？可以通过分子生物学的手段从他们的身上寻找鼠疫痕迹。

查士丁尼大瘟疫是一个重大的分水岭，欧洲从此进入了中古时代。东罗马帝国一蹶不振，后来被新兴的阿拉伯帝国压着打。不管是东罗马帝国还是蛮族统治下的西欧各国，世俗政权都在衰落，毕竟人口凋敝、财源枯竭，不管是皇帝还是国王，日子都过得紧巴巴的。

西欧这边很多人都是文盲，包括很多君主都是大字不识一筐。只有基督教的高级教士能看书，他们识文断字。但是他们只看基督教的经文，对其他的一概不感兴趣，所以欧洲很多古代的文化和典籍就逐渐失传了。

万幸的是，当时的阿拉伯帝国开始崛起，他们知道自己没文化，他们渴望了解知识，渴望提升自己。于是，兴起了长达100年的翻译运动，就是想尽办法搜罗各种古希腊古罗马的典籍，然后翻译成阿拉伯文。这就等于给古希腊古罗马的文化留下了一个备份。这边有阿拉伯文的备份，东罗马那边还有一部分希腊语的备份，这些备份在日后起到了意想不到的巨大作用。

既然西欧老百姓都是文盲，文化素质比较低，有个大事儿小事儿的，总要找个有文化的能识文断字的去问问。只有教堂的神父识字，就去问他吧。普通人的生活也是离不开宗教的指导的。如果你生病了，你可以去教堂和圣殿祈祷，只要你虔诚祈祷，你的病就会好。如果你的病不好，那么就是上帝在惩罚你，你只能乖乖地接受惩罚，这事儿怎么能讨价还价呢？神父和修女会细心地照顾你，为你祈祷，给你提供食物，给你提供救济，而且这一切都是免费的，神父和修女都是非常善良的。但是他们可不会看病，你只能在床上干挺着。在中世纪，"医院"这个词基本等于是收容所，是个寻求心理安慰的地方，不是个治病的地方。

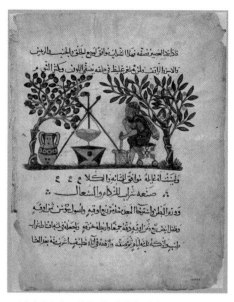

▲ 迪奥斯科里德斯的《药物志》被翻译成了阿拉伯语版本

这样一年两年可以凑合，长了就不行了，疾病毕竟是个需要解决的问题。宗教如果不能解决问题，那么迟早是大权旁落。因此神父们也开始研究古代医书的残篇，在修道院里鼓捣点草药倒是简便易行。

后来萨莱诺医学院建立，也就是欧洲最早的医学院。来这里学习医学的人很多，也不太理会教会的管束，基本实现世俗化，甚至有很多女学生在学习医学。后来，欧洲大学兴起，各个大学的医学院渐渐超过了萨莱诺医学院。经过大家的努力，古代的医学典籍终于一点一点地被重新整理出来了，要是找不到完整的篇章就去拜占庭和阿拉伯人那儿找。阿拉伯地区倒是比较完整地传续了希波克拉底和盖伦的医学，甚至有所创新。

阿拉伯人是东、西方的文化中介，中国的、印度的、波斯的各种文化阿拉伯人都接触得到。中国的《脉经》流传到了阿拉伯人那里，欧洲人很可能也知道这部书。中世纪伊斯兰世界的名医阿维森纳在他的《医典》之中也记有如何搭脉看病的内容，但是和中医的体系完全不一样，这是他们自己的原创。

总之，在西欧陷入了蛮荒和愚昧以后，经过一代又一代人的努力，他

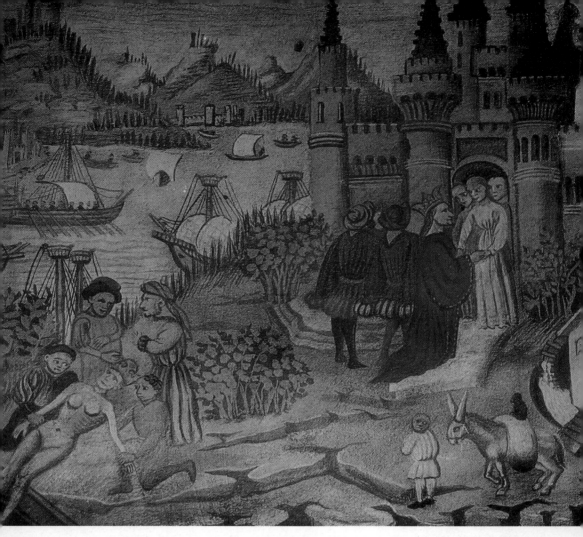

▲ 11 世纪，萨莱诺医学院的一位女医生救了诺曼底公爵罗伯特二世

们在逐渐找回古希腊和古罗马所积累的各种知识，其中就包括医学知识。但是这些医学知识却并不普及，因为那时候的书全靠手抄，成本太高了，普通人是看不到的，也看不懂。

所以那时候还流行一些小册子，里面也没有深奥的医学理论，只是写着一些常见的症状和对应的药物，要是你认识几个字，你也可以自己凑合着照方抓药。当然，也有人就照着这种小册子自己开业行医了，地下诊所比比皆是，教会也是睁只眼闭只眼。很多跳大神的神棍也在到处骗人，比如剪下《圣经》中的一段经文，用羊皮纸按住这个片段，把它磨碎，融在酒里喝下去。据说包治百病。

所以在中世纪的西欧，你要是病了，去教会开的大医院恐怕用处不大，他们还是以关怀和安慰为主。那就只能去街边的小诊所看看了。一进门，医生先给你一个玻璃瓶子，先要验验尿。小诊所还是惯用希波克拉底的四体液学说，尿液当然也是诊断的重要途径。假如医生断定你的确得病了，那就需要放血，这都是从盖伦那儿一脉相承的。不过，医生和外科医生不是一路人。按照希波克拉底誓言，医生是不能动刀子的，于是医生让你去找隔壁的理发师给你动手术。

当时的外科地位不高，正经的医生又不屑于动刀，神父、修女也不适合干这事儿，于是就把这事儿交给了理发师，反正理发师也是动刀子的。有关动手术我们后面专门讲，现在按下不表。

欧洲在消停了几个世纪以后，鼠疫又一次席卷而来，第二次鼠疫大流行就是欧洲历史上著名的黑死病。由于感染瘟疫后死去的患者尸体是黑色的，所以当时欧洲人称这个瘟疫为黑死病。

1347 年，黑死病从西西里开始暴发，港口墨西拿全城基本死光。然后瘟疫席卷了意大利，热那亚、威尼斯在劫难逃，佛罗伦萨的人死了80%。1348 年，法国的马赛港开始暴发黑死病，然后瘟疫就开始席卷法国，甚至越过比利牛斯山进入西班牙。在向西班牙传播的同时，黑死病也向北传播。

1348 年 3 月，黑死病侵袭了当时教皇的居住地——法国的阿维尼翁，4 月到 5 月间一路传播到纳尔旁、蒙特皮埃尔和图卢兹等城市，6 月到 8 月间传播到波尔多、里昂、巴黎、勃艮第、诺曼底等城市，然后通过英吉利海峡传播到英国南部地区。

9 月传播到伦敦，10 月在多塞特郡流传开来。1349 年 3 月在英国东部暴发，5 月传播到英国北部，并由此向北欧传播，挪威、瑞典、丹麦、普鲁士北部都被传染。1350 年，当英格兰遭受瘟疫时，苏格兰人认为这是趁火打劫的好机会，于是他们发动对英格兰人的战争，结果他们也被传染了黑死病，接着爱尔兰也被感染了。1351 年传播到波兰北部，1352 年到 1353 年传播到俄国。

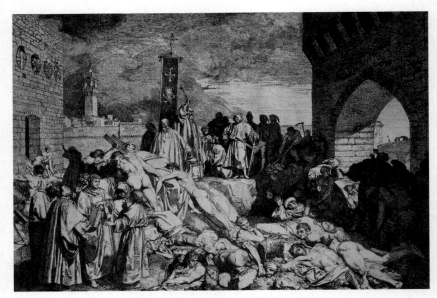

▲ 1348 年佛罗伦萨的瘟疫绘图

　　以上就是黑死病在欧洲大致的传播时间和路线。在短短的两年内，黑死病就把欧洲近 1/3 的人口送入地狱，2500 多万人失去生命。当时在重灾区，几乎每家每户都有人染病，只好去找所谓的"瘟疫医生"来处理。

　　因为人们认为瘟疫是靠所谓的瘴气传播的，所以瘟疫医生浑身上下都裹得严严实实的。头上戴着一副面罩，最明显的特征就是面罩前面有个长长的鸟嘴，活像是死神的镰刀，在这个鸟嘴里有各种香料，起到过滤空气的作用，作用和现代防毒面具相似。

　　以当时的技术，这东西是不是能可靠地过滤空气令人生疑，最多也就是靠香料来掩盖臭味，否则医生根本没办法靠近病人的身体。为了防止医生本人被传染，他们都戴着宽帽檐的大帽子，就像佐罗那种帽子，这样就没办法太靠近病人。

　　医生来了以后，也没什么办法来医治，最多用个放血疗法，其实根本没用，反而造成了更严重的传染。当时到处流行各种偏方，比如使用泻药拼命拉肚子，或者是用催吐剂让人拼命地呕吐，调节体液平衡嘛，能动用的招数也就是这些。有些是预防措施，比如用烟熏房间。也有下重手的，比如用火来烧灼淋巴肿块。有的则依靠巫术，比如把癞蛤蟆放在病人身上。甚至还有医生凝视着病人，靠目光来治病的……反正五花八门，能用的招数都用了，全都不好使，该死人还是会死人。

大街上冷冷清清的，几乎看不到人影，只有穿戴得像鸟一样的瘟疫医生在走来走去，运走死者的尸体。这一形象也就成了这一场大瘟疫的共同记忆。这种瘟疫往往不是一锤子买卖，这一阵子过去就完了，瘟疫会来来回回地折腾好多次。哪怕到了100年后，欧洲仍然恢复不了元气。

但是这场瘟疫之中也不是没有亮点，别看意大利是重灾区，但是北边的米兰居然逃脱了，米兰损失不大，这是为什么呢？原来是米兰大主教无意之中发现了对付瘟疫的最有效的办法，那就是——隔离。当瘟疫快要蔓延到米兰时，大主教下令，对最先发现瘟疫的三所房屋进行隔离，在它们周围建起围墙，所有人不许迈出半步，结果瘟疫没有蔓延到米兰。在随后的几百年中，在地中海沿岸，隔离已经成为司空见惯的事情。船只靠近港口之前也要停在港外等一段时间，要是这段时间内没人生病，那么就可以认为都是健康的，可以靠港上岸。到现在为止，对付传染病首先就要保证隔离，这个原则一直没有变过。

既然鼠疫的发源地很可能是在中亚，那么为什么没在我国的中原地区流行呢？这话可不好说。当时是元朝统治时期，它统治的时间虽然不长，但是碰上的大瘟疫并不少，隔三岔五就来一次，而且天灾人祸也不断。但是西方黑死病流行的时候，我国这边正好碰上元末农民大起义，到处都在打仗。因此，瘟疫造成的灾难可能和战争的灾难混合在了一起，很难分辨，历史记载也不够详细，很难说就是和欧洲相同的黑死病。

明朝末年的万历年间和崇祯年间都暴发过鼠疫，这是比较明确的事儿。鼠疫大流行是和明末农民起义混杂在一起的。

到了第三次鼠疫大流行，在研究上有了新进度。现在国际公认的是，叶赫森为鼠疫病原体的发现人。

病原体被发现了，鼠疫的传播途径也就变得清晰起来。原来，老鼠这类啮齿类动物的身上总是有跳蚤之类的寄生虫，有些跳蚤的体内含有鼠疫杆菌。鼠疫杆菌导致跳蚤的消化道增生，胃被堵住了，跳蚤吸的血根本进不到胃里，反而带着鼠疫杆菌回流到了被叮咬人的身上。跳蚤总是吃不饱，因此拼命地吸血，又加大了传播性。鼠疫杆菌进了人体以后，就会在人体内大量地繁殖，爆发性增长。假如感染了你的肺部，你打喷嚏、咳嗽，就会把鼠疫杆菌加倍地传播出去。

1910 年，我国东北暴发了鼠疫，剑桥大学的医学博士伍连德临危受命，到东北指挥扑灭鼠疫。依照当时的认知，大家认为，鼠疫是老鼠身上的跳蚤传染给人的，并不知道人与人之间也会传播。但是伍连德发现，这一次在东北的鼠疫并不是这样的，传播鼠疫的动物是旱獭而不是老鼠，捕杀老鼠是没用的。同时，伍连德也发现了人与人传播的证据，所以东北的鼠疫疫情暴发极快。

伍连德没别的手段，只有严格地隔离，他还下令一把火烧掉了所有死者的尸体。这一连串的措施严格执行，果然见效了。经历了 4 个多月时间，疫情终于被压了下去，总死亡人数 6 万多。对抗瘟疫的惨烈，不亚于一场战争。

当然，当时哈尔滨是俄国人的势力范围，也少不了和俄国人协调。毕竟当时铁路沿线都在俄国人的控制之下，要想严格地隔离也必须有俄国人的配合，俄国调派了 1300 节带着暖炉的火车车皮作为被隔离患者的病房。

伍连德和俄国医生密切配合，以前孟买暴发鼠疫的时候，这个俄国医生也经历过。后来法国医生带着北洋医学堂的学生也来增援。伍连德当时尽量调集学习过现代医学的学生奔赴东北，可是人手还是不够，只能让当地的中医参与对抗鼠疫。

但是，这些中医往往不注意自身的防护，该戴口罩他不戴。当时对鼠疫根本没有有效治疗的办法，只能靠隔离，可是中医们还幻想着能治好他们，结果不但徒劳无功，反而把自己的命也搭上了。送病人和尸体的工人是最惨的，死亡率达 46%；中医排第二，为 44%；受过现代医学教育的死亡率只有 4.1%，差距太大了。普通老百姓都是看在眼里的。

当年黑死病大流行的时候，老百姓看到那些虔诚的神父和修女也照样病死，他们的信仰动摇了。同样，普通老百姓对传统医学的信任感当然也就动摇了。无论你怎么辩解，都无法挽回。信任的危机往往就是思想革命的开端。

与大规模传染病的对抗其实是个系统工程，需要非常强的执行力。当时正好是清朝末年，摄政王载沣表现出了罕见的开明和办事效率，这大概也是清朝的行政机器最后一次有效应对危机。

清朝亡了，换成了民国，就在民国年间，断断续续地，各地仍然有鼠疫的疫情，香港一直断断续续折腾到 1926 年。英国人过去总是事不关己，能不管就不管，1894 年暴发的省港大瘟疫也改变了港英的做法，他们开始积极改变香港脏乱差的市容市貌，消灭寄生虫。不改是要死人的。

鼠疫一般来讲是天灾，当然也有人祸。日寇入侵东北，关东军的 731 细菌部队就大规模培养过鼠疫杆菌，无数中国人被抓去做了活体实验。

到现在，我国最高级别的甲类传染病只有两个，1 号病鼠疫，2 号病霍乱。这都是要严防死守的东西。至今为止，全世界每年都有不少人染上鼠疫。这种传染病是很难根除的，因为你不知道哪只跳蚤就带有这种病菌。好在现在这种病用抗生素是能治的，不再是只能等死的绝症了。

我们为什么把鼠疫挑出来单说呢？不仅仅因为鼠疫是至今为止仍然需要严防死守的天字第 1 号传染病。鼠疫大流行多少都和社会的变革息息相关，或多或少地都影响到了社会发展的走向。查士丁尼大瘟疫和基督教的兴起息息相关，文艺复兴时代的到来也和黑死病大流行关系密切。怀疑和动摇，往往就是思想的转折点。

文艺复兴为日后的科学革命做了思想上的铺垫。一般人都只知道科学革命是以哥白尼的《天体运行论》为标志的，但是很多人不知道，科学革命还有第二战场，这就是在医学领域内展开的，这是怎么回事儿呢？

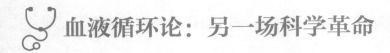

血液循环论：另一场科学革命

　　鼠疫的三次大流行，每一次都和社会的剧烈变革搅和在了一起。查士丁尼大瘟疫导致当时的人们普遍不再相信理性，不再相信可以用自己的脑袋来认知世界、认知自然。他们普遍选择相信宗教的力量。到后来黑死病大流行的时候，普通老百姓看着无数虔诚的信徒悲惨地死去，似乎上帝在这事儿上一点也不区分远近亲疏，所以很多人的头脑面临着又一次崩溃后的重建。

　　穷人不爽，有钱人也不爽。中世纪的意大利一直是财富的中心，因为地中海是贸易的大通道。东方丝绸之路上来的好东西往往都是从地中海运到威尼斯，然后再运到其他的地方，所以威尼斯商人才那么出名。商人有了钱，自然会想到过上更加豪华舒适的生活，他们的价值观是及时行乐，这辈子不能亏待自己，万一啥时候人得了黑死病死了，钱还在，那才是最大的悲剧呢！因此在他们的引领下，社会风气也开始转向。从过去一切围绕着宗教打转转，变成围着自己打转转，先伺候好活人再说。以往可不是这样的。11世纪那会儿，西欧老百姓对宗教还是挺狂热的，那时候还没碰上黑死病大流行。

　　当时伊斯兰世界兴起，在和东罗马帝国的对抗之中占了上风。教皇发动了十字军东征，要"光复"圣地耶路撒冷。

　　十字军多次"东征"，和穆斯林断断续续地打了上百年。

　　不管怎么说吧，多年的战乱还导致大量东罗马帝国的人都往西边跑。谁知道异教徒会如何对待自己呢？所以在君士坦丁堡陷落之前跑得最多，陷落以后，想跑也跑不掉了。

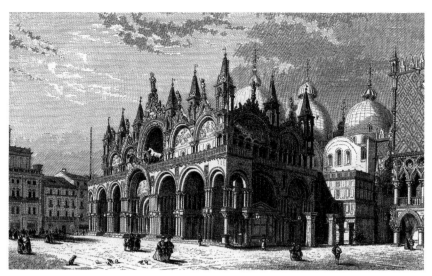

▲ 威尼斯圣马可教堂

前几次十字军东征的时候从君士坦丁堡抢回来不少书籍和文献，从耶路撒冷也抢了不少阿拉伯人的东西，现在又有大量东边的人往西边跑，大量的人才就会聚到了西欧。书有了，人也有了，加上后来的黑死病大流行，思想经历了一次崩溃再重构，西欧开始再次捡起失落的理性的传统，这就为后来的文艺复兴奠定了基础。所以君士坦丁堡的陷落，就成了中世纪和文艺复兴时期的分水岭。

奥斯曼帝国把君士坦丁堡定为新首都，改名伊斯坦布尔，基本保留了这座城市的格局，只是把索菲亚大教堂改成了清真寺。当时的奥斯曼帝国还是非常开放包容的，这么多年下来，伊斯兰世界的医学有了长足的进步。比如说阿维森纳的大部头著作《医典》就相当完善。阿维森纳是拉丁文的译名，本来他叫伊本·西纳，是个塔吉克人。他是中世纪伟大的医生，在世界医学史上也是杰出的医生之一，有"医学之王"之称。

他把当时东、西方的各种医学知识编纂成了一部系统的典籍——《医典》，这部书共五卷。第一卷为总论，着重论述了人体构造、疾病与自然环境的关系；第二、第三卷为药物学、病理学；第四卷主要讲述麻疹、天花等综合病症的症状及其特殊疗法；第五卷为诊断、治疗方法及配方。

《医典》不仅包容了大量医学知识，而且具有无与伦比的逻辑严整性和系统性，因此特别适合当作标准医学教材。12世纪意大利人把《医典》翻译成了拉丁文，同时犹太学者又给作了注释，所以这本书迅速流传开了。在以后五六百年时间里，欧洲许多国家都把《医典》作为权威教材。在那个时代，世界上没有任何医学家的影响可与阿维森纳相比。

当然，《医典》中也有不完善的地方，虽然它在世界医学史上有极为重要的地位，但它的不足也是不可回避的。

但是，欧洲这边哪顾得上这些呢？以前自己摸索了那么多年，都只能搞残本，现在终于搞到这么系统完整的教科书，先吃透了再说。所以，盖伦的学说能获得统治地位，也不是偶然的。有多少人敢于质疑自己的课本教材呢？

盖伦的学说是特别得到基督教赏识的，因为某些理论和基督教非常合拍，比如说"三灵气说"。

盖伦认为，血液的流动是由"灵气"推动的，肝脏把吃饭消化的食物变成"自然灵气"，然后送到心脏，由心脏送到全身。有一部分血液从心脏的右心室进入左心室，再流到肺部，吸收了空气以后，变成了"活力灵气"，这时候就变成鲜红的动脉血了。从动脉流向全身，然后原路返回。一部分血液流向大脑，在大脑里变成了"灵魂灵气"，从神经系统去往全身。你为什么会流鼻涕呢？那就是灵魂灵气漏了。

总之，当时盖伦观察到了静脉血管和动脉血管，他发现这两根管子里流的血液是不一样的，一个是暗红色，一个是鲜红色。可是除了心脏以外，这两根管子是没有交集的，井水不犯河水。因此，盖伦认为血液是做潮汐运动的，也就是流向全身，然后到点儿了再倒流回去，就像潮涨潮落一样，因此也叫潮汐运动学说。就这么反复冲刷，被身体一点点吸收。

因此，盖伦需要解释的很重要的一点就是，血液是如何从右心室流到左心室的。盖伦认为，两者之间不过就隔着一层肉嘛，这上边有很多的小孔，血液可以流过去，只是孔太小了，人眼睛看不到罢了。

既然肉眼看不见，盖伦是怎么知道存在这种小孔的呢？这一点可以说是纯属脑补出来的。因为你要是真的看到二者中间隔着的那层膜，你肯定是不会相信盖伦的说法的。这层肉还是很厚的，哪有什么小孔啊！可是大家普遍都不敢怀疑盖伦的说法是错误的。

比如说，盖伦解剖的是猴子，因此他记录腿骨是弯的。可是后来有个好奇的学生发现不对劲，人的腿骨明明是直的嘛！不是弯的。他就去问自己的老师。老师当然是强行解释，盖伦怎么能犯错误呢？这是人穿裤子的缘故，当时流行窄腿裤子，于是就给勒直了！

问这个问题的学生是谁？他叫维萨里。他家好几代都是医生，可以说是比利时的医学世家。一开始他进入了鲁汶大学学习美术，后来去了巴黎大学学医。学校的停尸房里有很多从坟地挖出的骨头，维萨里甚至能闭着眼用手摸出是什么骨头，可见他对这些骨骼是相当熟悉的。当然，他经常和同学去坟地找无主的尸体，然后扛回去做解剖，这种事儿他经常干。

后来，他回到了鲁汶。在鲁汶，找解剖用的尸体可就麻烦了，于是他还是去乱葬岗子里找，特别是埋死刑犯的地方。好不容易找到一具尸体，已经腐烂得只剩骨头了。他也不敢扛着骨头架子招摇过市，就和朋友每天夹带一点骨头回家，凑出一副完整的骨架。后来市长知道了这件事儿，非常支持他，还想方设法为学校提供解剖用的尸体。但是维萨里脾气不好，和学校的老师发生了冲突，一气之下就走了，去了意大利。

他在威尼斯短暂停留，最后到了意大利帕多瓦大学。他在1537年拿到了博士学位，然后就留校任教了，23岁就成了教授。当时上解剖学课的时候，大家都是照本宣科。可是维萨里却不一样，他在讲台上直接给大家演示如何解剖，这事儿比较新鲜，所以大家特别喜欢上他的课。他商业头脑倒是蛮灵的，他解剖尸体居然可以在剧院大庭广众之下进行，还可以卖门票。价钱还不便宜，一张票折合成现在的钱，能有近300块，所以维萨里是不缺钱的。

维萨里找了大画家提香的学生来帮他画人体构造插图，当然画得非常漂亮，而且准确清晰。后来他发现这套图居然有人盗版，于是宜早不宜迟，他把这套图谱出版了。

当然，这并不算是画家最早参与医学研究的，最早搞人体解剖的是达·芬奇。没错，就是画《蒙娜丽莎》的那位。他的手稿里有大量的记载，少说也解剖了 30 多具尸体。所以他对人体结构的描绘才会那么逼真，那么传神。不过最后他被教会警告，因此洗手不干了，笔记也没有出版。

达·芬奇留下了 1000 多幅精确无比、精美绝伦、前无古人的惊艳的解剖图画。他的刀划开了皮肤、肌肉、血管、神经、骨骼、内脏、眼睛、子宫、头颅，可以说是细致入微。可惜的是，他的手稿几百年后才被挖掘出来，在当时没有产生实际影响，现代解剖学第一人的地位只有让出来，便宜了维萨里。

1539 年，帕多瓦的一个法官成了维萨里的粉丝。有了法官大人的帮助，尸体来源不是问题了。有死刑犯的尸体，法官都会送到维萨里这儿，因此维萨里的研究速度大大加快。1543 年，维萨里主持了一场公开的解剖，对象是一位来自瑞士巴塞尔的臭名昭著的罪犯。在其他外科医生的协助下，维萨里收集了所有的骨骼，组合成骨骼系统，捐献给巴塞尔大学。这个标本是维萨里唯一留存至今的标本，也是世界上最古老的解剖学标本，现在还在巴塞尔大学的解剖学博物馆中放着。

同一年，29 岁的维萨里出版了一本划时代的巨著《人体结构》，这本书系统地描绘了人体的骨骼、肌肉、血管、神经和内脏等，是医学史上第一次收录如此丰富的带图片的解剖学参考资料，所以维萨里获得了"现代解剖学之父"的称号。当然，这是后人追封的。当时维萨里被人骂死，包括他当年在巴黎大学的老师。

维萨里的《人体结构》虽然有 600 多页厚，但是这不是一本枯燥的医书。在这本书里，有 277 幅插图，其中大部分是提香的弟子斯特凡的手笔。但是也有不少是维萨里自己画的，维萨里自己也是个画画的高手，别忘了，他最早学的是美术。

刚好在这一年，另一本巨著也出版了，这就是哥白尼的《天体运行论》。如果说哥白尼掀开了科学革命的序幕，那么维萨里就是开辟了第二战场。尽管这两本书的遣词造句都非常谨慎，还是让敏感的人嗅到了一丝颠覆的味道。

在这本书的第一版里，维萨里对盖伦提到的左、右心室之间的所谓小孔表示了怀疑，到了第二版就是非常明确地否定了，小孔是不存在的，翻来覆去也找不到。

这是个关键的问题，假如左、右心室之间的小孔是不存在的，那么盖伦的潮汐运动学说就有大问题了。所以维萨里算是太岁头上动了土，哪怕他话说得再委婉，很多人还是放不过他的。在种种非议下，维萨里一怒之下焚烧了自己所有未出版的手稿。后来还被宗教裁判所指控，好在他是国王的御医，在国王腓力二世的力保下改判去耶路撒冷朝圣。但是在爱琴海上遇上了风暴，最后船沉了，他被吹到希腊的扎金索斯岛，最后死在了那儿。他死时身边一无所有，还是好心人安葬了他，否则真的要暴尸荒野了，当时他只有 50 岁。

维萨里去世的这一年是 1564 年，大明朝嘉靖四十三年。这一年，米开朗琪罗去世，莎士比亚和伽利略诞生，努尔哈赤的弟弟舒尔哈齐也是在这一年出生的。

不过维萨里算是比较幸运的，他的助手塞尔维特就倒霉多了。他有一个非常重要的发现，那就是肺循环。维萨里找不到左、右心室之间的小孔，他发现二者中间的膜很厚，血液是不可能流过去的，但是他也没把话完全说死。倒是塞尔维特发现，完全没必要跟那层膜死磕，此路不通，难道血液不会绕着走吗？你看肺静脉长得那么粗，显然是为了传输大量血液而准备的。

因此，塞尔维特大胆地提出了一个想法，那就是血液从肺动脉进入肺部，在肺部和空气结合变成鲜红的动脉血，然后从肺静脉流回心脏。

当然，塞尔维特不是第一个提出这个观点的人。早在他之前 300 多年，阿拉伯的医生纳菲就已经有了这种想法，后来还被翻译

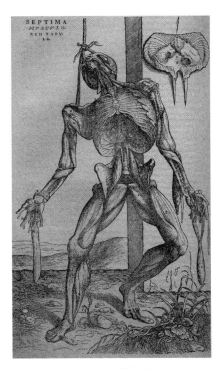

▲ 维萨里书中的解剖图

成了拉丁文。塞尔维特是不是参考过纳菲的思想，这不好说，但是他肯定比纳菲走得要远得多。纳菲只是在脑子里思辨，塞尔维特却是经过仔细观察的。

令人遗憾的是，塞尔维特有关肺循环的内容写在了一本有关宗教新思想的书《基督教的复兴》里，也就只占了6页纸。他在这本书里提出了血液就是灵魂的思想，跟教会的标准说法也是不一致的。自打马丁·路德在威登堡大教堂的大门上贴了一张大字报，反对教皇一边卖"道具"一边卖"点卡"的行为，宗教改革的浪潮就已经是此起彼伏了，所以会有各种不同思想的教派冒出来。塞尔维特的教派恰好信奉"唯一神论"，反对"三位一体"。

这个教派的信徒还不少，包括后来的物理学宗师牛顿。因此牛顿在接任卢卡斯数学讲座教授的时候，还因为教派问题惹了麻烦。那都是啥时候了，塞尔维特要比这早100多年呢。当时在各国，这个教派都被当成异端来对待，不管是旧的还是新的都饶不过它。

在宗教法庭上，加尔文拿出了一大堆两个人之间的通信作为证据。加尔文可不是一般人，那是宗教改革的风云人物，和马丁·路德齐名的。塞尔维特的书稿也被拿来作为证据。不过塞尔维特已经跑了，因此缺席判决他火刑。真人不在，那就弄个纸人一把火烧了。

几个月以后，塞尔维特在街上被人认出来了，于是塞尔维特被捕。1553年，他被宗教裁判所烧死在了日内瓦。1600年，布鲁诺被烧死。他们都是科学史上的殉道者。

尽管塞尔维特死了，但是他的思想却没有被埋没。事实就是事实，是无法被否认的。完成下一个重大进步的人是法布里休斯，照辈分来讲，他是维萨里的徒孙。因为他的老师法欧是维萨里的学生。是法布里休斯第一个描述了静脉瓣，描述了胎盘和喉部结构。

虽然法布里休斯发现了静脉瓣，但是却不知道这些静脉瓣到底起什么作用。静脉瓣似乎能起到防止血液倒流的作用，假如静脉的血液不能倒流，那么盖伦的潮汐运动说必将破产。你想啊，盖伦描述的血液流动是像涨潮退潮一样，浪冲上沙滩，然后再退回去。可是静脉瓣这东西明显是防止血液退回去的，这不就跟盖伦的描述不一样了吗？

可惜，法布里休斯不敢怀疑盖伦的理论，他点到为止，没有深究。真正解释了静脉瓣作用的是他的学生哈维。哈维是英国人，他对拉丁文和希腊文都很精通。剑桥大学毕业之后，他就到当时意大利的帕多瓦大学学习医学，成了法布里休斯的学生。1602 年，哈维拿到博士学位，回了老家英国。

哈维的人生还是比较顺利的，回家迎娶了白富美。又被英国最有名的医院圣巴塞洛缪医院聘请为常任医师，这一干就是 34 年。65 岁的时候去牛津大学当了教授，一直到他去世。原本这个哈维就是个普普通通老老实实的医生，他也信奉盖伦的学说。但是，历史偏偏做了另外的安排，使得他成了医学史的一个转折点。

哈维成了皇家医师学会的会员，负责讲解解剖学，定期为公众表演解剖。至于卖不卖票，我就不知道了。我知道当时老百姓口味都比较重，哈维演示解剖的剧场上座率还是蛮高的。从 1616 年开始，这一干就是 30 年。由此，他对心脏和脉搏之间的关系感到迷惑不解。

他发现一个问题，假如解剖是用鹿、猪、羊这些动物，它们的心跳太快了，因此很多过程根本看不清楚。他换用了心跳很慢的动物，比如冷血动物青蛙和蛇，它们的心跳跟温度有关。只要天气凉快，它们的心跳就很慢。哈维果然发现了很多过去忽视的现象，心脏在收缩的时候是用力的，舒张的时候则是放松的。于是哈维相信，心脏其实就是一台生物水泵。而且脉搏跳动也不是自己主动在跳，心脏一收缩，动脉就跳，这明显是被心脏给挤对的。

哈维给培根当过私人医生。培根是近代实验科学的创始人，也是归纳法的创始人，哈维当然受到了培根非常大的影响。一个理论，不能靠在脑子里思辨，不能仅仅满足于自圆其说，一定要定量测试。按照盖伦的说法，血液最后是流向全身，被身体所吸收，就像浪打在沙滩上，一次吸收一部分。哈维觉得数据对不上，假如一个人的心率是一分钟 72 次，那么一个小时下来，从静脉流向心脏，然后再流向动脉的血液将达到 540 磅，也就是约 245 千克。这比一个大胖子还要重。假如血液是不断制造出来，然后不断地消耗掉，你觉得可能吗？

所以，不讨论具体的数字，好像盖伦的学说是可以自圆其说的，一旦考虑到实际数字，这显然是不可能的。至此，一个颠覆性的答案已经呼之欲出，那就是——血液是不断循环的。

当然，哈维还是很严谨的，他又做了一系列实验。他首先拿绳子把人的手臂勒紧，他发现动脉靠近心脏的那一边鼓起来了，血流不通嘛，当然这一边鼓起来了，远离心脏那一边就瘪了。这就说明动脉之中，血液是从心脏流出的。盖伦的潮汐说认为是来来回回地跑，可是哈维从来没发现血液是往复流动的。

再看静脉。远离心脏的那一端鼓起来了，另一头是瘪的。这说明啥？静脉血是流向心脏的。假如将手臂上、下两头都拿绳子捆住，中间就基本没有血液的流动了。用手撸静脉，发现下段的血液能被挤进上段，上段的挤不回去。这就说明，静脉血是单向流动的。静脉瓣起到的作用就是防止血液倒流。

经过了将近 12 年的反复观察、实验，哈维终于对血液循环过程的每一个关键环节都深信不疑。1628 年，他这才把自己的研究结果写成了一本小册子，公之于世。《动物心脏与血液之运动》，简称为《心血运动论》，这也是一本划时代的书。

主要内容分为 17 章，全书一共只有 72 页。哈维用不着引经据典，所以他写的文字非常简洁明了。从第二章开始，他严格按照科学思维、探索、求证的过程，分别叙述了心脏本身如何运动，心脏运动与动脉脉搏到底是什么关系，心耳及心室的周期性运动，心脏运动与动脉、静脉血流的关系，肺循环过程，瓣膜的作用，心输出量和全身血液总量的估算，以及人体表静脉和动脉流向的实验过程。

第 14 章很短，只有两句话。这等于是哈维郑重宣告：到目前为止，所有的直接演示和推算结果都已经证明了他的全部假设，即血液通过心室的搏动性收缩而流经肺部再进入心脏，然后由心脏的收缩而压进动脉，然后被输送到全身各部；从全身各部与肌肉，血液又经过静脉和肌肉的孔隙进入大静脉，并逐步汇流到腔静脉，再返回心耳和心室。

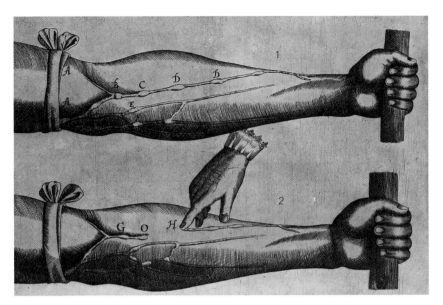

▲ 《心血运动论》中的插图，此图描述了通过按压血管来辨别血液流向

我们只可能做出这样的结论：动物体内的血液在心脏的驱动之下，周而复始，以循环不息的方式运流着。这正是心脏之所以无比重要的唯一理由。

这无疑是人类医学史上最为神圣、最为响亮的宣言书。它用毫不含糊的语言宣告了盖伦在西方医学界长达 1400 年的统治地位的终结，标志着以科学实验为基础的医学新纪元的真正开始。

当然，哈维也受到很多攻击，好在没有性命之忧。哈维的理论也不是没有问题，唯一缺失的环节是，哈维不知道静脉和动脉在人体内是如何连接的，这也就是盖伦犯错误的关键。看上去，静脉和动脉完全是两根井水不犯河水的管子，所以哈维只能猜测，血液是直接流进全身的肉里，然后被静脉再吸进去。

在哈维去世之后的第 4 年，意大利人马尔比基用显微镜看到了肺泡的结构。当他看到那些细小的毛细血管的时候，他心里明白，哈维的血液循环理论已经没人再能反驳了。毛细血管的发现，不仅让血液循环理论成为一个完美理论，也引领了"组织学"研究这个医学新领域。

既然血液是循环的，那么古老的四体液学说又何去何从呢？盖伦认为，血液是不断产生的，因此放掉一点有啥关系呢？这也是放血疗法的基础之一。假如血液是循环的，你放掉一点就少一点，那么放血疗法又该何去何从？

第二章

治病还是要命？从理发师开始的外科手术

给华盛顿放血：祖师爷的智慧居然是错的？

上一次我们讲到了血液循环理论的历史。一开始大家都是相信盖伦的理论的，也就是血液在身体里做潮汐运动，最终都会被身体所吸收。就像长江后浪推前浪，前浪死在沙滩上。但是哈维测定了血液的流量，发现一个小时的血液流量是非常惊人的，人的身体无论如何吸收不了这么多。所以哈维认为血液应该是循环流动的，他提出了完整的血液循环学说。

血液循环理论逐渐得到了医学界的认可，那么四体液学说就面临难题了。当然人是活的，信奉四体液学说的医生们当然也会想办法来弥补这个漏洞。别忘了四体液是和人的气质相关的，希波克拉底把人的气质划分成四种。比如多血质、黏液质、胆汁质、抑郁质。到了盖伦时代，他还把四体液和星座给做了捆绑，因此体液理论彻底符号化了。

既然是抽象化的，那么弥补这个漏洞并不麻烦，只要把原来血液承担的某些特质分散给其他的体液就可以了。所以体液平衡理论并没有被动摇，只是内涵在不断地被修改、被重新解释。后来，体液这个概念也被弱化，但是平衡观念则被保留了下来，一直延续到现在。普通人都没有接受过专业的医学训练，因此他们的脑子里还是秉持某种简单朴素的思想，所以酸碱平衡之类的伪科学理论还有那么多人愿意相信。

所以，别以为只要拿出科学的证据，就能打倒那些秉持错误观念的人，哪怕大家已经接受了血液循环理论，放血疗法仍然是很流行的。

在盖伦的理论之中，血液是具有统治地位的，因此盖伦特别提倡放血疗法。他这一带头，后面的闸就关不上了。在中世纪，大部分的老百姓都是文盲，只有在修道院的修士们有文化，能识文断字。所以古代医学的种子就保留在了修道院里，不过修士们的主要工作并不是研究医学。但是别忘了，修士们很多都是血气方刚的年轻人，在那么枯燥压抑的环境下，又不能找女朋友，难免火气比较旺。怎么办呢？按照盖伦的理论，这是血液过多导致的，你放点儿血就好了。

所以修道院里就流行放血。当然，要是人家信徒找上门来，求你给治病，你能拒绝吗？慈悲为怀啊，所以神父、修女也兼管治病。但是在1163年教皇下了禁令，这事儿不是神父和修女该干的事儿，不许再干了，"教会憎恶鲜血"。但是放血疗法总要有人去实施，于是这事儿就让理发师摊上了。

对于过去剃头的来讲，不小心划个口子是家常便饭。你总不能让人一直流血吧，因此，剃头的都需要对伤口做处理，拿个棉花按在伤口上，所以人家多少跟医学是沾边儿的。让他们来搞放血疗法，也是顺理成章的事儿。想当初，英国就是这么规定的，理发师可以开展手术业务。如果理发师也会外科，那就不用去医院缝针了，人家一条龙服务，就地解决。你别说，缝合伤口还真的是理发师的发明，不过那是后话了，我们以后再提这个人。

中世纪的理发师文化程度普遍不高，你让他们学习复杂深奥的医学理论似乎也不现实。那么理发师是如何给人放血的呢？人家有小册子作为指导，而且很多理发师都是世家，也就是父死子继，放血也是祖传的手艺。一般来讲，家里都有一张图，画的是天上黄道十二宫如何对应身体各个部位。而且是和星座日期有关联的，什么日子在哪个部位下刀子放血都是有规矩的。今天要是"水逆"不宜放血，那就下次再来。所以，西方深厚的星座文化与此是相关的。

祖师爷盖伦推荐放血的量是每天500多毫升，大概就是一可乐瓶子的容量。没有什么病是放一瓶子血解决不了的，一瓶不行就两瓶。放血也不仅仅是放血，理发师还需要拿过来闻一闻，拿舌头尝一下，这也算诊断病情的一部分。有些理发师会在自己的窗台上放一碗血作为广告。所以你可以想象，那些理发的店铺应该是到处都有血污，到处都有苍蝇在飞。后来英国政府不许他们这么做了，放出的血液都被倒进了泰晤士河。

后来这些理发师兼外科医生人数越来越多，爱德华四世在 1462 年成立了第一个理发师公会，树立了一个标杆，授予公会成员在伦敦拥有理发和外科手术的垄断权。但是这帮理发师遇到了一帮子激进的外科医生，他们都学习过解剖学，显然更专业，他们鄙视理发师外科医生，成立了自己的外科医生联合会。这一下，垄断被打破了。这两个组织竞争了 200 年，最后合并了。但是，学院派和草根显然是难以共存的，后来还是分成了两拨人，只是理发师逐渐不再负责外科手术了，"托尼老师"还是去干"托尼老师"该做的事情了，唯一的遗存大概就是红、白、蓝三色筒灯。你去问美容美发行业的人，可能他们也不知道红色代表动脉，蓝色代表静脉。

当时的外科医生们往往比较激进，胆子比较大。中世纪的一位医生写道："放血可以清醒头脑，增强记忆，清洁肠胃，消除大脑水肿，温暖骨髓，锐化听觉，止住泪水，增强决断力，发展感知力，促进消化，改善嗓音，驱散麻木，赶走焦虑，滋养血液，排出毒素，益寿延年……它能消除风湿，摆脱瘟疫，治愈疼痛，甚至能让尿液干净清澈。总之，请常试之，方知余言不谬也……"

所以，法国人不仅用放血疗法来治疗发烧感冒之类的病症，就连心理疾病他们也用放血疗法来治疗。你要是得了相思病，最好的办法就是放两管子血。当时法国人喜欢用蚂蟥来放血，也就是水蛭，这东西吸血很厉害，在医生下刀子不方便的地方，这东西可以发挥作用，价钱不便宜，一般人还享受不起呢。当时法国的蚂蟥已经快被抓绝种了，为了治病救人，不得不大量从外国进口蚂蟥。法国每年大概要进口 400 万只，英国要进口 600 万只。到 19 世纪末，欧洲年消耗上亿只蚂蟥，都快抓光了。

当然，治病的理论依据是体液平衡理论，那么就不能只盯着血液一项。当时还流行催吐，据说能排毒。一个农夫病了，下不来床，请人去找医生开点儿药，医生很忙无法分身，于是就先给了点儿糖浆打发来的人回去。等到医生上门看病的时候，那个农夫正坐在炕上一手酒瓶子一手烧鸡，看来是好了啊。

这个农夫很感谢大夫，但是又说"你送的药太难吃了"。大夫一脸黑线："我只给了你点儿糖水啊，怎么会难吃呢？"农夫说："你不是给了我一大堆蚂蚁吗？太难吃了，下次别开这种药了。"原来是送药的人偷懒，路上在草地里睡了一觉，糖水瓶子招来了一堆蚂蚁。农夫吃完了这一大坨蚂蚁就开始狂吐，病还真的就好了。

当时的人都深信不疑，治病不就是发汗、呕吐、通便灌肠、放血吗？反正就是体液平衡嘛，至于是哪个体液不平衡，一个个试一遍不就知道了吗！

伦敦伯利恒圣母医院采取的疗法就是催吐、催泻，外加放血。无论多么狂躁的精神病人，都架不住这三招。所以伦敦伯利恒圣母医院又被称为"疯人院"，可见这里面的手段有多残酷。

美国开国元勋本杰明·拉什医生推荐使用"英雄疗法"来治疗很多种疾病，他给躁狂症开的处方是一次性放出 20～40 盎司的血（大约就是一瓶大可乐的量）。嫌放血不够快，还要配合拔罐子，用罐子往外吸。外国也有拔火罐？

反正，拉什医生总结了一套经验，及早放血，大量放血，在令人平静下来方面具有奇效。废话，血都放光了，当然就安静下来了，人都休克了。放血疗法一般都是放到人休克而停止。

对精神病人，采取极端措施还能理解。对国王查理二世，他们下手也不轻。1685 年，54 岁的查理二世轻度中风了，随即 12 名医生对国王进行了惨绝人寰的治疗。

首先，御医们割开了国王的血管，放了足有一个半品脱（约 850 毫升）的血液，紧接着给国王喂了催吐药，令国王呕吐不止。

医生一看，怎么病还不好啊，这还是体液不平衡啊。他们找来茴香、肉桂、豆蔻、紫罗兰、甜菜根，加上少许盐，熬了一大锅。这是给国王熬汤？不是，这是熬药，也不是给国王吃的，是给陛下灌肠的。一次也就罢了，但御医们非得两小时给国王灌肠一次不可，整整灌了五天。

眼看国王的病情没有起色，御医们秉着高尚的职业道德，打算给查理二世"烫头"。这可是真的烫头啊，他们剃光了国王的头发，端起烧红的烙铁冲着查理二世的头皮就烫了下去。把国王的头皮烫出疱，再把血疱挤掉。烫头的同时在国王脚底抹上鸽子粪，然后在国王的鼻孔里塞入喷嚏粉，全身涂满热膏药。

就这样，在御医们的努力下，2月6日，查理二世终于一命呜呼。

1791年，天才音乐家莫扎特接了个单子，要给一位不知名的委托者写一部《安魂曲》。当时的莫扎特身体很差，已经日渐消瘦，脸色煞白，因为贫血。他经常头疼，而且时不时会昏过去。他一直疑神疑鬼，觉得这部《安魂曲》就是写给他自己的。几个月后，他四肢水肿，已经没办法下床，呕吐、腹泻、关节疼痛。医生给他放了足足两升血，莫扎特变得更加虚弱，再也不能动弹，24小时以后，莫扎特撒手人寰。现在看来，不放血肯定不会死得这么快。

无独有偶，1799年的一天，美国的开国总统华盛顿病了。他在大雪天巡视自己的农场，结果感冒了。华盛顿有个不愿意别人知道的毛病，那就是他年轻的时候就开始掉牙，到后来掉得只剩下两颗了。杰斐逊给他个干果吃，他一使劲，当场又崩掉一颗。所以华盛顿是常年戴假牙的，有动物的牙齿做的，也有奴隶的牙齿卖给他的。但是戴着都不舒服，所以华盛顿一天到晚绷着脸，那是因为实在是笑不出来。总之，他的口腔卫生状况是非常差的。这一天他大概是受了冻，再加上细菌感染，他得了会厌炎。这个病是一种不及时治疗就会死人的病。

会厌的作用就是盖住气管，否则吃饭喝水会呛到。你说话的时候，会厌就打开，让呼吸道接通口腔。这东西要是肿了，一边堵着呼吸道，一边堵着消化道，两边都非常难受，要是气管被堵住了，弄不好能出人命。但是恰恰这个病特别容易被忽视。

华盛顿本来身体还算硬朗，也没当回事。他感到喉咙痛，后来又开始发烧，于是他就让自己的管家先给他放血治疗，可惜不见效。后来发展到吞咽都困难，喘气也难受，大家赶紧去请医生。

华盛顿是开国总统，当然有很好的医疗条件，他是有私人医生的。这些医生都是本杰明·拉什的学生，拉什是普林斯顿大学的前身新泽西学院毕业的。后来在费城学医，又去了英国爱丁堡大学学习，号称"美国的希波克拉底"。他创建了美国医学教育体系，当时美国3/4的医生都出自他门下。他正在大力推广放血疗法。

给华盛顿看病的克雷格和布朗又给华盛顿放了两次血，仍然不见效。过了 5 个小时，迪克医生受邀来会诊，他提出切开气管，不能眼睁睁地看着华盛顿憋死吧。可惜这种手术当时没人敢做，于是大家再次采用了保守的放血疗法。华盛顿前后被放掉了 2.5 升血，最后眼看着脸色越来越苍白，一点儿力气都没有，没过多长时间，华盛顿就去世了，时间是 1799 年 12 月 14 日，那年他 67 岁。乾隆皇帝也是这一年去世的，享年 88 岁。

顺便说一句，不仅仅是西方，《黄帝内经》中也有有关放血的疗法，而且不少。印度古老的梵语文献《妙闻集》中也认为，放血之后，病人会出现一种欣悦感。东、西方在放血上倒是差不太多，只是在量上有区别。西方在放血数量上一次次地变本加厉，走向了极端。

比如说，拉什医生在独立战争期间当过军医，而且曾代表宾夕法尼亚州在《独立宣言》上签过字，那是美国的开国元勋之一。他支持废奴，美国第一本化学教科书就是他编的，人类历史上第一例登革热记录也是他留下的。但这位医生却是个不折不扣的"放血狂人"，简直是不管三七二十一，先放两管子血再说。

1793 年，费城黄热病肆虐，他带着一群医务人员坚持在疫区不走，精神还是非常可贵的。拉什判断黄热病是河边种植园里腐烂的咖啡豆导致的，治病的办法当然是放血。拉什医生的费城诊所里，每天都有上百人排着队接受放血治疗，诊所的地板上摆满了木桶装的鲜血，后院里到处是苍蝇在飞。除了放血，拉什医生的另一大法宝就是给病人灌水银，连续用这种虎狼之药，人受得了吗？

你别说，门口排长队的那些病人可不这么想，他们是哭着喊着上门要求放血，拦都拦不住。这个场景引起了一个英国记者的好奇，他前后左右转了三圈，发现不对劲：站着进去那么多，怎么都是横着出来的呢？去翻一翻死亡记录，发现死亡率高得不正常。于是这位记者就写成文章给登出来了。欧洲的同行们也觉得这位拉什医生下手太重了，死在他柳叶刀之下的人比死在枪下的还多。

这里要说明一下，放血用的柳叶刀可不是如今的手术刀的样子，更像是一把小折刀。但是外形不是一般的刀的样子，更像是古代武器"戈"给拍扁了，靠的是横着伸出来的三角形刀刃来切割血管，这部分才是柳叶刀的刀刃。这种工具也像瑞士军刀一样，好多把折叠在一起，每一把都有不同的刀刃形状，有的是三角的，有的是半圆的。

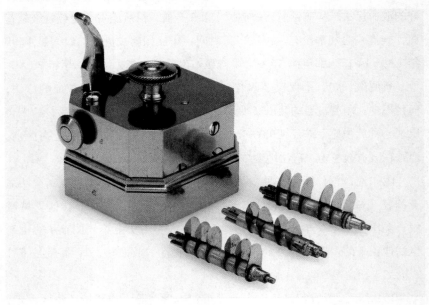

▲ 划痕器

后来还出现了另外一种划痕器，一个金属盒子里装了好几把刀片，刀片外形用数学名词来讲叫"圆的渐开线"，拧到不同的角度，刀刃伸缩长度不一样，就能控制好切割的深浅，据说是用来给牲口放血的。

我猜，这位拉什医生可能就用了这种划痕器，他的诊所真的快血流成河了。后来拉什丢了工作，他气急败坏地把记者告上法庭，居然还赢了。

实际上，从古代起，就有人在反对放血疗法，认为放血会使人变得虚弱。这个认识的确是正确的。但是他们拦不住放血疗法的狂热支持者，特别是拉什医生这样的狂热支持者。反对者也拿不出过硬的证据来反驳他。

迈出第一步的是苏格兰军医汉密尔顿，他把 366 名得病的士兵尽可能平均地分成了三组，有一组采用放血疗法，另外两组不用。结果不用放血疗法的两个对照组里，一组死了 2 个，一组死了 4 个，用放血疗法的这一组死了 35 个。这是多么鲜明的对比啊。

实际上，汉密尔顿医生选择了沉默，他什么也没说。直到 1987 年，这次研究的资料才从故纸堆里被找出来。至于他为什么选择沉默，我们不知道，但是我们大概能猜到，他承受了很大的压力。揭露如此博大精深的放血疗法居然是错的，那是需要足够的勇气的。毕竟他不是生活在真空里，他会被同行喷死，他还混不混了？

时代在变，事情在逐渐起变化。拜伦是个出了名的花花公子，这是他家祖传的习性。他也是个非常杰出的诗人。后来他变卖家产去希腊，支持希腊从奥斯曼帝国独立，没想到他死在了希腊，尸体被人用大酒桶运回了英国。起因是 1824 年情人节这一天，他突然倒在地上，牙关紧咬，口吐白沫翻白眼，看上去就是癫痫发作。按理说，过一阵子也就好了。

但是，希腊医生来了以后，一定要给他放血。他不愿意切开血管，可能医生给他用了蚂蟥，放在了他的额头上。没过多长时间，拜伦就昏过去了，估计是失血过多。还好，拜伦休息了三天就能下床了，月底就基本康复。到了 4 月，他遭遇大雨，被浇了个浑身湿透，然后就开始发高烧，浑身发抖，关节疼痛。休息了一阵子，病情有好转。4 月 14 日，拜伦下床了。

但是他的两个希腊医生一定要他放血治疗，而且是苦口婆心地劝他，现在不放血，将来会伤害脑子的。这两个医生真的是太尽心尽职了。其实拜伦并不想放血，但是实在是拗不过这二位。当天，放血两次，总量大概900 毫升。后面几天，基本每天如此。1824 年 4 月 19 日，拜伦终于挺不住了，就这么撒手人寰。他的粉丝太多，来悼念他的人太多，以至于要出动警察维持秩序。

这两位医生发自内心地痛心疾首，不是因为放得太多，而是放得太少，太不及时了。医生还是一贯地执拗，但是拜伦和以前的病人不一样，他不相信放血。这也说明事情在起变化。

1840 年，法国医生皮埃尔·路易发表了历时七年对 2000 名病人的临床观察结果，证明放血疗法不仅无效，还明显提升了病人的死亡率。皮埃尔·路易是一个先驱者，是他把统计学引入了医学之中。他强调，一定要用数据来表达疗效，不能再用模模糊糊的词语来描述和表达了，那是在自己欺骗自己。

这个结果极大动摇了医学界对放血疗法的信心，敲响了放血疗法的丧钟。后来，越来越多的医生开始用数据统计来说话，不看不知道，真的去数数人头，他们发现放血疗法对患者的伤害远大于可能的帮助。

但是，传统观念有非常强大的惯性，毕竟已经有上千年的传统了，放血疗法又坚持了几十年才逐渐退出历史舞台。当然，为这个错误付出的代价是非常大的，付出了无数生命的代价。现在，除了极少数的病的确是需要放掉少量的血，其他疾病都跟放血没什么关系了。

放血疗法后期已经发展到非常复杂的程度，要看星座，要看时间，其实很大程度上是医生为了自我保护，万一治不好，人死了，家属"医闹"，总要有一套说法。理论越是复杂，医生解释的空间越大。这一套说辞在糊弄病人的同时也在糊弄医生自己，毕竟他们一代一代就是这么学的，老师就是这么说的。我们也能发现，每天应付病人的临床医生和每天研究基础医学理论的科学家是不一样的，发现一个普遍性的规律远比每天见招拆招要难。医学领域内，科学、技术、人文全都混在了一起。科学讲究来不得半点儿虚假，技术讲究死马当活马医，人文讲究安慰与关怀，全都不是一码事。

另外，尽管到了 17 世纪至 18 世纪，尽管医学已经有了很大的进步，但是治疗效果还是有很大的不确定性。对病人来讲，他们也需要寻求一些安慰，医生做点儿什么，从心理上来说总好过什么都不做。另外一个原因就是放血相对便宜，不需要昂贵的药物，老少皆宜，不分贵贱。谁身体里没有血液啊！管你是国王还是乞丐，治疗方法都一样，先放他一管子再说。这倒是人人平等。

反正，在多种因素共同作用下，很多错误都无法从固有观念之中被剔除。到现在也是一样的。很多人也相信所谓的"动物磁学"，食疗，绿豆、长茄子包治百病……全世界都有，放血疗法只是其中极端的案例罢了。

现在，我们都知道血液是宝贵的，不能随便地往外放。古人当然不是不懂，一方面他们放起血来不手软，但是另一方面，他们对于血液又存在着一种崇拜感，毕竟这东西跟生命是紧密相关的。

说白了，有出就有入，有放血就有吸血，这是一对儿。但是吸血显然是没有用的，真正挽救人生命的是输血。1492 年，教皇英诺森八世在临死前试图输入三个年轻孩子的血液。他也想再活 500 年，可惜一顿折腾以后，教皇和孩子都死了。

1665 年，牛津的医生查理·罗尔把一只大狗的血输进了一只快死的小狗的身体。小狗命大，居然活了过来。

这个罗尔医生把羊的血输进了人的身体，这个人居然没事，天知道当时发生了什么。法国人丹尼斯有样学样，结果，人死了。法国和英国都下令禁止输血。

19 世纪早期，英国的詹姆斯·布伦德尔医生看到常有产妇生孩子大出血，最后把命丢了，他下决心要救她们。他尝试让丈夫输血给妻子，救活了一些产妇。他坚信输血是有用的，他把自己的尝试发表在了期刊《柳叶刀》上。

1900 年，奥地利医生卡尔·兰德斯坦纳发现了 A、B、O 三种血型。两年之后，他的两名学生又发现了 AB 型血。他也因此获得了 1930 年的诺贝尔奖，他的生日 6 月 14 日，被设为世界献血者日。

1918 年，实用的抗凝血剂枸橼酸钠被发现，血液的保存成为可能。

1940 年，Rh 阴性血被发现，因为实在是太稀少，也被称为“熊猫血”。

1972 年，美国规定要对血液进行乙肝病毒检查，此后通过血液传播乙肝变得比较罕见了。

至此，我们从放血到吸血到输血都讲过了，有关血液的话题我们还能讲出很多很多。你可能想不到，牙龈出血在大航海时代也是能要了人命的，这种病折磨了大航海时代的水手们 400 多年。

水手们的死亡阴影：第一次对照实验

上一次我们讲到了放血疗法的前世今生，讲到了在古代的欧洲，这个疗法简直是包治百病的疗法，老少皆宜，人人必备。

当时的人不仅仅是在地上用放血疗法、催吐和灌肠，在船上也用，但是显然在船上放血来得更方便。航海家都要夜观天象，不然没办法导航，顺带也就观察一下星座，根据星座选择在哪里下刀子放血。地上的医生还需要查书，航海家对星座都很熟。

船上有一种流行病肆虐了 400 年之久，水手们深受其害。奇怪的是，这种病似乎特别容易在船上发作。船员们一开始出现牙龈萎缩，牙根变黑，皮肤出现斑点、发黑，皮下出血等一系列症状，接着很快就浑身无力，身上青一块紫一块的，再继续发展到溃烂，最后不治身亡。这似乎是一种职业病，只有那些长期出海的船员容易得这个病，地上的人似乎并不常见。在十字军东征的时候也暴发过，但是后来就不怎么出现了。这就是所谓的"坏血病"。

假如水手们只是在地中海打转转，恐怕这个问题也不会那么明显。

一旦要在海上长时间航行，一个幽灵就冒出来了，那就是坏血病。1497 年 7 月 8 日，航海家达·伽马从葡萄牙的里斯本起航，去寻找通向印度的新航路，在佛得角群岛停了几天以后，继续向好望角航行。一连16 个星期，他们都没靠岸。11 月 7 日到了好望角附近。1 月 11 日，舰队到了莫桑比克，船员里开始出现坏血病。达·伽马眼睁睁看着他的水手们牙齿松动，甚至没办法咬东西，身上一按就是一个指印，好久都不消散。水手们关节酸痛，身上散发出恶臭，只能躺在那里等死。好在后来到了蒙

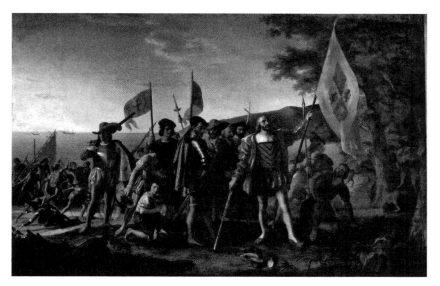

▲ 美国国会大厅悬挂的《哥伦布登陆》油画

巴萨，靠岸补给，当地人给他们橘子和柠檬吃，坏血病的情况开始暂时好转了。

下一站是肯尼亚的马林迪。在马林迪，他获得了比较友好的接待，当地人派出自己的航海家马吉德当领航员，他曾经多次穿越印度洋到达过印度。所以达·伽马这一次还比较顺利，穿过了印度洋，到了印度的卡利卡特，这段航程耗时四个星期。达·伽马在印度停了 4 个月，然后回航。回航的 3 个月里，坏血病开始大暴发，不断地死人，其中包括达·伽马的弟弟。剩下的船员把船开回里斯本，又花了半年时间。原本 160 多人，到家的时候只剩下 55 个船员。

所以，达·伽马自己做了记录，似乎是橘子和柠檬能够治疗坏血病。不过他的记录没有被大家重视。1510 年，加布拉尔也记录了柑橘和柠檬能治疗坏血病，得了坏血病的船员吃了橘子和柠檬之后就逐渐好转了。但是这样的记录还是没人重视，当时官方普遍认为这是海上潮湿的空气和甲板下面污浊不堪的空气造成的。

尽管如此，船长们还是得出了某种经验，那就是靠岸补给就没事了，长时间在海上漂泊就不行了。麦哲伦环球航行的时候，穿过了麦哲伦海峡，来到太平洋。太平洋比大西洋辽阔多了，有 3 个月根本见不到陆地，于是坏血病又一次大规模肆虐。不仅仅是坏血病的问题，船上连吃的都没有了，只能吃锯末，吃牛皮。

因为路上闹内讧，跟土著发生武装冲突，外带闹坏血病，出发的时候 200 多人，完成环球航行回家的只有 18 个人。麦哲伦倒不是死于坏血病，而是在菲律宾和当地人发生冲突，被人家砍死了。

一般来讲，得坏血病的都是水手，领导是很少得坏血病的。所以你看那些大航海家，基本没有得坏血病死的。当然也有极少数的例外，荷兰的航海家巴伦支就是死于坏血病，但是他的情况非常特殊，容易得坏血病的环境他几乎全都碰上了。

巴伦支是荷兰东印度公司的创始人之一，也是天文学家和制图师。他生活的年代正好碰上荷兰从西班牙的统治下独立出来，南下的路被西班牙拦着。所以巴伦支想探索一下东北航道，也就是从俄国西伯利亚沿岸一直

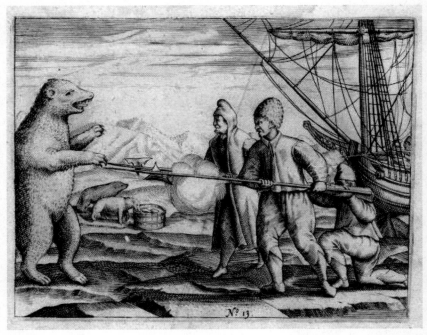

▲ 威廉·巴伦支的船员们正在与一只北极熊搏斗

航行到亚洲。这条线路叫东北航线。假如是从加拿大沿岸到太平洋呢？那就是所谓西北航线。随着全球变暖，这两条航线可能真的是有经济价值的。但是巴伦支那个时代对北极还是一无所知。

第一次他们到达了新地岛，这个地方非常荒凉，他们第一次看到了北极熊。但是前方到处都是冰山，他们只得回家。第二次也是差不多的情况，还是被冰山给挡回来了，除了半路跟当地萨摩耶部落打了一仗以外，没什么特别的。

第三次，他们航行到了北纬 79°30′ 的地方，成为第一批进入北极圈的欧洲人。后来他们到了新地岛，船被冰山困住根本回不去了。巴伦支他们 16 个人在新地岛上过冬，用船上的木料造成了一个小房子，剩下的木板当燃料，就靠猎杀北极熊生存。这样的话，他们还能吃点儿熟的，否则就只能吃生肉了。可惜啊，要是巴伦支当时真的捏着鼻子吃生肉，估计也就不会死掉了。十几个人就在这个简陋的屋子里闷了几个月，又有不少人得了坏血病。坏血病可不是水手专享，寒冷地带和战俘营都是高发之地。巴伦支他们碰上了双重打击。

等到冰雪渐渐化了，几个还有力气站起来的冒死驾船冲出了这片海湾。可惜巴伦支已经支撑不住了，他死在了船上，享年 47 岁。后来为了纪念他，科拉半岛和新地岛之间的这片海域就被称为巴伦支海。

所以，不管是大航海也好，探险也罢，都需要后勤补给，没有后勤补给是非常严重的问题。后来的不管是海盗、海军还是东印度公司，他们普遍学乖了，在沿岸各地建立补给的据点，这样才能为来往的船只提供服务。

不过欧洲各国经常打仗，互相敌对，对方的补给点当然也就不能用。18 世纪，英国与荷兰、西班牙、法国等争夺海上霸权的战争愈演愈烈。由于坏血病引起的非战斗减员已经达到了难以忍受的程度，尤其是乔治·安森的环球舰队，近 2000 名水手居然由于坏血病而减员了 1000 多人。那些年里，各国水手因为坏血病而死的远多于海难和战争，前后大概死了 200 万人。

于是，一位医生登上了历史的舞台。这个人叫詹姆斯·林德，他

1716 年出生在爱丁堡。后来在英国海军的军舰上当随军医生，他当时只有 31 岁，正好是在皇家海军的索尔兹伯里号上。这条船当时是在比斯开湾巡逻。当时林德医生对坏血病有一些研究，但是他还是基于体液平衡的理论来思考的。他认为酸性物质与坏血病有关系，柠檬和橘子不都是酸的吗？

军官们很少得坏血病，可是水手们经常得坏血病。难道大家不是共享污浊的空气和潮湿的海风吗？看来坏血病不是这些因素造成的。哥伦布以为坏血病是会传染的，因此他把得了坏血病的船员留在了荒岛上。从美洲回来的时候，他想去荒岛上祭奠一下这几个船员，他以为这几个坏血病患者都已经死了，哪知道这几个人都没死，一个个活蹦乱跳的。他们靠吃果子活下来了。

所以，林德医生认为坏血病不是传染病，不是瘟疫，而是跟饮食有关系。军官们吃的比水手们好多了，有什么好东西优先供应军官，水兵们只能吃干面包和腊肉、咸鱼。

正好，在船上有 12 个人得了坏血病，林德医生完成了一个大胆的实验，这也是第一次人体临床测验。当然林德医生的贡献不在于他的胆子够大，敢拿人体做实验，而是由于他的实验方式是开创性的，这是一次严格控制条件下的对照测验。他把 12 个生病的船员平均分为六组，每一组两个人。第一组每人每天一瓶苹果酒，第二组是稀硫酸溶液，第三组是六勺醋，第四组是半瓶子海水，第五组是两个橘子和一个柠檬，第六组是辣酱和水。各组相互独立，不能串着吃。看得出来吧，林德还是偏向带酸性的东西。

到了第五天，第五组的水果吃完了，这点水果还是林德从过路的荷兰商船上买的，也只买到这么多。没办法，实验只能停下来，其他的组继续实验，一直坚持了两个星期。第五组的人基本没事了，第一组稍微有一点效果，其他的组都基本没什么疗效。就此林德知道，不是酸性的东西在起作用，起作用的就是橘子和柠檬这两种水果。坏血病果然是吃出来的毛病。这就是世界上第一次对照实验，这个实验方法是判断有效无效的利器。

所谓的对照，就是分为几组，有吃药的，有不吃药的。一个药要是有效，那么必须表现出相对的显著性才行。林德是具有对照思想的，但是他可没有双盲的思想。双盲就是病人不知道自己吃的是药还是淀粉丸子，为了避免医生的表情和言谈举止泄露消息，所以发药的医生也是不知道的，这就叫双盲。林德医生在做这个实验的时候，大家都不知道哪一种东西是能治疗坏血病的，所以林德就是想透露都没办法透露。因此客观上达到了双盲的效果。但是他的样本太少了，这是个缺陷，他无法剔除偶然因素。

后来，林德在1753年写了一本书《论坏血病》，详细地研究了坏血病的各种问题。他从这个词的词根推算出这个毛病起源于北欧，这么说当然是有道理的，因为天寒地冻的地方饮食结构也会变得非常单一，蔬菜、水果都很难吃到。法国探险队去加拿大圣劳伦斯河上探险，当时也出现了坏血病。还是当地土著印第安人告诉他们，把松树的针叶弄下来当茶煮了喝下去，就能治疗坏血病，这一招果然见效。在那个条件下，这可能是唯一的办法了。

就像前一阵子亚健康概念比较流行，因此很多种食物都被说成能解决亚健康。在大航海时代，宣称能治疗坏血病的偏方也是层出不穷。比如伦敦的一位大妈出售浓缩成块状的汤料，据说这种东西能治疗坏血病，你用开水泡着喝就行。也没人知道这东西管不管用，那年头都说自己的东西很灵。据说这个家族企业一直活到现在，汤料块也在博物馆里保存着，也没坏，可能拿开水泡了还能喝。

所以，林德医生在自己的书里也不敢说橘子和柠檬就是唯一管用的食物。他想解决橘子和柠檬的保存问题，就用大锅煮柠檬汁和橘汁，这样可以保存久一些，可是煮过以后居然就不管用了，林德医生也是丈二和尚摸不着头脑。所以，林德得出结论，看来治疗坏血病要多管齐下，不是单一的招数能奏效的。

林德医生的书还是被英国海军部忽略了，因为书里还有很多矛盾之处。尽管此前已经有太多的人发现橘子和柠檬的确可以治好坏血病，可大部分船长和水手还是视而不见。著名的探险家詹姆斯·库克倒是研究了林德的著作，他也带着橘子和柠檬上了船。但是水果和蔬菜是很难保存的，没多久就坏了。肉类通常可以腌制，那种陈年的老腊肉可以保存很久，比如1840年侵略中国的英国舰队，船上装的腌咸肉还是1800年前后的产品，都40年了，还没坏呢。硬饼干也可以存放很久，尽管那些饼干像砖头一样硬，甚至可以用来刻图章。荷兰的博物馆里还保存着当年的饼干，都已经240年了，还没坏。

蔬菜和水果的保存是个难题，库克船长的解决方法是带酸菜。德国人爱吃酸菜，但是英国水手死都不肯吃，库克甚至拿鞭子抽他们，他们才肯就范。当然，除了酸菜和橘子，库克船长还带了麦芽酒。他也不知道哪一个会管用，反正统统逼着船员们吃下去。库克船长还不许厨子用铜锅，可能起到最大作用的就是这个不经意的举动。

库克船长的航行很顺利，居然再也没人得坏血病。船回到港口的时候，船员们一个个都精神抖擞，在当时引起了轰动，水手们居然全须全尾地回来了，这简直不可思议。其实库克船长自己也不知道到底是哪一个举动起了关键作用，他最后选了麦芽酒写成调查报告递交上去了。这份报告换来了皇家学会的最高奖——科普利金质奖。

在此之后，大家的经验也越来越多，新鲜的蔬菜水果就是关键所在。不管是船员也好，探险队员也罢，还是战俘营里的战俘，他们得上坏血病都是因为饮食结构失衡，他们吃不到新鲜的蔬菜和水果。海军也开始尽量在船上供应新鲜的蔬菜，供应橘子和柠檬之类的水果。但是保存依然很困难，特别是在热带航行，没几天就全都烂了。正巧，拿破仑为了解决军用食品保存和携带的问题，逼着手下的人研发保鲜技术，一来二去，法国人发明了玻璃罐头，这一下，保鲜问题解决了。

英国人后来发明了马口铁罐头，这东西比玻璃瓶子轻多了，而且不怕磕碰。船上的伙食也就不再吃"地狱料理"了。逐渐地，坏血病就被赶出了航海界。随着技术的进步，酸橙汁也可以大桶大桶地提供了，水手们根本就喝不完。反正海军还是习惯性地把大桶的酸橙汁运上军舰，有一阵子甚至拿酸橙汁来擦地板。因为略带酸性，所以去污效果不错。水手也就得了个"酸橙佬"的外号。

对于水手们来讲，到19世纪，坏血病已经不再是什么问题。但是对于医学界来讲，这个问题还远没有结束。对于科学研究来讲，就需要打破砂锅问到底的精神，坏血病的病因到底是什么呢？到底跟什么物质相关呢？各个团队也一直在寻找，但是一直没有找到。

1907年，出现了一个偶然的事件，霍尔斯特和诺普利想用天竺鼠来研究脚气病，这在当时也是个流行病。天竺鼠也叫荷兰猪，很多人拿这东西当宠物来养。当时这两位科学家是拿天竺鼠来做实验的。本来他们是想让天竺鼠得脚气病，没想到这些荷兰猪得了坏血病，这是首次发现动物也会得坏血病。

既然荷兰猪也会得坏血病，那就好办了，不能总是拿人做实验，拿动物做实验没问题，因此研究的进展大大加快了。大家发现蔬菜、水果里应该存在一种水溶性因子C，这东西缺乏就会导致坏血病。到了1928年，匈牙利人圣捷尔吉·阿尔伯特在英国从牛的肾上腺里分离出了1克这种物质。他测定了这种物质的化学式是$C_6H_8O_6$，他给这个化学式起了个名字叫"己糖醛酸"。但是他不知道这种有机体的结构到底是什么。

后来，圣捷尔吉到美国著名的梅奥诊所去工作，他分离出了更多的己糖醛酸，于是他就寄了一些给英国的哈沃斯去做研究，看看这东西的分子结构到底是什么样子的。但是因为这东西的量太少，哈沃斯没有成功。后来，1930年圣捷尔吉回到了匈牙利，他从辣椒之中提取了大量的己糖醛酸。他拿出一半的量，大概有一斤，又寄给了哈沃斯，哈沃斯这一次成功地搞清楚了己糖醛酸的分子结构。

美国匹兹堡大学的查尔斯·格伦·金也在研究有关坏血病的水溶性因子C，他也分离出了这种物质，和圣捷尔吉搞出的己糖醛酸一对比，这两个的化学性质几乎是完全一样的。金通过动物实验证实了己糖醛酸就是水溶性因子C，紧接着圣捷尔吉也宣布了相同的结果。那个导致坏血病的关键因素被找到了。现在大家对它都很熟悉了，它最常见的名字叫作"维生素C"，也叫"抗坏血酸"。

到底是谁先发现了维生素C？圣捷尔吉和金都有可能。反正1937年的诺贝尔生理学或医学奖是发给了圣捷尔吉，哈沃斯因为发现了维生素C的分子结构和制造方法而获得诺贝尔化学奖。

1933 年，瑞士化学家赖希施泰因独立于哈沃斯发明了维生素 C 的合成方法，其被命名为赖希施泰因过程。1935 年，知识产权转让给瑞士罗氏公司。1942 年，海恩斯对这个技术做了修正。再后来的几十年里，维生素 C 的量产都是靠这个办法。

20 世纪 60 年代末，北京制药厂与中科院微生物研究所合作，开发了生产维生素 C 的二步发酵法。这项技术的知识产权 1985 年转让给瑞士罗氏公司，金额达好几百万美元。到今天，全球超过 90% 的维生素 C 由四家中国药厂——东北制药、华北制药、石药集团和江山制药生产，还跟美国人闹了贸易纠纷。因为，这东西被我国搞成了白菜价。欧美的大药厂都赚不到钱，索性也就不生产了。

说到底，维生素 C 和人体内合成胶原蛋白是有密切关系的，假如缺了维生素 C，那么毛细血管就会变得非常脆，很容易破裂，因此人很容易出现瘀血，血管破了嘛，所以人会经常无缘无故地流鼻血，身上一碰就瘀血。严重缺乏维生素 C 三个月以上才会出现坏血病，所以现代是不太容易遇到这种问题了。

维生素 C 的发现其实是充满着巧合的，因为只有包括人类在内的灵长类以及天竺鼠、土拨鼠等少数动物存在缺乏维生素 C 的可能，因为这些动物全靠从外界吃进去维生素 C，其他动物自己身体内就能合成，用不着从外界获取。所以，这是霍尔斯特和诺普利蒙上了，正巧天竺鼠也会得坏血病。要是用其他动物的话，说不定就根本出现不了症状，也就没办法建立动物模型。

在 4000 万年前，这些动物的祖先，也是我们的祖先，发生了一次基因突变，身体内没办法再合成一种 L- 古洛糖酸内酯氧化酶，没办法靠自己来制造维生素 C 了。对原始人来讲，从食物中获取维生素 C 很容易，坏血病根本不是个问题。每天能获取 30 ~ 40 毫克就能保持健康，只要有 10 毫克就不会得坏血病。因此带这个基因突变的人类的竞争力并没有受影响，直到大航海时代来临，这个问题才变得这么显著。

有人可能会问，在冰天雪地里生活的因纽特人怎么就不会得坏血病呢？他们也是常年吃不到蔬菜、水果的。那是因为他们吃生肉，他们在冰上是没办法生火的，想找块木头钻木取火？那是不可能的，周围都是苔藓，你连块木头都找不到。生不起火，只能吃生的，生肉里面是含有不少维生素的。所以当年探险家巴伦支要是敢于捏着鼻子吃生肉，他就不至于因为坏血病而死。

库克船长也是连蒙带猜地获得了成功。他以为是麦芽酒起了作用，其实是德国酸菜起了作用，每 100 克酸菜含有 50 毫克的维生素 C。更巧的是，他不让用铜锅来烧菜，一方面，高温会破坏维生素 C，比如林德医生煮过的橙汁就完全是废物；另一方面，铜在高温下有加速维生素 C 分解的作用，使其最终变成二酮古洛糖酸和焦糖色素。番茄用铜锅烧了会变黑，就是产生了焦糖色素。

所以，库克船长是幸运的，要是用铜锅烧菜，水手们可能就回不了家了。不过，船上通常都是好几种病一起发作，比如说很多人得了脚气病，库克船长自己有糙皮病。别以为这是小事，弄不好也会死人的，日本水兵差点儿哗变也跟这件事儿有关系。我们以后会讲到的。

不管怎么说，伟大的地理大发现开启了各大洲快速交流的时代。毕竟海上贸易可是暴利的买卖。比如，瑞典著名的哥德堡号从中国运了一船丝绸茶叶瓷器回到瑞典，就在家门口触礁沉没了，水手们赶快抢救，捞起来的那点儿货物还给股东们赚了三倍的利润。可见这都是暴利。

所以欧洲人简直眼睛都红了，成群结队地去美洲。他们带到美洲的瘟疫还差点儿把印第安人给弄绝户了，但是他们也想不到从美洲带回来的传染病又在文化史上留下了重要的一笔。

这就是地理大发现时代，一个全球物种大交换的时代，也是一个传染病全球大交换的时代。

幸存者继承皇位：对抗天花的正确姿势

上一次，我们讲过了航海家们是如何面对坏血病，最后又是如何战胜了坏血病的。毕竟坏血病只是维生素 C 的缺乏症，只要能正常地饮食起居，很容易就能好。坏血病可以说是一种职业病，不是传染病。

那么要是船上出现了传染病怎么办呢？没办法，隔离啊！进入港口前，都要停泊在某个地方等着，若干天之内没有发现有人生病，那就是没有传染病，就可以进港了。这些预防措施都是用一条条的生命换来的。

即便如此，哥伦布开启的大航海时代还是把旧大陆的传染病带到了新大陆。一帮海盗头子，管你什么隔离不隔离呢。于是，天花、鼠疫、霍乱、麻疹、伤寒、猩红热等一大堆传染病都被带到了新大陆。当然，新大陆的传染病也被带回了旧大陆，比如梅毒。所以，大航海时代是一个世界物种大交换的年代，也被称为"哥伦布大交换"。印第安人的人口锐减与此关系密切。

天花算是一种比较出名的传染病了，天花的历史并不长，只有 4000 年左右。很可能一开始是动物身上的疾病，动物得了并不会死掉。突然有一天，这种病毒跨越到了人类的身上。这都是利用现代技术分析病毒的遗传物质反推出来的。完成从动物到人的这一步跨越是个极小概率事件，偏巧它就发生了。从此，天花只能在人与人之间传播。现在统计，整个 18 世纪，欧洲历史上大概有 1.5 亿人死于天花。

天花有比较长的潜伏期，一般是 12 天左右，是通过空气传播的。病毒进了某人的呼吸道，就会在他的体内大肆繁殖。一开始他根本就不知道，还在到处走动，因此这种病传播很快。等到真的发病了，那就非常厉害了，一开始有点儿像感冒，会发高烧，肌肉酸痛，头疼，甚至会虚脱。然后身上起红疹子，开始鼓起来了，变成一个个的脓疱，严重的浑身上下都是。

我查资料的时候，看到那些照片，虽然可能没有黑死病那么恶心，但是也会起生理反应，浑身发麻。没办法，这是本能的恐惧感。所以很多天花患者的照片是黑白的，就是为了减轻这种恐惧感。

然后，疱会破，慢慢地流出不透明的液体，然后慢慢干瘪，结痂，结痂掉了就是个麻点。因为汗腺被破坏了，皮肤不但颜色不对，还形成一个小坑。留下麻子已经是万幸了，在古代，一般来讲，15～20天内，30%的天花患者会死亡，把命丢了。

过去人类都是小族群聚居，所以天花开始是不会大范围传播的。再加上天花得过一次就不用怕了，人会产生免疫。那么一个村子里死了30%，剩下的人基本都有免疫力，天花在这些幸存的人之间是无法传播的。但是新生的孩子没有免疫力。等到子孙繁衍，人口多起来了，特别是没有免疫力的人足够多了，天花就会卷土重来。所以天花的传播是间歇性的，一阵儿一阵儿的。

假如一个村子一次性夭亡，那么天花也无法传播。天花要真的对人类社会形成比较严重的威胁，那也要等人类社会发展到一定的程度，有足够多的人口，才会形成大的威胁。第一个迈过这个坎儿的就是古埃及。

最早被发现得了天花的人是古埃及法老拉美西斯五世。他于公元前1145年去世，在位4年，我国当时还在商朝。因为他的尸体被做成了木乃伊保存下来了，大家凑过去一看，他身上有这种天花的痕迹，似乎他就是得天花死的。

天花病毒从古埃及传到了古印度，成了当地的地方病，然后从印度传到了越南。据说，东汉的名将伏波将军马援就死于天花，当时军队中很多人也得了天花而死。毕竟当时中国人可能也是首次碰到天花，没有什么抵抗力。汉军还把俘虏送到北方，由此把天花病毒带进了中原。

> 但是他是不是真的因为天花而死，这就不好说了。脑袋上还有伤痕呢，可能是被人从后边拍了一板儿砖。如果他是被人袭击，说明拍他的人没有天花的相关知识。

　　当然历史记载总是能考据出不同的说法，葛洪的《肘后备急方》里面倒是记录了天花的症状，葛洪已经是东晋时期的人了。这也就说明葛洪以前，天花就已经进入中国了。但凡能被医生记录下来，十有八九是常见病，也就是说那一阵子应该是有过天花暴发的。500 年后，天花传到了日本，直接夺去了疫区 1/3 人的生命。可见这种病对没有免疫力的人杀伤力有多强。

　　清朝是北方的满族建立的政权，他们跟天花的接触也很少，大部分都没有免疫力，因此对天花也是怕得要命。当时天花大流行，皇太极就规定过，凡是得了天花的，马上滚出去 100 里，滚得越远越好。他就怕被传染，自己找了个"避痘所"自我隔离，或者是出去打猎，在空旷地带比较安全。

　　他倒是身强体壮，不怕折腾，天花病人可就受不了了，根本走不出多远就死了，因此大家怨声载道。后来改了，改成 60 里地。顺治皇帝到了北京还是这么执行的，大家还是不满，那就再缩减一点儿，到 20 里。后来多尔衮下令，不用那么远啦，内城不许住，外城还可以。这个制度也就逐渐松懈下来了，天花患者开始大量增加。

　　大贝勒代善的儿子就死于天花，阿济格的两位福晋也得了天花，豫亲王多铎也是死于天花。顺治的爱妃董鄂氏也得了天花，顺治也被传染。当时下令，城里各家各户都不允许炒豆子。在全世界好几种宗教之中都有代表天花的神，求神保佑也是走投无路的一种选择。

　　顺治信佛，求佛爷保佑也没用，最后还是不治身亡。这就叫怕什么来什么，最后还是没有躲掉。他死的时候年仅 23 岁，最后决定传位于玄烨。当时玄烨实际年龄还不到 8 岁。

　　玄烨还是个小学生，他也得过天花，但是他命大挺过来了。他曾在城里的一所宅院里避痘，也就是隔离。那么小的孩子总要有人照顾，负责照顾小玄烨的保姆姓孙，老公姓曹，他们就是曹雪芹的曾祖。在他们的照顾下，小玄烨挺过来了。

> 正因为康熙得了天花却没有死，所以他获得了珍贵的对天花的终身免疫力。蒙古贵族与满族经常联姻的，让他们来北京，他们也不愿意来，还是因为怕天花。当然啦，另一方面是怕热。康熙皇帝就到关外找了个凉快地方碰头会面，这地方也就是承德避暑山庄。

　　正因为康熙皇帝有切身的经历，所以他知道对付天花有多重要。好在当时中国已经有一种办法来对付天花了，这也是我国在世界医学史上留下的浓墨重彩的一笔。

　　这个办法叫"种痘法"。具体是什么时候、什么人发明的，已经不可考了。考据学家们有说是明朝隆庆年间的，也有说是宋朝真宗年间的。

　　比如说，取一点儿天花病人的结痂，磨成粉吹进正常人的鼻腔里，这就等于是让正常人得上轻微的天花。假如能挺过去，就可以获得终身的免疫力。

　　这一招叫"旱苗法"。也有用水化开了用棉签蘸着往鼻子里涂抹的，这叫"水苗法"。但是这些都是所谓的"时苗"，也就是新鲜出炉的疫苗。这东西毒性比较大，即便是有经验的老手也经常玩砸了。正常人反倒得上了天花，一条命送掉。因此这种办法是推广不开的。

　　当然，有些医生手段厉害，能想办法削弱病毒的毒性。经过养苗、选炼，连续接种七代后，就比较安全了。据《种痘新书》记载："种痘者八九千人，其莫救者二三十耳。"尽管接种的人会发烧，会有反应，但是比较轻微。

　　不过这价钱，一般人是享受不起的。当然还有便宜的"衣痘法"，病人患病期间穿的内衣拿出来给别人穿，也能起到免疫的效果。但是这个办法效率低，往往是白费劲儿，不起作用。

皇上家当然是资源最充足的，康熙皇帝发现，种痘是个有效预防天花的办法。他在宫里选了 50 个人来试验种痘，而且每个人的剂量是逐次递减的，他是想找到那个临界的剂量。可惜代价大了点，参与实验的人死了不少。

当然，实验结果还是令康熙皇帝满意的，于是他就开始在皇子之中推广。后来规定皇子都要种痘，这个制度一直延续了下去，嘉庆皇帝小时候就接受过种痘。

后来，康熙皇帝下诏书，在全国推广种痘之法，周围的藩属国还派人来学习。俄国也来学习。通过俄国，这个办法传到了中东地区奥斯曼帝国。中东地区历来是东、西方交流的集散地，自然而然，消息也传到了西欧。康熙身边传教士多，他们也在家信里提到了中国在推广种痘。因此西方国家可以通过多种渠道了解到有这么一回事儿。

当时西方国家也面临着天花肆虐的局面，我们以前讲到过的安东尼大瘟疫，有人就认为是天花大流行，但是我们现在只根据当时的记载是无法最终判定的。后来阿拉伯人也曾经把天花带到了欧洲。不过，主要还是十字军东征带回去的，因为人太多了。

欧洲人又不会老老实实地在家待着，世界那么大，他想去看看，于是天花就被带到了世界的各个角落。到了 18 世纪末，欧洲每年有 40 万人死于天花，瑞典 10% 的孩子是死于天花的，俄国比例还要更高一点。

但是，欧洲人对于亚洲这边传来的种痘法基本无动于衷，为什么呢？其实欧洲人也不傻。一个孩子一定会得上天花吗？不一定，这是个概率问题。得了天花一定会死吗？不一定。可是你主动种痘的话，风险也不低。你怎么就能拍胸脯打包票，不会引狼入室呢？这两边风险到底是孰高孰低呢？

凡是要问谁高谁低的问题，通常都是回答不上来的。但是面对天花在欧洲到处传播，总不能什么也不做吧，还真的有人坐不住了，这个人就是英国驻土耳其大使的妻子——蒙塔古夫人。这位女性在当时也算是大胆前卫了。她父母都是贵族，她从小受到良好的教育，能说好几国语言。为了反抗家里安排的婚事，她半夜逃出来私奔了，那时候她才 23 岁。

婚后 3 年，她得了一场天花，虽然没死，但是容颜不再，脸上全是麻子坑。她的弟弟也是死于天花的。后来，她老公去了土耳其当大使，她也就跟去了。当时的伊斯坦布尔是个大都市，奥斯曼帝国疆域辽阔，是个跨亚、非、欧的大帝国，天南海北的人都有。穆斯林都住在金角湾的这边，对岸住的就是基督教徒了。当时还没有大桥，来往不便，双方井水不犯河水。亚美尼亚人、犹太人也都是抱团聚居的，我们中国人在国外也喜欢抱团嘛，要不然哪有唐人街？大概就这个意思吧。

他们家的女仆全是俄国人，看门的大爷是意大利人，打杂的是希腊人，也算是一个多民族混居的家庭。蒙塔古夫人会多个国家的语言，并且非常善于社交，一来二去就跟法国大使的夫人成了闺密。她从法国大使夫人那儿知道了当地人用一种"嫁接术"来预防天花。据说效果不错，其实就是种痘技术。

因为她自己得过天花，所以她不想让悲剧发生在自己的孩子身上，于是她打算让自己的孩子接受这种"嫁接术"。1718 年 3 月，她在当地找了一个希腊的老太太来搞这个"嫁接术"。老太太粗手笨脚，看得孩子妈胆战心惊的，那根接种用的针都生锈了，这东西灵不灵啊？

只见老太太一抬手，用针划开了孩子的皮肤，切个十字形的小口子，然后拿出个果壳，里边装有从天花病人脓疱里收集的痘浆，小心地给孩子种进去。最后拿出个贝壳盖在伤口上，轻轻地包扎起来。贝壳是鼓起来的，不会碰到下面的伤口。

蒙塔古夫人有些将信将疑，但孩子才 5 岁，他不在乎这些，到处去玩儿。8 天以后，孩子的身体开始有反应了，脸上开始出现痘痘，有 20～30 颗，而且开始发烧，在床上躺了 3 天，基本就没事了。痘痘结痂以后，逐渐都掉了，没有留下难看的疤痕。孩子算是种痘成功，他这辈子都不会再得天花了。

蒙塔古夫人没多久就回到了英国，她在土耳其总共也就待了 16 个月。回到英国以后，她马上就把种痘这件事儿告诉了自己另一个闺密卡洛琳王妃。卡洛琳是德国人，父亲是侯爵，很早就得天花死了。她和母亲相依为命，日子过得不宽裕。后来母亲也死了，她是普鲁士国王腓特烈一世两口子给养大的，那当然是"谈笑有鸿儒，往来无白丁"。她跟莱布尼茨认识，天天跟哲学家们在一起，学识自然是不一样。

后来卡洛琳嫁给了汉诺威选帝侯乔治的儿子。英国安妮女王的孩子全死光了，没人继承王位，于是就把汉诺威选帝侯请去当国王。乔治的儿子当然也就是王储，威尔士亲王。1727年，乔治二世继承皇位，卡洛琳成了皇后。不过这是后话了。

卡洛琳的老爹死于天花，女儿也是死于天花，因此她打算让自己更小的两个女儿种痘。不过毕竟是皇家，啥事儿都需要请示公公乔治一世。于是卡洛琳公主就鼓动皇家学会秘书长兼皇家医师协会会长斯隆先生去找国王谈这件事。

> 顺便说一句，就是这位斯隆先生把巧克力从药品变成了食品，推广奎宁治疗疟疾也有他的功劳。1727年牛顿去世，他接任了皇家学会会长的职务。

这位斯隆医生是个重量级的人物。他和几位医生联合向国王提出建议，能不能用囚犯搞一次人体实验。没错，他们要自己做实验来验证。英国是君主立宪制国家，国王的权力有限。所以，国王问了议院议长："这么干没事儿吧？"议长大人回答："您随便。"于是乔治一世下令，开始了西方医学史上一次重要的实验。

他们选出了6个死囚，三男三女，身体健壮，都没有得过天花。1721年8月9日，由梅特兰医生动手种痘，斯隆医生监督，在后边还有25位皇家御医围观。这些医生轮班来看他们，每天都记录他们的身体情况。

有一个犯人什么事儿也没有，后来才知道他原来是得过天花的，他自己忘了。其他的五个人都开始有反应，发烧、脸上长痘痘、出疹子。等他们完全好了，结痂掉落以后，给他们再次接种天花，居然啥事儿都没有。

这证明种痘起作用了。9月，这几个犯人都被释放了，他们也为医学做出了贡献嘛。

另外，斯隆医生让一个接受过种痘的女囚犯去照顾天花病人，近距离接触，一直没有被传染，看来种痘的确能起到免疫的作用。这次实验只有一个样本，但是为后续的实验增强了信心。

另外一组实验是卡洛琳主持的，从孤儿院选了 5 个孤儿，又从慈善机构选了 11 个孩子。又搞了一次种痘实验，实验也是成功的。梅特兰医生自己也搞了一次实验，让种痘的和没种痘的都去接触天花病人，结果没种痘的就被传染了。这是一个对照组实验，尽管范围很小。后来英国政府让愿意接受种痘的人都参与，来者不拒，效果很不错。

不管别人信不信，反正卡洛琳是信了，让她的女儿种了痘，她自己也种了痘。乔治一世国王特地让梅特兰医生跑一趟汉诺威，为孙子种痘。

就此，种痘开始在英国逐渐推广。

1721 年，波士顿地区天花流行，马瑟牧师和博伊斯顿医生搞了大规模的人痘种植法。1.2 万名感染天花的病人，自然死亡率由 14% 降至 2%，你看这个证据够硬了吧，对比是非常明显的。

但是，很多医生为了多赚钱，把种痘搞得非常复杂。大小也是个手术，先要提前几个礼拜放血。对，没错，放血，然后灌肠，灌他几个礼拜。据说这样能进行身心调整，做好手术准备。这种阵势能吓跑一大堆老百姓。

英国的萨顿医生后来改进了种痘法，其实就是向最简单的方式回归。后来，英国皇家医师协会在 1754 年逐步认可了种痘法的可行性。这又过了 40 多年，1795 年皇家医师协会宣布，人痘接种法对预防天花是有作用的。

人痘接种法尽管是有效的，但还是不安全，完全依赖于医生的技术，手一滑，量大了，后果可能就很严重。接种了人痘以后，这个人在完全恢复正常之前，也会成为一个潜在的传染源，比如嘉庆皇帝小时候种痘以后，也是被隔离了两个多礼拜的时间，就是怕他会传染别人。所以，好多人对于接种仍然有顾虑，不愿意接种，于是天花仍然在到处流行。

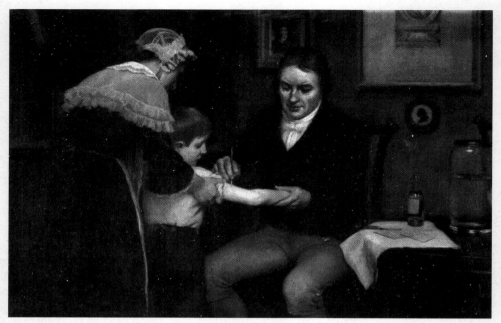

▲ 琴纳医生对 8 岁的男孩詹姆斯·飞利浦进行了第一次疫苗接种（1796 年 5 月 14 日）

　　但是，改变这一切的人终于登场了。他就是爱德华·琴纳医生。他自己就是个人痘接种医生，所以他对天花是比较了解的，对人痘接种术的种种问题都很清楚。他偶然发现，挤牛奶的女工从来不得天花，这是为什么呢？他仔细观察了挤牛奶的女工，发现她们会得一种病，皮肤上会起水疱，但是很快就好了，即便是有点儿发烧，也不重。这种病就是所谓的"牛痘"。

　　现在我们知道，牛痘其实是从手上破损的伤口之中进入人体的。但是效果很轻，一般不会有什么大麻烦，除非你的免疫系统有缺陷，那可能是会要命的。

　　这个病在英国比较多，琴纳医生发现，假如得过牛痘，这辈子他就会对牛痘产生免疫力，同时对天花产生免疫力。牛痘可比人痘要安全多了，因为牛痘很轻微，不会致命，要靠伤口接触才能感染，也很难在人与人之间传染，这就消除了人痘的最大缺点。

　　于是琴纳医生就做了一个实验。他从一个挤奶女工手上的牛痘脓疱里取了一点儿汁液，接种在了一个名叫詹姆斯·飞利浦的 8 岁小男孩身上。几天以后，这个孩子稍微有点儿不舒服，很快也就好了。琴纳尝试在小男孩身上接种天花，这个孩子一点儿没事，加大剂量也没问题。这说明这孩子从此不用再怕天花了，他有了终身的免疫能力。

现在我们知道了，天花是一种病毒，消灭病毒全靠人体的免疫系统。人体的免疫系统一般是借着识别病毒表膜的抗原，针对病毒抗原的结构，制造"抗体"、"标记"病毒以及受感染的细胞。只要被认出来，那就好办了，免疫系统就能杀灭病毒。但是大部分人的免疫系统不认识天花病毒，所以让它蒙混过了关。

牛痘病毒的表面抗原和天花病毒非常相似，想来它们都是亲戚关系。人体的免疫系统会认错，错把天花当成牛痘给消灭了。这正是我们需要的效果，这也是疫苗的基本原理。

就好比我们要学习捕杀老虎，直接拉出一只"吊睛白额大虫"，你还没学明白呢，就已经被老虎吃了，这是不行的。人痘法就相当于先弄个小老虎练习练习，还是有一定危险的。牛痘法就是相当于弄个猫给你练习练习，照猫画虎嘛！这就安全多了。当然死老虎也行，只要能认出来就行。

琴纳写了一篇论文寄给了皇家学会的会刊《哲学会刊》，然后在各个人手里走了一大圈，最后被拒稿了，理由是样本太少。琴纳火冒三丈，他怕技术泄露出去，万一荣誉被别人抢了呢？事不宜迟，他添加了另外22个案例，写成一本小册子出版了，其实也没几页纸。

一石激起千层浪，各国大使馆开始盯上这本小册子了，马上翻译好寄回国内。这是个好东西啊！琴纳成了各国的人气明星。法国当时正在闹大革命，他们组成特别委员会试验牛痘，首先要求革命军队全体接种。为了加快试验过程，老年人站出来了，他们是士兵的父母，他们愿意自己承担风险。牛痘接种迅速被推广开。拿破仑战争，法国军队所向披靡，横扫欧洲。因为双方军队都完成了接种，不管是人痘还是牛痘，他们都不受天花大流行的困扰。

因为琴纳在法国人气很高，面子大，所以经常让他去跟法国人谈判，要回战俘，拿破仑都是他的大粉丝。但是他在英国国内遭受的非议却很多。有人说接种了牛痘会让人头上长角，脚上长蹄子，变成"牛头人"。另外一些忌妒他的人说牛痘接种不是他发明的，反正各方面的攻击都有。

但是琴纳在医学史上的地位是不可动摇的。

沃特豪斯是哈佛医学院的教授，当年上学的时候，曾经跟美国的约翰·亚当斯是同屋，那是睡在上铺的兄弟。后来人家当总统了，沃特豪斯当然希望他能在美国推广牛痘接种，亚当斯当时忙，就让副总统杰斐逊去处理了。

琴纳从英国寄了疫苗给沃特豪斯，到了美国，这些疫苗还有效。后来，杰斐逊一家18口全都接种了牛痘，连邻居也一起接种了，大家都是受益者。

后来杰斐逊当了总统，当然要在美国大力推广牛痘接种了。而且杰斐逊大胆预言，天花终将被人类消灭。

这话果然被杰斐逊说中了。天花成了第一个被人类彻底击败的病毒。自从琴纳搞出了牛痘接种，各个国家就开始推动全民免疫，种牛痘从娃娃抓起。只要免疫能普及，那么天花也就不是问题。

1803年，西班牙国王要求把疫苗送到远东的殖民地，在当地开展广泛的防疫工作。美国国会通过《1813年疫苗法案》保证普罗大众也能享受得起疫苗。4年以后，荷属东印度开始广泛接种疫苗。英属印度当然也不甘落后了。不过在缅甸遭到反对，他们还是相信传统的人痘。1832年美国开始在原住民之中接种牛痘。英国开始逐渐禁止旧的人痘技术，强制要求接种牛痘。

到了19世纪末，美国基本上解除了天花的威胁。1900年，北欧国家基本上扑灭了天花。到1914年，各国天花病人都已经很少很少了。欧洲最后一个天花病人出现在南斯拉夫，那已经是1972年的事情了。

到了"二战"结束以后，每年仍然有200万人死于天花，主要是缺医少药的贫穷国家，比如非洲、南亚。这时候世界卫生组织就想尽办法组织医疗队，提供技术与资源来帮助落后地区，很多国家自己学会了制造天花疫苗。到了1975年，只有非洲之角——索马里、埃塞俄比亚这种地方还有天花。

最后一例自然感染天花的是埃塞俄比亚的一个小女孩。最后一次天花病毒的暴发是在伯明翰大学医学院。两个人在实验室里不小心感染了，其中一个是医学摄影师珍妮特·帕克，她死了；负责天花研究的教授亨利·贝德森自杀身亡。这是已知的最后死于天花的人。后来，各大机构也就不再保存天花病毒了，全都集中到世卫组织来保存。

现在世界上已经多年没人再得天花了，这是因为天花病毒只能在人与人之间传播，天花病毒比较笨，不会变异，傻乎乎地干等着被人类给剿灭。

我国是 1960 年就基本消灭天花了，但是一直到 1979 年才得到世卫组织的确认。因为一直到 1972 年中华人民共和国才恢复在世卫组织的合法席位。

后来世卫组织倡议销毁天花病毒，在医学界引起了一些争议，销毁时间一再推迟。到现在只有美、俄两个实验室留有天花病毒的样品，由世卫组织监督。

过去一讲对抗天花就会提到琴纳医生，其实在此之前有无数人为此付出过努力。这是一代又一代东、西方医生共同完成的一个伟大的创举，留下名字的是少数人，琴纳恰好就出现在那个历史的转折点上。从此，我们多了一种对抗疾病的手段，那就是提前接种疫苗来预防。尽管古人总想治未病，但是一直到牛痘接种被发明，这个想法才真的成为现实。

我们人类就是这么一种逆天改命的物种，当然，我们还是一种开挂的物种。动手术就是人类独有的本事。下一次我们来讲一位理发师的贡献，他被称为"外科手术之父"。

恐怖的手术室：300%的死亡率

上次我们讲到了人类是如何降伏天花病毒的，也讲到了这是一场东、西方的医学大合作，起到转折点作用的那个人就是英国的医生爱德华·琴纳。这一次，我们会讲到琴纳的老师，他在外科学的历史上也是个承前启后的人物。

中世纪的外科学一直是理发师的天下，因为医生们不愿意自己去做，很大程度上也是因为当时的外科不是一个体面的工作。虽然通常也只是搞搞放血疗法，但是房间里到处都是血污却也是不争的事实。碰上个怕疼的病人躺在床上吱哇乱叫，当然没有什么体面可言。有一个时期，教会更是规定外科医生是不能进入各个大学的医学院学习的，他们只能走师徒制这条路。

于是当时的医学从业者就呈现出了四个层次。第一层次是极少数受过正规医学教育的内科医生，他们学习过解剖学，能开处方，用拉丁文。第二层次就是所谓的外科医学院毕业，能用拉丁语写论文。他们是不屑于和理发师为伍的。第三层次就是理发师兼外科医生，他们一般不懂拉丁文，只会本国的语言。最后一个层次就是所谓的游方医生。总而言之，就是开药的看不起开刀的，科班出身的看不起野路子，只要你想建立鄙视链，总是能找到理由的。

理发师起码有一份正式的收入，那就是剃头，头发总是要不断地生长，那么剃头就是刚需。即便是不给人开刀，他们还是有钱可赚的。最差的一个层次就是所谓的游方医生，菜市场的角落里摆个摊儿之类的。这几个阶层大致就是所谓"长衫客""短衣帮"和"孔乙己"之间的关系吧。

总的来说，手术就像修脚一样是个手艺活儿。相声里说的那种拔牙可以说是当时的真实写照。拔牙就是一门祖传的手艺。同样，有的医生是专做白内障手术的。要么是祖传秘方，要么是师父手把手教的。有的专门做取膀胱结石，有的游方医生擅长治疗疝气。

这个疝气是怎么回事儿呢？就拿小肠疝气来说，其实是肚子里腹膜破裂了，小肠从腹膜的破口里挤出来了，就把肚皮顶起一个鼓包。通常都出现在腹膜的薄

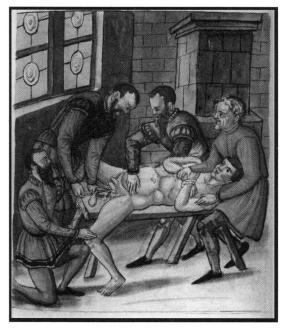

▲ 16 世纪的疝气手术

弱之处，比如腹股沟，就是大腿根的位置。这东西你不去治，最后会很麻烦的。但是动这个手术你可不能随便相信菜市场摆摊儿的那些游方医生啊，因为这个位置太敏感。要是这位外科医生手一滑，手术刀一拐弯儿，那就麻烦大了。

不管怎么说，手术失误总是大家不希望的，但是当时的情况就是如此。那些受过高等解剖学教育的高手普通人基本碰不上，游方大夫不安全，就中间的理发师外科医生凑合着吧。

真正让外科学提升一个档次的人叫巴累，他被尊称为"外科学之父"，他本人就是一位理发师。他大约是 1510 年出生，1590 年去世的。他所在的年代，正是欧洲发生军事科技革命的年代，这个历程差不多花了 100 年时间，巴累的一生恰好就处在这个军事科技变革的阶段。这场大变革可以说给了巴累、给了外科学一个技术飞跃的机会。

到底发生了什么样的变革呢？那就是火枪逐渐代替了弓箭，火器开始逐渐显露出更大的发展潜力。英国长弓兵很厉害，射程远，训练有素，但是训练一个长弓兵是很花时间的。当时欧洲的盔甲制造技术已经达到了巅

峰，弓箭逐渐落了下风，对盔甲奈何不得。再加上兵员素质下降等一系列的因素，导致弓箭走了下坡路，火器开始兴盛。小孩子根本没那个力气拉开长弓，但是开一枪还是没问题的。很多原本上不了战场的人，现在拿上火枪也能上战场了，所以马克思才说"火药把骑士阶层炸得粉碎"。无独有偶，日本战国时期引进了大量火枪，引起了武士阶层的强烈反对。神鬼难躲一溜烟，刀术高超的宫本武藏和佐佐木小次郎直接 out（出局）啦。武士们怎么可能不反对呢？

当然，火枪也有问题，当时的射速是很慢的，从枪管前端把火药倒进去，压进一个铅球子弹，拿通条捣实。然后把枪端平，在火门上倒一点儿火药，这里是和枪膛相通的。再装好火绳，火绳其实就是个能长时间燃烧的捻子。我们放炮不是喜欢用香去点燃鞭炮吗？火绳就相当于一根软香。手扣动扳机以后，就会把火绳按到火门上，火药迅速燃烧，引燃了枪膛里边的火药，于是"砰"的一声，枪就放出去了。

火药一爆炸，圆球形子弹就发射出去了，通常都会在人身上打出一个窟窿，打到盔甲也能把对方震得够呛，甚至直接震死。我专门看过球形子弹的弹道凝胶实验，能在弹道凝胶里打出一个非常直的管子，口径不大。球形弹简直就是最有"良心"的子弹了。后来子弹改成了其他形状，在弹道凝胶内部打出的空腔可就不是一根细管子了，而是一个大喇叭口。进去的地方是一个小孔，内部已经被折腾得稀里哗啦的。弹道凝胶和人体非常接近，你可以想象打中人体会是什么效果。

即便是有良心的球形子弹，枪伤也与以前的刀砍和狼牙棒砸不是一码事，伤口完全不一样。不论是希波克拉底还是盖伦，他们都从没见过这样的伤口，他们的书里也没有提到过如何治疗枪伤。祖师爷都没提过，那么医生们该怎么办呢？一个现实的问题就摆在了医生面前。

外科的发展，很大程度上是战争推动的，从弓箭到火器，逼得医生们不得不升级创伤治疗技术，战场成了最佳的外科医学院。

那么这些古代的外科医生该怎么办呢？他们只能采用类比的办法。意大利著名的外科医生维戈是第一个特别描述新型战争中外科问题的人之一，他认为火器伤是有毒的。传统上，有毒的伤口就好比是被蛇咬伤，要用烧灼来中和。因此，维戈推荐使用沸油，这样就可以使火器造成的裂开非常深的伤中和。他跟教皇是老熟人了，因此他一言九鼎，这种办法也就成了标准的做法。所以，当时常规的处理伤口的方式就是往伤口上浇滚烫的油，伤员们当然会疼得嗷嗷直叫啊。要么，用烙铁直接烫也行，但是总不如热油正宗。

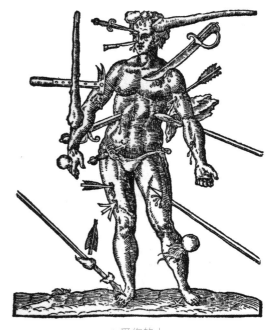

▲ 受伤的人

这么做其实就是把伤口烫煳了，血管也就止了血，顺便杀了细菌。古人不知道细菌，但是无意之中起到了杀菌作用，只是代价很大——烧伤也是很大的麻烦。不过，除此之外，医生们也没有什么别的办法了。

很多电影里都喜欢描写类似的桥段：某位硬汉，拿出一把小刀，在火上烧了一下，自己动手把弹头挖了出来。再拆掉一颗子弹，倒上少许火药。然后点着了烧一下，伤口也就止了血。道理都是类似的。硬汉兰博干过，国产"凌凌漆"也干过，不过现实远比电影上残酷多了，哪有电影里这么轻松呢？

真正改变这个做法的是法国的理发师巴累。巴累小时候的事情已经很模糊了，生卒年月其实也不是太准确。他自己从来也不提小时候的事情，只知道他从小跟着师父学手艺。一方面学理发，一方面学动手术。但是师父通常不会好好地培养徒弟，只是拼命压榨廉价劳动力。

后来，巴累到巴黎的一家慈善医院里当了 3 年医生，在这里，他倒是学到了很多东西，包括系统的解剖学，接触到了大量的病人。但是这家医院的条件极差，以致在某一年的冬天里，有四个病人冻掉了鼻子，巴累为他们做了鼻子的切除手术。

古代的印度人有一种特殊的手术，那就是"鼻重建术"，印度人在整形方面是先驱者。不过，这个方法都快 19 世纪了才被英国人传到欧洲，巴累当然没地方去学。

他在这家医院里主要学习了创伤包扎，安装夹板治疗骨折，以及截肢手术。这都是上战场必备的能力，后来他就随军出征上了战场。正好 1536 年，法国跟西班牙打起来了，争夺意大利北部的控制权，巴累参加了都灵战役。

到真的上了战场，巴累发现这里比医院残酷多了。一场大战刚打完，空气中弥漫着腐败尸体的臭气，伤员们的伤口开始化脓、溃烂，都开始长蛆了。经常有士兵因缺少食物和护理或因低劣的治疗而死亡。

巴累一开始也是采用维戈医生的办法，那就是拿沸油去浇灌伤口，每个伤员他都是这么做的。巴累这个人心软，他总想尽量减轻伤员的痛苦，能不截肢就不截肢。但是假如对伤口不做处理，伤员可能连命都保不住，那也只能硬着头皮上啊。就在这个节骨眼上，沸油用完了。巴累没辙，只能干瞪眼。那也不能什么都不做啊。他只能死马当活马医，用鸡蛋、松节油、玫瑰油混合起来调制了一种药膏，然后涂抹在士兵的伤口上。

巴累当天夜里根本睡不着，他觉得对不住受伤的士兵。"兄弟啊，对不住啊！我没有油了啊，没办法给你处理伤口啊。"他越想越不放心，万一夜里伤情恶化了怎么办？他起来挨个儿查看，发现那些用沸油浇过伤口的伤员都在那里呜呼哀号。疼啊！能不疼吗？被子弹打了一下，然后又被滚烫的沸油浇了一下，人受得了吗？反倒是那些上了药膏，没有用沸油的伤员都很安详，有的还睡着了，看伤口也没什么问题。难道用沸油浇反而效果不如药膏？

巴累无意之中完成了一次对照实验。他从此明白了，过去的经验是不能完全相信的，要敢于合理地怀疑过去的传统。巴累又观察了一阵子，他发现用药膏比沸油愈合更快，这下他有信心了。1541 年，他回了巴黎，他的老师鼓励他把在战场上获得的经验写出来，于是巴累就写了一本书叫《铳伤治疗》，认为枪伤不能类比为蛇咬，而是类比为挫伤，简单治疗就行了。

即便是真的要用烧灼来处理伤口，巴累也喜欢用烙铁而不是沸油。后来有个老太太告诉巴累一个偏方，那就是用切开的洋葱治疗烫伤。巴累试了试，发现是有效的。现在研究发现，洋葱多多少少有一点儿抗菌的作用，也算多多少少有点儿道理。

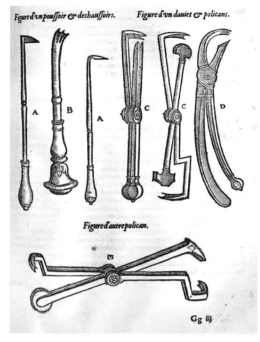

▲ 巴累发明的手术器械

当然，巴累是文艺复兴时期的人，他信奉的还是四体液学说，尽管他没有系统地学习过。所以，他收集的各种另类偏方也有不少是不靠谱儿的。比如，他经常推荐所谓的"小狗油"。首先是弄两只新生的小狗，放在百合花油里边炸。把这种油和松节油混合，再放进去一斤蚯蚓，俗称"地龙"，然后用文火慢慢炖。我们今天当然都知道，这事儿能靠谱儿才怪呢。没办法，当时就是这种认知水平。

当时的内科医生们要求巴累解释为什么战场上很少一点儿黑火药就能弄死士兵，巴累化验了黑火药的成分，不就是一硝二黄三木炭吗？也没有什么其他成分了。这几种东西都是没有毒的。哪怕子弹沾染了点儿黑火药，打到人体内也不应该起那么大的作用。所以巴累相信这是因为战场上弥漫着一种毒气，身体有个小破口，毒气就进去。实在解释不了，那就推给上帝他老人家。因此巴累说包扎伤口的是他，让伤员痊愈的是上帝，一切都是命里注定的。

当然，战场上遇到很多严重的创伤是需要截肢的，这时候用滚烫的沸油来烧灼伤口简直是太残忍了。巴累总是想减轻伤员的痛苦，他发现止血并不需要那么残忍，只需要把血管用针线缝起来就行。为此他发明了专用的手术用钳子，像个鸭嘴一样。用这种钳子揪住伤员的血管，把血管揪出来，然后用针线缝上，这样就可以止住血。这个办法简单可靠，而且伤员也没有那么痛苦，因此算是技术上的一个重要突破。现在外科几乎就离不开针线，在大家的印象里，外科嘛，不是开刀就是缝针。是啊，开了门难道你不给人家关上吗？

巴累先后给四任法国国王担任御医。他精湛的医术极大地提高了外科医生的地位。巴累是第一位得到了广泛尊重的外科医生——除了内科医生。他的拉丁文很差，写书只能用法文，所以还是处于鄙视链的下层。这本书如果不是国王的支持，很可能根本就无法出版。

别忘了，那些理发师外科医生也不懂拉丁文，平时想看书学习都不太可能。现在巴累的书成了他们手边必备的手册，也算对外科学起到了推动作用。这本著作的出版标志着外科正式成为一门学科。

1590 年，巴累去世了，这一年《本草纲目》开始刻印。至此，手术的第一个大麻烦，止血和清洁创口基本解决。但是当时的外科医生只敢在身体的外围兜圈子，比如胳膊和腿。你脑袋让人开了瓢，大概他们也会包扎。但是肚子里的零件，他们基本不敢动。

很多书上描写那个时代的外科手术都是非常残忍的事情，手术室里到处都是卸下来的胳膊和腿，似乎外科医生天天给人截肢玩儿。早年间其实不是这样的，日常情况哪有那么多要截肢的病人啊。多半都是来搞个放血疗法，要么就是拔牙，这都算是外科。那时候的外科医生是有自知之明的，哪些能搞定，哪些搞不定，他们心里很清楚。

到了 18 世纪，外科医生的胆子才开始逐渐大起来，而且往往是游方医生胆子更大，手术突破也更多，出了事儿大不了跑路嘛。

1700 年，人们认识到白内障就是晶体的硬化。法国眼科医生戴维尔发明了一种摘除眼睛晶体的方法，用于治疗白内障，他做了上百次这样的手术，据说都很成功。英国游方眼医泰勒也擅长这种手术，他在欧洲许多王宫里干净利索地做了大量的手术，不过这家伙招摇撞骗的本事倒也不小。

1750 年，泰勒路过莱比锡，著名的音乐家巴赫正好是白内障晚期，泰勒做了两次手术都不怎么成功。后来巴赫的眼睛奇迹般地恢复了，可惜10 天以后，巴赫就去世了。1751 年，另一位音乐家亨德尔的一只眼视力不行了，恰好又是这个泰勒给做了手术。第二年，亨德尔两眼失明。泰勒医生到了晚年，自己的两只眼也看不见东西了，不知道是不是报应。这是历史上比较著名的一个庸医。

当然大部分外科医生还是认真负责的。1810 年，著名"网红"女作家范妮·伯尼接受了乳腺癌的肿瘤切除手术。她后来记录了当时的大概感受：脸上被蒙上一块纱布，隐约看见周围有七个壮汉和一个护士，要这么多人吗？是啊，别看是个弱女子，动手术的时候人少了根本就按不住她。透过纱布，她看到了医生那一把明晃晃的手术刀。她吓得赶紧闭上眼，就在闭眼的这一刻，医生下了刀。范妮·伯尼的尖叫声自始至终一直就没停过。

你想想看，这是在没有麻醉的情况下做手术，所以她疼得死去活来。而且即便是刀子离开了身体，她仍然感到自己的肉被撕裂的那种疼。刚觉得稍微好一点儿，一睁眼，看见手术刀又要往下落，她吓得又闭上眼睛。你想象她的感受是什么。我也佩服这位女作家的勇气，事后她清晰地回忆起医生先切哪儿后切哪儿，她是怎么吱哇乱叫的。难为她了，疼成那样，脑子倒是很清晰！她最后活到 1840 年，说明手术是成功的。

当时，快速取出膀胱结石的手术也开始越来越成熟，这个技术是1700 年由一个游方医生雅克·比奥利欧大幅改进的，据说他一辈子做了好几千次这样的手术。另外两位著名的外科医生，阿姆斯特丹的劳和伦敦的切塞尔顿也把这一招学去了，他们应用雅克的方法也获得了巨大的成功。

切塞尔顿因膀胱取石术声名大振，他能够在短短的两分钟内完成这一剧痛的全手术过程，而同时代的其他术者做同一手术要花 20 分钟，所以他的收费也是最贵的。谁叫人家动作快呢，动作快，病人承受的痛苦就少嘛。

经过一代又一代外科医生不断的努力，外科学的地位在逐渐提高。路易十五时期，外科医生和理发师彻底分了家。后来又废除了外科医生的学徒制，也就是说，外科医生也需要经过正规的医学院培养。外科开始逐渐获得与内科平起平坐的地位。

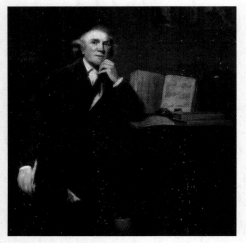

▲ 约翰·亨特

英国的亨特兄弟为外科也做出了很大的贡献。特别是弟弟约翰·亨特，他是病理解剖学的奠基人之一。他在哥哥的妇产医院当了多年的助手，后来去切尔西医院和圣巴塞洛缪医院研究外科学。1760年，他当了军医，随军征战，回来以后自己开业当医生，把大量精力投入比较解剖学领域。

他积累了大量的人体和生物学标本，其中1.3万件标本成了皇家外科学院亨特外科医师博物馆的基础。他写了四篇重要的著作《论人类牙齿的自然史》《论性病》《动物机体某些部位的观察》《论血液、炎症与枪伤》。正是他的努力，外科从手艺变成了科学。他晚年为了研究梅毒，自己给自己接种了病原体。估计他的很多症状都与此有关。梅毒这个病，很大程度上是个"文化病"，说来话长，这个我们以后会讲到的。当然，亨特最大的贡献就是教出了一个好学生——爱德华·琴纳。

在当时，医院也有非常大的发展。过去医院是个纯粹安慰性的地方，神父和修女会尽量照顾你、安慰你，就是不给你治病。后来，医院逐渐变成了隔离场所，比如麻风病隔离、天花隔离。进入近代以后，综合性的医院开始遍地开花，而且出现了专科医院。

到了1800年，英国大小城镇起码都有一所医院。医院开始和医学教育相结合，出现了医学院附属医院。医院成了教学活动的场所，你别小看这样的改变。为了管理方便，必然要形成完善的记录体系，也就是所谓的"病历"，这就为未来大规模的数据统计打下了基础。要是全都是小诊所，或者游方医生，你怎么搞统计研究呢？再说了，病人集中，医生刷经验的机会就多，床边实地教学的机会就多，医学进步的速度就会大大地加快。

到了18世纪末，一个教授带着一大群学生在医院里转悠，进行临床教学这种模式已经不新鲜了。做手术也经常有一大群学生在观看，现场教学是常事。当时没有电视直播设备，可是做手术离远了又看不清楚，只能把

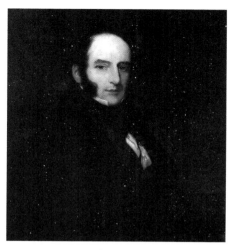
▲ 李斯顿医生

房子设计得像一口井一样，一圈一圈地层层叠叠坐的都是学生，大家居高临下地看着老师动刀子。

人一多，麻烦就来了，人的表演欲就上来了。如果说切塞尔顿两分钟就能把膀胱结石给取出来，那么李斯顿医生 28 秒就能卸掉一条腿。当然，你速度快一点儿病人受到的痛苦就会少一点儿。

这位李斯顿大夫毕业于爱丁堡大学，他是个大个子，身高 1.88 米，而且是个急性子，干什么都是急吼吼的。1835 年，李斯顿成为伦敦大学医学院的第一位临床外科学教授。他在手术方面有很多贡献，比如牛头犬钳（一种锁定动脉钳）和用于稳定股骨脱位和骨折的腿夹板。1837 年，他发表了《实用外科学》，论证了快速手术的重要性："这些手术必须有决心地开始并迅速完成。"当然这个急性子也造成了一系列的问题。

有个小男孩脖子上有个瘤子，到底是动脉瘤，还是一般的瘤子呢？李斯顿医生拿刀子先割了再说，结果孩子到处飙血，应该是动脉破了。最终这个孩子死了。

还有一次，他两分半钟就切掉了患者的腿，顺便切掉了生殖器的一部分。

这还不算什么，李斯顿医生还创造过一个 300% 的杀伤纪录。他飞快地锯下了患者的腿，患者第二天因为感染死了。他同时还切掉了助手的手指，助手也感染死了。现场观摩的一位名医因为被他的飞刀击中，当场吓死了。据说这一刀其实没有扎到肉，但是人家还是吓死了。

我们想象不出手术器械怎么会满天乱飞的，可能这些记录都含有夸张的成分。但是李斯顿医生绝对是当时"伦敦第一快刀手"，这是确定无疑的。

像李斯顿医生这样的并不是个案，俄罗斯医生皮罗果夫 3 分钟切掉大腿、半分钟切掉乳房。法国名医拉里曾经 24 小时连续截肢了 200 个病人，平均 7 分多钟就要切掉一条腿或者是胳膊。连干 24 小时，医生自己也扛不住。没办法，当时的外科就是体力活儿。

当然，医生也会想尽办法让患者动手术的时候不疼。在医生看来，只有三种状态的人是没有知觉的，那就是睡着了、昏过去了、死了。拿棍子把病人打昏，这一招多半不可靠，病人是会醒的。要么，拿酒灌醉？你别说，还真的有医生这么干。拿一瓶烈酒，病人喝半瓶麻醉，大夫喝半瓶壮胆儿。结果病人没能麻醉，而是连呕吐带耍酒疯，几个人都按不住。

所以，酒精并不是很好的麻醉剂，它起到的作用并不是外科医生们想要的。医生宁可让一个人清醒地承受痛苦，也不希望这个人处于脑子稀里糊涂、身体不能自理的状态。古人早就知道有些药物是有麻醉作用的，比如鸦片，比如印度大麻，但是这些东西都不能满足外科医生的要求。如何让病人不疼，是手术面临的第二大关口。这个技术不解决，手术是没办法向更高层次发展的。那该怎么办呢？

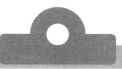

第三章

麻醉、护理和细菌

病人的尊严：手术室不再有哀号

上一次我们讲到了外科怎么从原始状态开始快速发展，外科医生如何从低三下四到和内科医生并驾齐驱，其中是有个漫长的发展历程的，一直到 19 世纪中期以前，外科主要是在躯干上动刀子，不怎么敢去动肚子里的东西。

那时候主要解决了伤口的清理，解决了止血和缝合等一系列的技术，但是病人仍然要承受巨大的疼痛。所以一般来讲大家是不肯做手术的，除非迫不得已，病痛已经压倒了做手术的疼痛，病人才会选择手术。要么是性命攸关，这个伤口不处理，会要命，那么再疼也要忍住。所以当时的手术室经常会传来病人悲惨的号叫。

不仅仅是医院，医学院的阶梯教室里也经常传来撕心裂肺的哀号。无论你是个多么体面的人物，在手术台上也根本没办法保持那份从容镇定。在众多学生的注视之下，病人会用最大的音量来表达最原始也是最纯真的个人体验。那就是疼，疼得死去活来。

对于外科医生来讲，他们下手必须快，尽量缩短病人的疼痛时间。必须有五大三粗的助手来按住病人，那么可想而知，精密的手术是没办法做的。

当然啦，古人也不是没在这方面下功夫，他们也希望能解决病人的疼痛问题。传说中古代的华佗就是一位手术高手。他给关云长刮骨疗毒没有用麻药，当然这也是为了烘托出关云长厉害，人家就这么硬扛下来了。关羽是武圣人，不是普通人，人家厉害，不怕疼。但是小说家言不可信。

《三国志》里的记载大差不差。关羽陈年的旧伤总是疼，认为是有余毒未散，因此让医生给他去除余毒。书中虽然写到了刮骨疗毒，但是，如果真按照史书上记载的过程来处理，关羽可能连手臂都保不住了。因为伤口处理压根儿没提，消毒也没提。刚做完手术，关羽就没事儿了，哪有这么快的，难道不需要恢复吗？

所以，很多历史传说都是经不起推敲的，古代很多记载是没有细节的。比如，华佗如何给曹操动手术呢？华佗的方案是麻醉了，用斧子直接把曹操的脑袋劈开。反正完全没记载术前、术后的详细配套措施，这一斧子下去，曹操大出血，你华佗有办法吗？即便你有办法止血，可是输血这个环节你还没搞定呢。再说，万一有什么乱七八糟的东西进了曹操的脑子里，他受得了吗？所以，在曹操的眼里，华佗的治疗方案看上去怎么都像是行刺。

古代可能有某些胆大的人敢于搞开颅手术，或者是切开肚子去看看，但是后果通常都会很悲惨。因为只有准备好了一系列的条件，手术才能安全地进行。当时肯定不具备这样的条件。

因为麻沸散只有一个名字，没有具体成分的介绍，所以不知道这是什么东西。有人考证这是大麻一类的植物，也有人说主要原料是曼陀罗。曼陀罗的确是有麻醉作用，但是效果不好，或许外伤是可以应付，但是开膛破肚，那还是算了吧。总之，现在说法不一。后来很多人都尝试制造出类似麻沸散的药，但是都无法达到历史记载的那种效果。当然也有人说这不是真的，只是被神化的一种传说。

不过曼陀罗一类的东西后来没有在医学上当作麻醉药使用，倒是变成了蒙汗药的主要成分。起码在《水浒传》成形的年代，蒙汗药就已经很成熟了。

古代中国的很多医书传到了日本，受到麻沸散传说的影响，日本人华冈青洲还真的依靠曼陀罗、当归、乌头、半夏、川芎等调制的药，完成了世界上有据可查的第一例麻醉手术。他给这个药起了个名字叫"通仙散"。

现在研究，可能里面还有鸦片的成分。

大航海时代，荷兰人来到日本，日本人这才发现还存在一种和中国文化完全不同的文化体系，日本称之为"兰学"。日本人反正不管三七二十一，先学了再说。有很多西方的外科手术技术开始传进日本，华冈青洲就是在这种文化交融的时代成长起来的。

他为了测试麻醉效果，用妻子和母亲做实验。结果母亲被毒死，妻子失明，反正家里很惨很惨。在经历了二十年的实验之后，他终于成功了。在 1804 年，华冈青洲为一个 60 岁的老太太在全身麻醉状态下做了乳腺癌的切除手术。这也是东方在麻醉技术上获得的最高成就。从传说中华佗的麻沸散，到华冈青洲用通仙散实实在在地完成麻醉状态下的手术，其中相隔了整整 1600 年。

尽管比西方的同行领先了 40 年，但是他所延续的技术路径却已经走到了尽头。因为天然植物之中的成分太复杂，效果太难控制。一般认为，他的配方里起作用的就是东莨菪碱、莨菪碱、阿托品、乌头碱等成分。

当时在欧洲，做手术之前还是靠酒精或者是拿棍子敲昏，一棍子不够就两棍子。但是在手术之中，做到半截，病人往往会醒过来，难道你再给敲一棍子？说不定这一棍子下去，命就没了。谁家脑壳也经不起一而再，再而三地敲。

但是，欧洲人不经意间有了意外的收获。要不说当时的欧洲人真是胆大。当时的化学开始大发展，各种各样的气体被制造出来了。当时流行一种气体俱乐部，大瓶子小罐子，各种气体一样吸一口，看看是什么感受。当年普利斯特列制造出氧气的时候，他就深深地吸了一口，感觉好极了。当然，普利斯特列不知道这东西就是氧气，法国的拉瓦锡发现氧气是一种独立的元素。不过深吸一口这个习惯留下来了。他们也不想想，万一有毒那该怎么办呢？要不说人家胆子大呢！

1798 年，医学家托马斯·贝多斯在克利夫顿创办了一个"气疗"研究所。说白了，就是研究药物能不能通过呼吸道吸进去。戴维在他那儿工作，戴维按照普利斯特列的书制备各种气体，其中包括笑气。

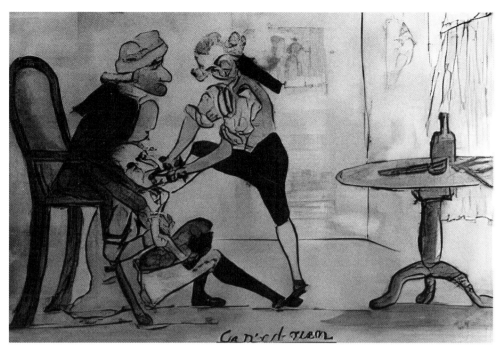

▲ 早先的拔牙方法基本上就是靠蛮力

这天偶然凑巧，贝多斯先生来了，不小心碰翻了瓶子，玻璃还划伤了手指。瓶子里的气体全冒出来了，两个人只觉得一股甜味，原来这种气体是甜的。贝多斯先生忍不住开始狂笑，戴维自己也跟着狂笑，想停都停不下来。两人跌跌撞撞地跑出门外，过了好久才平静下来。从此这种气体有了个外号叫作"笑气"，其实就是一氧化二氮。

笑完之后，贝多斯先生的手指头也不疼了。戴维发现，原来这种气体是有麻醉作用的。人狂笑完了以后，疼痛会减轻，这倒是个有意思的发现。

又过了一阵子，戴维自己牙疼，牙疼不是病，疼起来可真要命啊。不得已，找别人帮着拔牙。

我只知道戴维拔牙的时候浑身冒冷汗，疼得死去活来啊。他实在是受不了了，跑进实验室，打开一瓶笑气，吸了一口狂笑了好半天，闹得附近的人都毛骨悚然。等笑完了，缓过劲儿来了，牙不疼了。看来这个笑气真的有麻醉作用啊。

18世纪末至19世纪初，拔牙时医生也就是拿钳子往下硬拽。不过很多医生有各自的拔牙姿势，有的是让病人坐在椅子上，后边有人抱住，不让动。医生拿着钳子就往嘴里伸，使劲儿往下薅。也有待遇差的，病人坐在地上，找个拔牙助理坐在后边的凳子上，两腿压到患者的肩上，死死夹住患者。医生过来拿钳子钳住要拔的牙齿，抬脚端一下椅子，连助手带患者往后一倒，这牙就算下来了。

到了19世纪20年代，气体派对这股风就刮到了美国，美国人也开始接受这种刺激的活动。有个人组织了一场讲座，讲的就是笑气，少不得要当场演示一下，后来发明麻醉术的几个医生都在台底下看着台上的表演。当然，他们当时也只是过来凑热闹的。

很快，这事儿就流传开了。时不时地有人跑来尝试一下笑气的神奇效

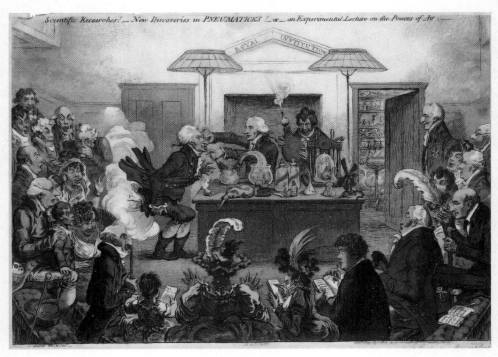

▲ 戴维和"气体派对"

果，因为笑气会带来一种欣快感。这种活动多刺激啊，人控制不住自己嘛，当然会出现各种丑态，大家也就是图个乐子。

> 到了哪个年代，都有叛逆者，只是表现形式不同罢了。魏晋的名士喜欢吃"五石散"，浑身燥热，必须去外头溜达一圈凉快凉快，美其名曰"散步"。到现在也是一样，有抽烟的，有酗酒的，有喜欢闻汽油的，也有喜欢划火柴闻烟味儿的。都不新鲜。

一个叫威尔斯的牙医敏锐地发现了笑气具有麻醉的效果。就在大家玩得正嗨的时候，有个药铺的伙计吸了笑气以后兴奋地上蹿下跳，膝盖撞到凳子上也不知道疼。后来威尔斯发现他的膝盖已经破了，出血了，他自己压根儿就没感觉。看来笑气是有麻醉作用的。

威尔斯是牙医，决定自己尝试一下笑气的作用，吸了笑气以后让学生给他拔牙，他居然没感觉到疼，看来笑气真的可以麻醉。他在牙科诊所做了实验，12 个来拔牙的都没觉得疼。于是，他的牙科诊所生意出奇地好。

1844 年，威尔斯决定去波士顿找生意伙伴莫顿，他俩是校友。由莫顿牵线搭桥，威尔斯联系上了哈佛医学院的院长沃伦。沃伦给了他一个机会，让他向大家展示自己的发现。威尔斯压根儿就没想要知识产权，他认为笑气麻醉术应该像空气一样是免费的。

麻省总医院的大阶梯教室跟斗兽场差不多，最下边是威尔斯的手术台。医学院的学生全来了。你想啊，这是第一宗无痛手术，那可是见证奇迹的时刻。

威尔斯给病人做了麻醉，用的还是笑气。但是弄到一半儿，病人居然哭起来了，弄得威尔斯狼狈不堪。你哭什么呢？周围的学生一看，这是个蒙事的，不灵啊，哗哗地全走了。事后问这个病人："你别哭啊，你到底疼不疼啊？"这个病人紧张啊，根本没顾得上疼不疼。原来是威尔斯没控制好笑气的输送，大概是漏气了，因此效果不好。

莫顿在学校听过教授杰克逊的课，莫顿经常向他请教问题，两个人闲聊起了牙神经手术。杰克逊告诉莫顿，弄点乙醚滴进去就管用。莫顿来了兴趣，跟杰克逊打听了很多有关乙醚的特性。

莫顿开始自己做实验，他可不像威尔斯一样大公无私。他打算一鸣惊人，然后申请专利。他先用狗做实验，让狗闻一闻乙醚的气味，狗一会儿就昏过去了。通风透气凉快一会儿，狗又醒过来了，看上去没什么问题。

莫顿自己做实验，自己吸了一点儿，感觉很愉悦，但是因为量太少，没有起到麻醉的作用。有一次，狗吸了乙醚之后不但没麻醉，反而打起来了，把装乙醚的瓶子打翻了，到处都是泄漏的乙醚和玻璃碴子。莫顿脑袋都大了。乙醚属于易燃物，这是很危险的。于是他就用布来擦，顺手拿起来闻了闻。哪知道这一闻，他立刻天旋地转、不省人事。等他母亲来看他的时候，他在满地碎玻璃碴之中完全没有知觉。好在他跌倒时，那块吸满乙醚的布掉到一边去了。要是还捂在鼻子上，恐怕莫顿的小命要交待了。

有了这次的经验，莫顿开始了第三次实验。这一次他剂量控制得当，自己被完全麻醉了七八分钟。莫顿是非常开心的，但是他只能没事儿偷着乐，因为他不想让别人知道他在研究麻醉。尤其是那个杰克逊，这家伙经常抢人家的知识产权。

这一天，一个患者跑过来，牙疼得受不了，过来拔牙。他请求用催眠术给他止疼。当时的确是流行用催眠术来止痛，到现在也还有靠催眠术来止痛拔牙的呢。但是当时莫顿给了更好的办法，就是用乙醚麻醉。病人吸了乙醚以后果然是不省人事，整个拔牙的过程他甚至一点儿都不记得，也没有疼痛感。当然啦，等麻药过去，还是会疼的。这是 1846 年 9 月底的事儿。

很快这个消息就传到了哈佛医学院，10 月 16 日，莫顿被请到上次威尔斯做展示的大厅里边。沃伦院长亲自主刀，莫顿负责麻醉。躺在床上的病人叫阿伯特，是个开印刷厂的，下巴上长了一个大瘤子，需要切除。莫顿准备好了一瓶子乙醚，让阿伯特吸了几口。

很快，阿伯特就进入麻醉状态。沃伦医生开始下刀，"刺啦"一下就划开个大口子。阿伯特一动不动，完全没感觉，现场也没有过去充斥手术室的哀号。学生们也不敢出声，全场就这么安安静静的。多少年了，手术现场从来就没这么安静过。沃伦顺利切除了肿瘤，然后他转过身对着周围

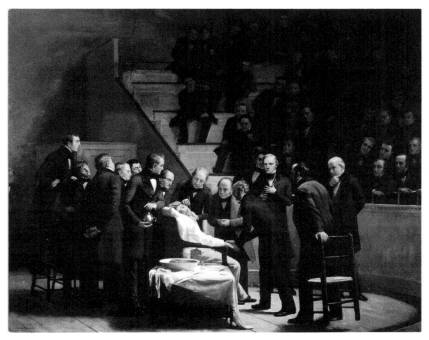

▲ 乙醚麻醉下的第一次手术

聚精会神围观的学生们说了一句意味深长的话："这是真的，这位不是骗子。"在场的另一位著名外科医生比奇洛也说出了他的心声："我今日看到的事将会传遍全世界。"果然，莫顿声名大噪。

但是，接下来的事情就有点儿戏剧性了，莫顿注册了专利。这东西太简单了，就是普通的乙醚。莫顿为了掩盖真实的成分，加了点儿染色剂，弄成了彩色的，起了个商业化的名字叫"忘川"。

莫顿这样的行为简直是掩耳盗铃。大家都知道这是乙醚，你以为大家都没有鼻子啊？那气味谁能闻不出来呢？各大医院说了，要是不公布成分，他们就不用，你一分钱也赚不到。不得已，莫顿公布了成分。但是莫顿转过头来又向国会申请奖项，这显然是个划时代的重大发明。

国会那帮老爷也都是精细人，他们的确是同意设立奖项，但是他们设立的是"无痛手术"奖项。谁能解决麻醉的问题，就奖给谁，条条大路通罗马，办法又不止乙醚一个。按理说，笑气也算。看来是国会的老爷们熟读《晏子春秋》，打算玩"二桃杀三士"，好阴险。

果然，这几个人之间就开始了一场舆论大战。莫顿的同学克拉克跳出来说自己很早就用乙醚作为麻醉剂，给一位女士动过手术了。但是，他当时忘记了这档子事儿，没有记录，现在想起来了。

杰克逊也跳出来了，说莫顿显然是受到他的启发才搞出乙醚麻醉的，功劳应该是他的。这个杰克逊经常跳出来抢人家的发明，他还跟莫尔斯抢过电报的发明权，是老手了。莫顿分他 10% 的分成，他还不满意，又跳出来闹。

到后来，国会的这笔钱也就不了了之了，谁都没拿到。

威尔斯后来离开家人一个人住在纽约。此前他的牙科诊所也倒闭了，做其他生意也混不下去。在纽约，他一直在研究乙醚和氯仿，氯仿也是一种新的麻醉剂。说白了，他就是类似于嗑药，有时候会神志不清。

1848 年，他 33 岁生日那天，他甚至在迷迷糊糊的情况下冲出房间向街上的两个妓女泼硫酸，最后被警察抓进监狱。等到进了监狱，他脑子有点儿清醒了，要求回家拿洗漱用品。于是，警察跟着他回家取了一些洗漱用品。大概当时管理也不严格，他在监狱里割开腿上的动脉，然后给自己用了氯仿做麻醉，自杀了。没想到麻醉剂是用来干这个的，他倒是不怕死，但是他怕疼。

莫顿也很失望，1868 年，他得了脑溢血。他也不知道怎么了，驾马车冲进了纽约中央公园，跳进了湖里说要凉快凉快，被人捞了起来。后来他又赶着马车狂奔，又跳车，结果脑袋撞到了栏杆上，被人送到医院，几个小时就死了。

杰克逊在晚年得了精神病，1873 年死在了精神病院。这几个人都没得善终，但是有人笑到了最后。

1849 年，另一位医生克劳福德·朗站出来了，他说他早在 1842 年 3 月 30 日就用乙醚作为麻醉剂给一个病人切除了肿瘤。1845 年，他的妻子生孩子，他用乙醚作为麻醉剂好让妻子感觉不到疼痛。原来麻醉剂还有这个用途哦。经过业界和官方的一番调查，这事儿都是真的，原来朗才是最早的那一位。

朗倒是活得不错，一直活到 1879 年。美国还把他做实验的 3 月 30

日定为美国的医师节。所以说，以其不争，故天下莫能与之争。人生总是充满偶然性。

我们后来人拼命去追寻谁是最早的，其实意义不大。你愿意向前追寻，总会发现更早的人。大约1000年前，阿拉伯就已经有人用被鸦片浸泡过的海绵来做麻醉了。再往前追溯能一直追到苏美尔人那儿去。固然当时有人能产生一点儿奇思妙想，但是这些思维的火花都因为缺乏土壤而不能生根发芽，长成参天大树。真正使得麻醉变成一项可以操作的技术，并产生广泛影响，其实还真是归功于莫顿的。

随着一大群人的争论，媒体也跟着煽风点火，麻醉变成了热点新闻。消息迅速传到了欧洲大陆，大家都开始用乙醚作为麻醉剂。从此，手术室里的哀号声逐渐消失了，医生也不需要拼命抢时间了，而是从容不迫地动手术。医生们探索的脚步是不会停止的，他们又开始寻找新的麻醉剂。

1842年，格罗佛发现氯仿也有麻醉作用，他用动物做了实验。氯仿就是三氯甲烷。乙醚太容易着火，而且有爆炸的危险，这东西比酒精还易挥发、易燃，所以不太安全，氯仿则安全一些。

苏格兰医生辛普森想把乙醚引入妇产科，想让产妇在生孩子的时候不要那么痛苦。但是他发现乙醚很难掌控，效果不理想，因此他在寻找各种可能作为麻醉剂的气体。他在家里做实验，比如说和朋友吸了某种气体，就用针互相扎，看看能不能感觉到疼痛。一来二去他们就选中了氯仿，1831年其刚刚被制造出来。这可是个好东西。

此后，辛普森医生用氯仿作为麻醉剂做了很多次手术。1847年，他首次在一个盆腔畸形的产妇产科手术中使用乙醚。产妇在完全没有意识的情况下，生下了一个孩子，她几乎不相信是自己生的。

随后辛普森公开了他的发现，而且写成小册子出版了。一下就卖掉4000册，就连维多利亚女王也知道这事儿了。氯仿作为麻醉剂也开始流行起来。但是好景不长，氯仿麻醉出了医疗事故，《泰晤士报》做了报道。

15岁的女孩汉娜是个私生女，从小吃了很多苦，她一直脚疼。1847

年 10 月，她在纽卡斯尔的一家小医院用乙醚麻醉，拔掉了一个脚指甲。1848 年，她需要拔掉另外一个脚指甲，这一次用的是氯仿。在吸了氯仿气体以后，汉娜开始昏迷。但是在拔脚指甲的时候，她的脚突然动了一下，眼睛闭得死紧，肌肉也很紧张。医生发现不对劲儿，撑开她的眼皮，发现再也闭不上，她嘴唇发紫，脸色惨白。

面对紧急情况，医生还是采用放血疗法，但是根本就放不出血来，刚流出一勺子血，汉娜就死了。从吸入氯仿算起，前后不过三分钟时间。因为这件事闹得很大，医学界也想搞明白是怎么回事儿，就派格罗佛医生和法伊夫爵士来做尸体解剖。格罗佛是最早开始搞氯仿动物实验的医生。他打开汉娜的肺部，发现肺部严重阻塞，和当初他做实验用的老鼠是类似的。老鼠被大剂量的氯仿麻醉以后，也是这个样子。看来氯仿是有一定的危险性的。

1848 年，又发生过六例氯仿麻醉的死亡事例：英国一例、美国两例、法国三例。但是氯仿还是被当时的医学界接受了，只是使用的时候更加小心谨慎。从世界范围来看，有的地方习惯使用乙醚，有的地方习惯使用氯仿，并存了很多年。

维多利亚女王又怀了孩子，这是她第七次生孩子了。估计是前几次都疼得够呛，她对麻醉这种新技术很感兴趣。皇家御医们意见不一致，决定不下来。于是他们去请教一位专门搞麻醉的医生约翰·斯诺，要他来帮忙给维多利亚女王搞无痛分娩。这位斯诺医生可不是一般人，此人就是流行病学之父——伦敦霍乱的终结者。他的故事我们以后还会在番外篇里讲清楚，我们已经埋了很多线头了。

不过，这一次还是谨慎意见占了上风。1850 年 5 月 1 日，女王第七次生孩子没有用麻药，她是自然分娩的。等到第八次生孩子，维多利亚女王还是决定用麻醉。斯诺医生后来回忆了当时的场景：他在两块手帕上滴了 15 滴氯仿，然后给女王陛下吸。女王的感觉果然好多了，不怎么疼，发现疼就再吸一次。在 53 分钟后，孩子顺利降生，母子平安，全过程女王陛下没遭什么罪。尽管御医们都不希望消息走漏，但是架不住小道消息流传得快，很快大街小巷就全知道了。连女王都信任麻醉术，那还有啥好说的，大家逐渐都接受了氯仿作为麻醉剂。

当然，事情一闹大，保守势力当然会跳出来兴风作浪。他们指责医生们置女王陛下于危险境地，氯仿是有危险性的。再说了，按照宗教理解，女人生孩子为什么疼，那是因为当初上帝不让你们偷吃禁果，你们非要吃不可，当然就要受到惩罚。既然是惩罚，你怎么能耍滑头躲过去呢？

倒是辛普森从《圣经》里找到了理由，上帝使得亚当昏睡过去，然后取了他的一根肋骨做成了夏娃。你看麻醉术上帝都在用，他用得，我们用不得？保守派没词儿了。

3年后，女王陛下生第九个孩子的时候又一次采用了无痛分娩。这次没人再说三道四。产妇们当然开心坏了，这是多大的好事儿啊。

1872年，欧莱应用静脉注射水合氯醛进行麻醉，创静脉全身麻醉的先例。1892年，德国医师施莱希创用可卡因皮下注射局部麻醉，由于毒性强，没能推广。1905年，布劳恩用肾上腺素和可卡因合成普鲁卡因之后，这种局部浸润麻醉法才有了实用价值。

后来，各种麻醉剂和麻醉方法被逐渐发现，现在早已经不是乙醚或者氯仿的时代了。最新的麻醉剂已经变得非常安全、非常可靠。一般情况下只要做局部麻醉就行了，不需要全身麻醉，毕竟全身麻醉是有一定风险的。现代麻醉术是一个非常复杂的学科，不是想象的那种打一针，你睡过去，然后医生就能随便下刀划口子。现代麻醉可不是一种药能解决的，通俗点儿说，就相当于"蒙汗药＋十香软筋散"，这才是麻醉药的完整版本。

现代全身麻醉要完成三件事。首先是你感觉不到疼痛，然后要用肌肉松弛的药物让你全身的肌肉都放松，当然一般是指骨骼肌。这种松肌药使用后，虽然人还是有思想、有感知的，但是浑身都无法动弹。一旦摄入过量，即便是你想呼吸都不行，因为呼吸也是靠肌肉运动完成的。研究人员当初用最原始的箭毒做动物实验的时候就发现这个现象了，做实验的猴子假如中毒太深，并且不管它，它就憋死了。只有辅助人工呼吸，这条命才能捡回来。

所以麻醉中用了松肌的药物，那么你的呼吸也就交给机器了。你没办法自主呼吸，全身不能动，对温度和疼痛的感觉都丧失了。现在还必须用镇静类药物使你失去意识，说白了，就是昏过去。这三个联合在一起，才是全身麻醉。尽管你没有疼痛感，全身肌肉也不能动，但是身体还是会有反应。只有你失去了意识，这些反应才会停止。

那么也就是说，麻醉以后，你的很多生理反应都已经停止了，你没办法靠自己来完全掌控自己的身体，只能全都交给麻醉医师了。那么，麻醉医师必须全神贯注地监控你的一切生理指标。

先开始是诱导阶段，就是让你进入全身麻醉状态，然后主刀医生开始下手。有时候手术时间是不确定的，本来以为是个小手术，等把你肚子切开以后发现问题大了，时间要延长。万一你半道儿醒了，那不麻烦大了？因此麻醉医师要根据情况及时调整，精确给药。

等到手术完了，还要把你唤醒，最好是三种药的药效同时结束，这才算完事儿。假如你的意识恢复了，身体也能感觉到疼痛和温度了，但是全身肌肉动不了，犹如鬼压床一般，你是会恐慌的。所以最好是药效一起消失。最近已经出现了抗松肌药，打个比方说就是十香软筋散有解药了，麻醉医师的选择更多了。

一般来讲，大手术过程之中，人是不能醒过来的，也不能动弹。但是有一种特殊情况，在全身麻醉以后，手术进行到一半的时候，要把病人从全身麻醉之中唤醒。医生一边跟你聊天，一边动手术，这种手术往往是动在脑子上。

假如你脑子里长了个瘤子需要切除，用核磁共振等仪器已经大体知道是什么问题，应该切掉什么部分，但是这是不精确的，万一切多了呢？只有打开脑子以后现场去探测，因此先要全身麻醉。先把病人的头骨给切开，打个洞。然后切开硬脑膜，这时候就看见里面的脑组织了。人脑是不知道疼的，但是硬脑膜有痛觉，所以要给硬脑膜来个局部麻醉。最疼的阶段，病人是麻醉状态，没感觉。现在准备好了，需要唤醒了。

判断一个人脑子是不是正常，在沉睡状态是没办法判断的，因此必须唤醒。病人就这么迷迷糊糊地醒过来，其实头顶上脑洞还开着呢。就这么跟医生聊天，医生用带电的探针在不断地探测。假如电流通到哪里，病人有异样，那就说明这块是有用的，不能切。

有的病人学习过音乐，万一把音乐技能给切没了，那多不合适啊。因此带着吉他进手术室，在手术室拉小提琴的、唱歌的都有。万一探针捅到哪儿，病人唱歌跑调了，那就说明这块就是管音乐的，不能碰。总之，能少切就少切，能不切就不切，这是个基本的原则。

我们再把时间拉回到 19 世纪中期，也就是麻醉技术刚刚诞生的时代。既然有了麻醉技术，那么当时手术的成功率提升了吗？没有。因为还有两道关没过呢！

有一道关我们前面讲过了，那就是输血，假如这个问题不解决，大型手术还是没办法搞。还有一个关卡就是感染，很多病人手术后就死了，而且医生们根本就不知道是怎么回事儿。

这还只是技术方面的问题，还有些问题来自人性。因为麻醉术被发明了，过去不敢动手术的医生，现在也敢下刀了，过去怕疼的病人现在也不怕了，结果一大群新手冲进了这个领域。基数扩大了，死的人当然是不降反升。不过这都是暂时现象，初期总是会有一些乱象的。

就在 1853 年，克里米亚战争打响了，麻醉药被迅速用于战场，士兵们的医疗条件也得到了极大的改善。就在这场战争之中，一门新的医学学科诞生了。这一次的主角是一位女性，我们下次再说。

提灯的天使：护理也是一门学问

上次我们讲到了麻醉的历史，麻醉是外科手术历史上的一个重大转折，说来有点儿耐人寻味。

总之，在 19 世纪中期，乙醚和氯仿麻醉术开始逐渐成熟，并且开始在医疗界逐渐推广。但还是有一些医生保持了怀疑的态度，因为麻醉毕竟是有风险的，乙醚浓度掌握不好，容易造成中毒。英国人是以保守著称的，因此很多英国医生采取了宁停三分不抢一秒的态度。他们没想到，这样的态度在接下来的战争之中造成了什么样的后果。

就在麻醉术诞生不久以后的 1853 年，俄国和土耳其打起来了。沙皇俄国和奥斯曼帝国可以说是一对老冤家了，前前后后打过 11 场战争，双方为了争夺高加索、巴尔干、克里米亚、黑海这些地盘儿大打出手，简直是世仇。

为什么呢？沙皇俄国原本是四不靠海的莫斯科大公国，为了寻找出海口没少打仗，就连当时的首都圣彼得堡都是从瑞典人手里抢来的。可算有海了，但是波罗的海太小了，出口被丹麦海峡卡得死死的。北方的北冰洋沿岸千里冰封，万里雪飘，被老天爷坑得不轻。所以俄国人特别想在南方寻找个温暖的出海口，于是黑海就成了必争之地。

要想控制黑海，那么必须控制克里米亚半岛，这地方就在黑海的核心位置。女沙皇叶卡捷琳娜发动战争并吞了克里米亚汗国，同时建立了黑海舰队。

谁最肉痛？当然是土耳其啦。因为黑海是个封闭的澡盆，虽然比较温暖，但是俄国仍然没办法随意到深海大洋里溜达，因为黑海的出海口被

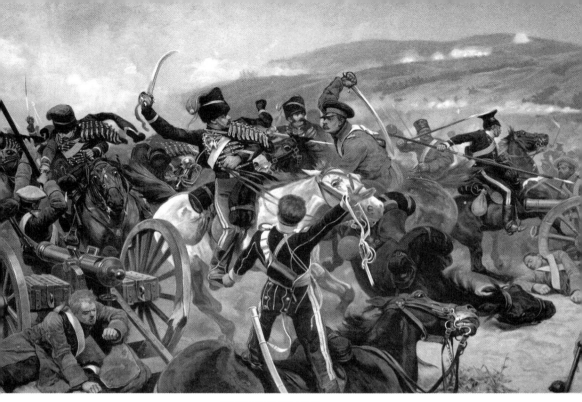

▲ 英国骑兵向俄军进攻

土耳其卡着，那就是博斯普鲁斯海峡，也就是奥斯曼帝国的伊斯坦布尔海峡。俄国当然惦记着伊斯坦布尔，土耳其能不害怕吗？

当时的奥斯曼帝国是个地跨亚、欧的大帝国，在巴尔干半岛有一大块地盘儿，希腊还在奥斯曼的统治之下。俄国下手去抢巴尔干的地盘儿，于是俄国和土耳其之间爆发了一场大战。这就是第九次俄土战争，一般称为"克里米亚战争"。

兵马未动，粮草先行，要想给在巴尔干打仗的军队运送后勤物资，最简单的办法是从多瑙河口进去，沿河而上，黑海就成了关键之中的关键。黑海舰队大败土耳其海军，获得了黑海的制海权。这是老式风帆战舰的最后一次大战了。

但是，土耳其不是一个人在战斗，它的身后站立着两大帝国，一个是大英帝国，一个是法兰西第二帝国。大英帝国的女王是维多利亚，法兰西第二帝国的皇帝是拿破仑三世，一位努力山寨他叔叔的拿破仑皇帝。

英国当时控制着印度，因此英国要尽一切手段保住这颗皇冠上的明珠。从好望角绕圈到印度，那要走好几个月。苏伊士运河还没通，要想去印度，最好是走铁路从土耳其到叙利亚、伊拉克这一条线穿过去。俄国人要是占了黑海地区，那不麻烦了吗？整个黑海地区的贸易通道怎么能握在俄国人手里呢？

　　于是，英国和法国决定出兵帮助土耳其。当时的欧洲列强真的是分分合合，没有永恒的朋友，只有永恒的利益。前些年英国还和俄国是一边的，一起对付拿破仑，如今却联合拿破仑的侄子来对付俄国人。不过英国自打上次拿破仑战争以后就有点儿刀枪入库、马放南山的样子，突然要打仗，各位将领顿感一个头两个大。军需物资都是一团乱麻，简直是糟糕透了。

　　1854 年，上边下了命令，于是英国凑了 4.3 万人，法国凑了 4.2 万人，一起加入了战争。这一次是英国工业化之后的第一场大战，第一次在战争里动用铁路、蒸汽战舰和电报线路，士兵们手里的枪也变成了装米尼弹的线膛枪。新技术给战争带来的变化，大家其实心里都预计

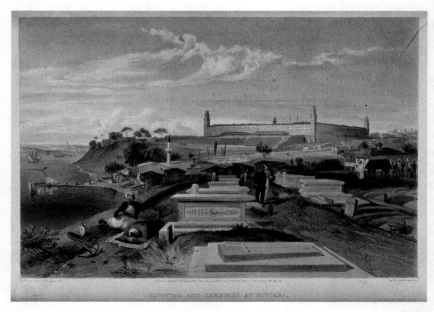

▲ 斯库塔里军医院

不足。

英国士兵就这么上了战场。还没打仗，军队里就开始霍乱大流行了。1854年，英国国内暴发了大规模的霍乱。当时霍乱的暴发是世界性的，大家都不知道这东西到底是怎么一回事儿。

士兵还没到克里米亚，就已经病倒了一大堆，得了霍乱的就有1000多人，大量的部队不得不重新编制。调集的火车皮也不够，区区21节车皮够干什么的，只能运输3万士兵，那么野战医院的帐篷和药品只能堆在后方，运不上去。

英军在土耳其的斯库塔里军营里建立了一个医院，病人和伤员都被运送到这里来了。但是这地方根本没多少医护人员，运来也是等死罢了。

这个地方如今是个博物馆，就在伊斯坦布尔市内，博斯普鲁斯海峡的东岸，算是在亚洲。青石盖的楼房围成一个方块，中间是操场。与其说是兵营，倒不如说是堡垒。内部倒是挺宽大，但是空空如也，什么设施也没有。

前线是在克里米亚半岛，医院设在伊斯坦布尔，离前方足有500千米呢，很多伤员还没运到医院就"挂了"。没办法，只能找一艘船当作医院船。原本能装250人，结果硬是塞了1500人。

不管是在医院还是船上，伤员们都得不到很好的照顾。要吃的，对不起，没有！要水喝，对不起，没有！没桌子、没椅子，就连床也没有，伤兵们裹着毛毯躺在地上，毛毯都被鲜血浸透了。有的人已经好几天水米未进，一直饿着。当时士兵得的最多的病是痢疾、胸闷、冻疮、发烧和坏血病。发个烧就能要人命，一天下来能发烧死掉十几个。

1854年8月，医院着了一场大火。这简直是雪上加霜。医院成了一片停尸场和废墟，死亡的马匹发出恶臭却无人清理，珍贵的药品和物资就这么被老鼠啃。

后方的陆军部里也是人浮于事，各种扯皮，各种没完没了的公文来往，这个部门向谁汇报，那个事情归哪个部门负责，一笔糊涂账，部门之间的推诿扯皮没完没了。英军规定，吃饭的刀叉和勺子必须自己带着。但是行军打仗，士兵都负了伤、挂了彩，谁还顾得上吃饭的刀叉？可是到了后方的医院，后勤部门就是不给补发，因为条文上没规定。

类似的事情很多，医生没权力采购药品，能采购药品的不能制定预算，制定预算的不能采购，能采购的不知道要买什么药。后勤部门的弊病暴露无遗，转圈地扯皮。

总之，英国人当时的问题就四条：

没有做好战争准备。

卫生状况极差，缺乏医护人员。

陆军部后勤部门管理混乱，行政效率低下。

陆军形象不佳、地位低下，生命没有得到重视。

克里米亚战争持续时间很长，英国人算是领教了塞瓦斯托波尔的冬天。到了1855年2月，英国伤亡人数达到2.6万人。不到7个月，英军丧失了35%的力量！

沧海横流方显英雄本色，这场战争之中诞生了好几个著名的人物。头一个登场的是《泰晤士报》的前线战地记者拉塞尔，他是英国历史上第一个被军方批准的战地记者，正是他在斯库塔里看到了令人震惊的景象。虽说是军医院，但是居然绷带紧缺，还是当地老百姓不忍心，捐献了大量的旧衣服和旧床单。这些东西怎么能当绷带来用？那年头儿还没有消毒这个概念呢！

军方当然不开心，不发给拉塞尔通行证，也不供应口粮。但是拉塞尔坚持采访，从战地发回了大量的报道。伦敦的民众这才知道克里米亚战争打成了什么样子，从议会议员到街头老百姓都知道了前线部队残酷的生活和医院的脏乱差、高死亡率。在一浪高过一浪的谴责声中，阿伯丁政府倒台。

当然，新一届政府一上来就建立了战时书信检查制度。谁敢泄露机密，那就立刻抓起来。果然，拉塞尔就被抓起来遣送回国，接受调查，理由是他的报道对俄国有利。

不管怎么说，军方开始重视前方的情况，他们迅速开始行动，陆军大臣赫伯特开始着手改革军队的医疗。他需要一个合适的人选去前方的斯库塔里军医院，选谁去呢？最终他选定了一位女士，她就是南丁格尔，现代护理学的奠基人之一。

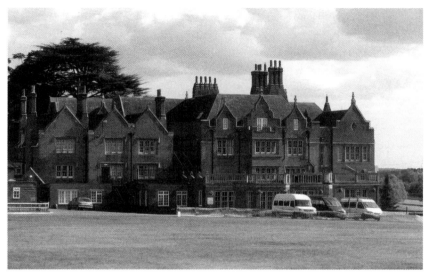

▲ 南丁格尔小时候的家已经变成了一个学校

南丁格尔出生在意大利佛罗伦萨，因此她的名字叫"佛罗伦斯"，南丁格尔是姓氏。她的外祖父是个政治家，对女儿嫁给土财主不满意。女儿、女婿小两口为了避免老头儿在耳边唠叨，于是就在法国和意大利常住，所以佛罗伦斯从小就会好几国语言。不过，后来父母还是带着一家人回了英国居住。南丁格尔家境很优越，她当时就是一个典型的英国上流社会的千金小姐，要说是白富美，那是一点儿都不夸张的。

不过这个女孩和一般人不一样。她从小就特别喜欢数学和自然科学，这在当时的女孩子之中是不常见的，家里倒也由着她了。后来南丁格尔目睹了当时的一场饥荒，她才发现这个世界并不是像她从小所熟悉的那样。她是在良好的环境之下成长起来的，可当时的大部分老百姓活得可是很悲惨。

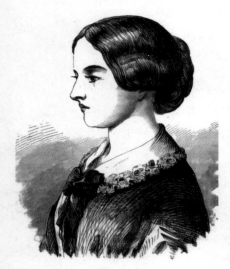

▲ 年轻的南丁格尔

南丁格尔被触动了，她决定成为一名护士，家里坚决反对。南丁格尔去医院学习护理知识，被家长给拽回了家，她又跑了出来。这种事儿来来回回发生了很多次，最后家里人把她软禁在了家里。她仍然是毫不妥协，和家里对抗了好几年。英、法两国上层的社交圈子都知道了南丁格尔家的佛罗伦斯小姐有点儿怪，放着大小姐不当，非要去当护士不可。

要知道护士在当时可不是什么正经职业，通常都是下层的女性才去当护士呢。她们根本没有受过教育，也谈不上什么专业。来干这一行，就是因为穷，为了混口饭吃，人员良莠不齐。

南丁格尔当然目睹了这一切，护士工资非常低，好在她有家里接济，还算过得下去。她和家里的冷战持续到了 1852 年，她都 32 岁了，家里终于拗不过她，也就随她去了。她立刻收拾行李去了伦敦，把自己的简历递给了伦敦市的贫困户生病妇女委员会。

这个委员会一看来了一位千金小姐，当时就吓了一跳，因为从来没有上流社会的人能屈尊来干这种不体面的职业。况且，这位千金小姐能行吗？委员会刚好要筹建一座医院，就把南丁格尔给留下了，当然还是疑虑重重。先试试看吧。

没想到南丁格尔在参与筹建这座医院的过程里体现出了非凡的才干，里里外外一把手。从医院选址到医生护士的管理，她处理得井井有条，在资金的使用上她也能精打细算，的确是个管理型的人才。很快，她带领护士们就迎接了一场考验。1854 年，伦敦霍乱大流行。当时英国人根本就不知道霍乱是如何传染的，都说是瘴气所致。南丁格尔可是近距离接触护理了很多的霍乱病人，一点儿没有要退缩的样子，大家都佩服她的敬业。通过这一次考验，她对如何护理病人、如何带领护士团队，有了许多切身的体会。

拉塞尔在《泰晤士报》上发表的文章，南丁格尔也看到了，她认识赫伯特两口子。她认识伦敦的好多上层人士，这也是她的优势。她提笔就给陆军大臣赫伯特写了一封自荐信，要求上前线。正巧这天赫伯特也给她写了一封信，要她去克里米亚战场，她是最合适的人选，两个人想到一起了。

　　于是南丁格尔被任命为"英国驻土耳其野战医院妇女护士队队长"，这个职务理论上是官方任命的，拥有一定的权力，但是谁也不买账，就是顶头上司的命令，下面都可以阳奉阴违，何况这个不知从什么地方冒出来的弱女子呢。

　　好在当时群情激愤，南丁格尔利用她自己的人脉搞到了一批捐款和物资。因为这笔钱不是政府拨款，不需要走那些繁复的审批程序，南丁格尔可以做到很多体制内的人做不到的事情。

　　南丁格尔首先需要搭建一个护士团队。一方面可以从基督教的慈善组织里面选拔，另一方面可以向社会公开招聘。她是给工资的，而且工资

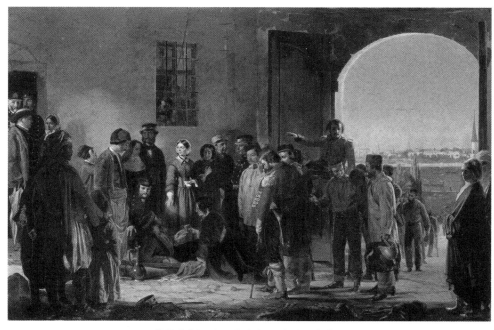

▲ 佛罗伦斯·南丁格尔在斯库塔里接收伤员

不低。护士人员除了免费供应饮食、住房和制服之外，每星期薪资不低于12先令，表现好的话还可增加到16~20先令。这个工资条件是非常有诱惑力的，吸引了大批的年轻女性报名，所以南丁格尔就有了足够的选择余地。

要想扭转当时的护士在大众心目中的卑贱地位，那就必须提高自身的形象，也必须提高待遇和收入。有体面的工资收入，才能吸引素质比较高的人加入。最后，南丁格尔选拔了38位护士一起去土耳其。

当时英国军队的医疗环境为什么那么差？就是因为医务工作者和士兵的比例实在是太低了，达到了1∶95，所以即便是来了38位女护士，也是杯水车薪。大家也没指望这群年轻的女性能干出什么成绩来。

南丁格尔带着大批采购的物资和女护士们到达土耳其的军医院的时候，正碰上前方吃了败仗，大量的伤兵被送到医院，南丁格尔带着护士们立即投入了军医院的整顿工作。

南丁格尔主要干了四件事：

1.严格执行护士纪律和作息制度。

南丁格尔在护士的体态、服装、行为举止、巡逻制度上都严格要求，不允许年轻护士进入轻病号的房间。晚上8点以后，不经允许，护士不得逗留在病房里。护士就是护士，是专业化的护理人员，过去那种混乱的私生活风气必须改变。有的女护士夜里酗酒，被她毫不留情地开除了，从伊斯坦布尔当地招聘新人顶上职位。

当时医院里有2500人，很多人的吃饭、喝水都成了问题，要不就是水没烧开，要不就是肉没煮熟，士兵怨声载道。这一批女护士来了以后，情况大有改善。"白衣天使"的称呼开始在士兵之中流传，其实南丁格尔的护士制服是黑色的，只是有个非常大的白色围裙，看上去白色占了大部分面积。

2.医院上下开始大扫除，清理所有的房间，清理一切污秽之物。

护士们帮着士兵洗衣服，床单被罩和毯子被子全都要清洗一遍。医院要有个干净卫生的环境，在此之前的医院是脏乱差的典型。那些陈年的绷带也都要清理掉。

南丁格尔在土耳其忙碌的时候，阿伯丁内阁倒台，帕默斯顿内阁上台了。这位帕默斯顿曾经多次担任外相，特别是在鸦片战争时期，过去把他的名字翻译为"巴麦尊"，大家知道是谁了吧！后来第二次鸦片战争就是他和拿破仑三世共同发动的。那是在帮着土耳其打败了俄国以后，立马腾出手来对付清朝。

这位帕默斯顿首相也开始在英军内部搞改革，医疗系统的改革就是以南丁格尔的很多措施为蓝本的，把这些做法变成制度规定下来。南丁格尔撬动的是整个英国的医疗体制，所以她不仅仅是一个护士长。

3. 对抗官僚主义。

南丁格尔自己掌握着一笔钱，这都是从各界募捐来的，不受政府的控制。她在高层有很多的人脉，因此可以直接写信给上层领导汇报下面的情况，这也给她争取到不少资源，毕竟维多利亚女王都认识她，谁敢不给面子呢。

她还一次次地给国内写信，呼吁募捐。逐渐地，她的人气飙升，粉丝越来越多，捐款当然也不会少。因此，她可以动用这笔钱做很多事情，比如盖了新的病房，原本军医院只能安顿 1700 人，现在已经挤进2500 人。后来护士们最大限度地调动资源，硬是塞进了 4000 人。但如果不盖新房子，伤员就塞不下了。经过这次扩容，军医院可以容纳上万人。

南丁格尔还提供了 6000 件衬衫、2000 双袜子、500 条裤子，她还按比例提供了拖鞋、盘子、汤匙、肥皂、窗帘……几乎涵盖了病人饮食起居所需的一切，冬天来了，士兵们还换上了厚实的棉袄。这都是南丁格尔动用自己的资金买的，要是走审批流程，估计第二年 6 月才能批下来，夏天还用得着穿棉袄吗？士兵们当然心里也是热乎乎的。

南丁格尔发现很多士兵有酗酒的毛病，手里那点儿钱都花光了。思想消沉，生活颓废。所以南丁格尔还张罗着建立战地邮局，鼓励战士们给家里写信，这样可以最大限度地抚慰他们的心灵。还鼓励他们给家里寄钱。很多人都是穷人家的孩子，这一招果然奏效，士兵的情绪开始好转，而且也不再成天喝得酩酊大醉，钱都寄回家了嘛！

4.科学化管理。

南丁格尔从小就喜欢数学。在土耳其，她充分发挥了数学天分。因为护理学是在草创期，一切都不完善，到底什么措施是有效的，其实南丁格尔心里也没底。但是她了解统计学，她做了大量的资料收集与整理，对每个病人都有详细的记录。这样的话，她就能掌握状态的变化，这项措施到底是不是有效，最终应该能反映在统计图表上。

南丁格尔最开始到达土耳其的时候，一切都还没走上正轨，伤病员的死亡率飙升到了42%。后来逐渐扭转局面，死亡率就开始迅速下降了。4月，战地医院的死亡率下降到14.5%。5月，下降到5.2%。

南丁格尔工作非常辛苦。她总是向上汇报下面的真实情况，在写给国内的很多信件中也把克里米亚战争的真实状况告诉了国内的民众。很多人肯定是不爽的，她手下的护士被一批批地调走。所以南丁格尔的工作越来越繁重，她坚持每天晚上提着灯查房，照顾她的病人。很多士兵掩饰不住对她的感激之情，甚至亲吻她的影子。

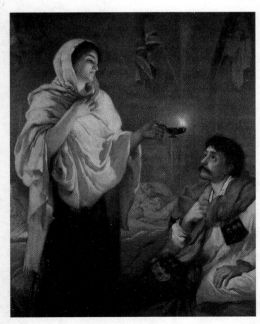

▲ "提灯的天使" 南丁格尔

一批批的士兵养好了伤回到英国，南丁格尔的事迹就被他们带回英国广泛传播。她还没回到国内，就已经成了人气明星，成了士兵们传颂的"提灯天使""提灯的女士"。在英国人的传统习惯里，只有好妻子、好母亲才能被称为"天使"。可是南丁格尔一辈子也没结婚，也就不可能成为什么好妻子、好母亲了，所以，还是"提灯的女士"这个称号流传最广。

当时中产阶级兴起，大众传媒开始扮演举足轻重的角色。贵族阶层认为她是贵族家的小姐，是贵族家的光荣。平民阶层也很喜欢这个为他们服务的女护士，也欣赏她对抗官僚主义的态度。民族主义者喜欢她身上的爱国情怀，愿意为国家挺身而出。自由主义者喜欢她救死扶伤的人道主义精神。宗教人士喜欢她对宗教的虔诚，她的崇高行为的确很大程度上有宗教的因素。女权主义者看到了女性的解放，南丁格尔是职业女性，冲破了男人的天花板。而且，她一辈子没结婚！

总之，一个南丁格尔可以做多种解读。正因如此，南丁格尔的人气飙升，成了红得发紫的明星。其实她在土耳其也就待了20个月，一年多时间。回国的时候，大批粉丝到码头去迎接她。但是她绕开了这些狂热的粉丝，第一件事就是先回家，她好久没有得到家庭的温暖了。

女王嘉奖她，女王的丈夫阿尔伯特亲王亲自设计了一枚胸章奖励给她。土耳其苏丹送她一只精美的手镯，她已经功成名就。南丁格尔并不是一个完美的人，她也有缺点，后人对她也有争议。比如为什么她刚到土耳其的前期，死亡率会飙升呢？她的具体做法到底是对是错呢？其实是有很多值得商榷的地方。

现在我们发现，当时南丁格尔是被误导了，斯库塔里军营可以说是选址不当，当地排水系统问题很多。南丁格尔以为是士兵的营养不良造成的，对排水系统没有注意。其实当时很多人是到了医院以后，染上"克里米亚热"而死亡的，克里米亚热也就是"刚果出血热"，是由一种叫"硬蜱"的虫子传播的。南丁格尔她上哪儿知道去啊！

后来英国国内派人来调查，这几个都是医学界的老手。打开下水道以后，发现里面有死马的尸体，周围的供水水源也被污染了，难怪士兵们上吐下泻。调查委员会在卫生工程兵的协助下用半个月清除了556车的垃圾，24只死马尸体，并对驻地实施消毒。等到彻底打扫了卫生，杀灭了周围的害虫，这样，一切都慢慢地好起来了。

后来南丁格尔也不怎么再提起在土耳其的事情，除了她发明的玫瑰图，这是一种统计图表的形式。南丁格尔在统计上的水平很高，她从土耳其回来以后，就被英国皇家统计学会接纳为会员，她是唯一的女会员。后来她成了美国统计学会的名誉会员。

南丁格尔后来参与了英国很多的公共卫生事务。比如促进第一座陆军医院的成立。设立了护士的资格考试，不是什么人想当护士都可以的，必

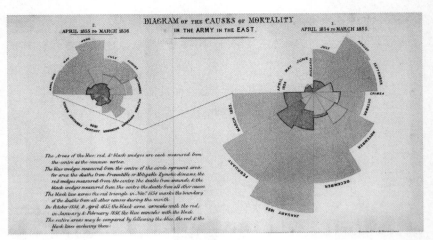

▲ 玫瑰图

须经过严格的考试。护士的地位在一点点地改变，从打杂的勤杂工，逐渐变成了专业人士，成为一个职业，乃至于成为一个学科。当时甚至为"皇家护士"这个称谓纠缠不休，到底是归属皇家，还是归属内阁，还扯了很长时间的皮。

南丁格尔的《护理笔记》是一本世界名著，是护理学的经典著作，1859 年出版。这本书在当时基本上成了护理学的教材。1860 年，南丁格尔开办了一所护理学校，学校依托于伦敦圣托马斯医院，否则护士们上哪儿去实习呢？出于健康原因，她只去过学校两次，另外聘任了校长管理一般性事务。

南丁格尔有她的局限性，她认为，疾病是一个修复的过程，疾病的痛苦不都是由疾病本身而来，护士应该帮助这个修复过程。在当时，很多疾病医生都不知道该如何治疗，所以南丁格尔会产生这样的错觉，她认为照顾甚至比治疗还重要。她对霍乱的认识就是错误的，她以为是营养问题，丝毫没发觉这是一种依靠水源传染的疾病，所以她对印度的霍乱流行的建议也是错的。

南丁格尔晚年非常关心印度的卫生问题。虽然大家都很尊重她，但却把她的话当作耳边风。印度殖民地的卫生状况没有得到什么改善。不过，我想这不怪当地的英国人，换谁都没用。到现在，印度的卫生状况也没能好多少。

南丁格尔一直活到 90 岁，她一生获得了无数荣誉。相比之下，另一位在克里米亚战场上坚持工作的女护士则默默无闻。从一开始，这两个人的道路就呈现出天壤之别。这位女性叫玛丽·西可。她出生在牙买加的金斯顿，母亲是一位黑人医生，父亲是来自苏格兰的海军军人。从小，玛丽就耳濡目染学会了大量的医学知识，也有护理病人的经验。长大以后，她结了婚，和老公一起在巴哈马、英国和美国学习医学知识。

1843 年，也就是南丁格尔和家里闹别扭冷战的时候，玛丽·西可的家着了一场大火。老公想不开，得病去世了。没多久，玛丽的母亲也得病去世了。接连遭遇打击，玛丽·西可还是挺过来了。当时牙买加正在闹黄热病，她回老家为家乡人民服务了一段时间。

1854 年，南丁格尔组织去土耳其的医疗队。玛丽·西可也报了名，但是最后没被录取。后来她给有关部门递交了申请材料，也没有获得批准。几乎每个部门都拒绝了她，南丁格尔的助手也是。道理很简单，她是黑人，她一辈子吃亏就吃在这个肤色上了。她在伦敦受够了委屈，这一次又被拒绝。她当时已经不年轻了，50 岁了。玛丽再也撑不住了，这个 50 岁的大妈一屁股坐在地上号啕大哭。

哭没有用啊，总要做点儿什么，玛丽没有被击倒。出人意料的是，她和另一个亲戚自费去了克里米亚战场。大家怎么都想不到干这事儿还有自掏腰包的。她们开了一家小旅馆，一楼有个小卖部，二楼收治伤员。这地方离两军交火的地方没几里地。

玛丽在护理方面很有一套，就经验上来讲，她超过了南丁格尔。她的小旅馆就在前线，她甚至深入被占领的城市去收容伤员，在残垣断壁之下把受伤的士兵抬出来，管他是哪个阵营的呢，他们首先是人，然后才是"××国人"。

她给了伤员们无微不至的照顾，但是她只靠自己，能调动的资源实在是太少了。她和南丁格尔不是一个阶层的人。她是穷人家的女儿，没什么政治资源。而且，她遭到了南丁格尔的恶评。道理很简单，玛丽是收费服务，南丁格尔看不惯。玛丽向每个士兵收取护理费用，要不然玛丽自己怎

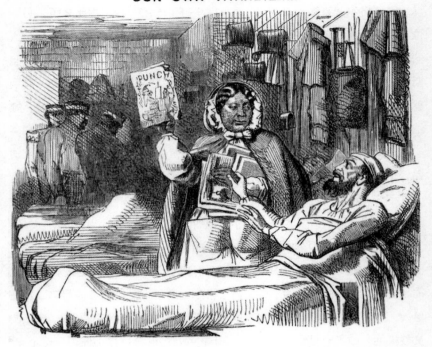

OUR OWN VIVANDIÈRE.

▲ 玛丽·西可在克里米亚救治伤员

么活下去呢？谁给她开工资啊？况且还有医疗器械的开销和药品的开销，这些全都要花钱的。

当玛丽撤离战场的时候，很多东西都带不走，她已经一贫如洗。回到伦敦，她兜里一分钱都没了。好在伦敦《泰晤士报》大声疾呼，帮帮这位杰出的女士。后来很多好心人帮她，她才渡过难关。后来玛丽·西可出版了一本书，讲述自己在克里米亚的见闻，讲述自己如何救护伤员。她还获得了克里米亚奖章，也得到了女王的推荐。但是很快，她又变得默默无闻，被英国人遗忘了。25 年之后，她去世了，死前贫困潦倒。

直到最近，玛丽·西可的名字才被公众知晓。原来，在克里米亚战争之中还有一位和南丁格尔并驾齐驱的杰出女性。一切不公的待遇可能都是因为她不是个白人。2004 年，玛丽·西可在英国 100 个著名黑人的投票中得了第一名，这是前所未有的。为了纪念她，很多大学、机构、建筑以她的名字命名。历史终究是公正的。

其实在克里米亚战争之中被遗忘的不仅仅是玛丽·西可。英国为什么对南丁格尔推崇备至？那不是因为英国的医疗水平高，而是因为英国在这场战争之中医疗水平是垫底的，全靠南丁格尔找回面子。法国设立在当地的医院就以干净整洁而闻名，事实上，法军不仅在战地急救、医疗组织上优于英军，在护理上也是领先的。天主教会的保罗慈善女子修会组织有序，有很多优秀的女护士在法军中服务。南丁格尔其实也很大程度上借鉴了欧洲大陆的护理学经验。

令人想不到的是，对面的俄国军队的医疗水平比英、法都要高。因为俄国负责战地医疗的皮罗戈夫是个划时代的人物，他在战地手术之中引入了麻醉技术。英国人的战地医生当时还不敢，还在顾虑乙醚的副作用。你

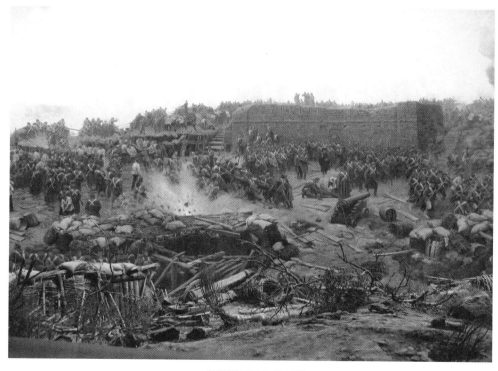

▲ 塞瓦斯托波尔围城战

怕什么呢？女王陛下都不怕。皮罗戈夫把女护士分成三组，各司其职，工作得井然有序。

俄国人是在家门口作战。塞瓦斯托波尔要塞里面有很多俄军的家属，女性全都被组织起来了。这些人不是专业护士，她们只能算是志愿者，但是她们退无可退。她们的工作热情不是拿工资的英国人能与之相提并论的，甚至有 17 位女护士在前线阵亡，可见当时战争的惨烈。

克里米亚战争最后以沙皇惨败而收场。奥地利最后时刻参战，给了沙皇背后一刀，那时候弗兰茨皇帝刚和茜茜公主结婚。英、法算是惨胜，付出的代价很大。英、法士兵从港口上船，开半个月就可以到黑海。沙皇的军队只能地上溜达，别看在自己家门口，从莫斯科出发，走 3 个月才能到黑海，当时俄国铁路还很少。

战后，俄国那些发挥巨大作用的女护士和志愿者就全都散了，她们本来就是不拿钱的志愿者。所以俄国的医疗事业迅速打回了原形。英国的护士倒是逐渐走向了正规化、职业化，因为一开始就是拿工资的。经过南丁格尔的改造和提高，护士行业特别适合中等教育程度的年轻人。当时的英国恰好可以源源不断地提供这样的人员，俄国显然是跟不上的。俄国经过这次惨败，开始了农奴制改革。不改是不行喽！

现在的护理已经是高度分工的专业工作。我们举个例子，比如说一位肝癌晚期患者，快要走到生命的尽头了，那么一个比较理想的护理团队是如下配置的：

高级临床关怀师（得到护士局注册的专科护士）

临床护士长

临床护理专家

注册护士

咨询师

医疗经理

个案管理人员

如果接受临终关怀的患者年纪小，将还有一位"儿童生活专家"作为照顾团队的一员。

准妈妈的鬼门关：保大人还是保小孩

南丁格尔因为在克里米亚战争之中的优异表现，成了万众瞩目的偶像，她也成了护理学的代言人。当时的护士女性很多，但是素质普遍不高，作风也不好。南丁格尔在最初招收护士的时候，特别强调了护士的素质，她选拔了一批受过中等教育、年轻有活力的女性。从此逐渐形成了传统，护士大多数都是女性，男性很少。

还有一个传统职业，也清一色都是女性，那就是"接生婆"。传统印象里，干这事儿都没有年轻的，起码是大妈级的。长期以来，接生并不被医学所接纳，所以接生婆普遍来讲也没有接受过多少教育。在古代，无论东、西方，都不太主张女性接受教育。长期以来，女性医生都是凤毛麟角。医生都是男的，也都不愿意与接生婆为伍。

但是，就在17世纪的欧洲，有一个家族的男性，居然在以女性为主的接生婆队伍里闯出了一片天地。过去生孩子一般都是找个接生婆，要不就是自己家的老妈或者是什么女性亲属来帮个忙就解决了，怎么能让男性插手呢？男女授受不亲啊！这可就说来话长了。

电视剧里非常常见的一个桥段就是产妇难产，到底是保大人还是保孩子。现在很多医生或者医疗的自媒体都已经出来辟谣了，医生根本不会这么问。母子同舟，船翻了，谁都保不住，这个道理再明显不过了。再说，从法律上和医学伦理上都不可能只保孩子。

当然不排除某些家属想不开，非要问，弄得护士小姐姐都不耐烦了，直接一句怼回去："孩子还在娘胎里，妈都保不住，孩子怎么可能保住？"

没错，这话怼得直截了当。

我也很奇怪，既然医生护士都不会这么问，那么这个桥段是从哪里来的呢？有人说是20世纪80年代引进的日本电视剧里的桥段，后来被到处沿用。反正我读书少，找不到确切的来源。不过，这是一个普遍的误解。

但是，凡事都有例外，话不能说绝。让我们把时间上溯到古代，到底会不会出现是保大人还是保小孩的问题呢？

在古代，一般来讲不会有疑问，那就是保小孩。那大人呢？孩子他妈呢？难道就不保了吗？不用保了，孩子他妈已经死了。在古代，一般来讲，生孩子都是女人自己的事儿。轻易不会请医生，医生通常都是男性。如果到了必须请医生的程度，通常就是大人的命快保不住了。要是真的保不住了，孩子他妈已经死了，那么就必须赶快动手术剖开妈妈的肚子，把孩子取出来，说不定孩子还活着。

名人之中有谁是剖宫产的呢？有啊，传说中，大禹的儿子启就是母亲变成石头以后，石头裂开诞生的。当然，这肯定是传说了。在印度，同样有剖宫产记载。古印度的孔雀王朝（约公元前324—前187年）的第二位国王宾头娑罗（公元前297—前272年）的母亲在临产前中毒死亡，宾头娑罗就是靠剖腹才活下来的。

早在公元前700年，古罗马就有施行剖宫产的法律规定，也就是母亲死了，赶快把孩子从母亲的肚子里取出来，然后才准安葬。传说罗马的恺撒就是剖宫产出生的，因此英语里剖宫产按照字面意思来翻译就是"恺撒切"。

但是这只是个传说，大概是大家觉得恺撒太强了，一定是命特别硬，毕竟当时剖宫产都是危急情况才会用，能活下来的孩子都是命硬的。不过，别忘了，只有母亲死了，才会实行剖宫产，恺撒的母亲活得好好的。要真是恺撒他妈还活着，就实行剖宫产，估计活下来的概率不大，因此恺撒大概率上不是剖宫产。

反正在古代，有关生孩子的事儿都是女性的事儿，孩子他爹只能在外边等着听信儿。尽管准妈妈们疼得死去活来，孩子的生日就是母亲的受难日，但是医学并没有介入。因为生孩子不是病，而是自然而然的物种繁衍。

当然，仁慈之心谁都有。中国古代也有一些医生著书立说，一二三四五地开列了一大堆生孩子的注意事项。产前保养和产后恢复，他们可能也能帮上忙，唯独生孩子的过程，他们只能理论上探讨一番，没有插手的机会。男女大防，大夫们干瞪眼没辙。那些接生婆可能连大字也不识一个，因此不可能留下什么记录，也不太可能著书立说。于是，理论和实践处于某种脱节的状态。这一点，东、西方都是一样的。

到了1554年，瑞士苏黎世的医生雅各布·鲁夫写了一本《人类生育的概念》，这本书在以后的一个世纪内都是医学界以及助产士的重要教材。总算有医学界的人涉足这个领域了。当然，这本书现在看来也是错误百出，很多内容估计这位鲁夫医生也不是自己亲自接触的，可能是抄古人的，或者是从接生婆那儿打听来的。

当然，鲁夫这本书的很多内容还是教导准妈妈们如何保养、如何恢复，这些都是比较容易研究的部分。鲁夫医生最大的发明是一种分娩用的椅子，外观颇似如今的抽水马桶。中间一个大圈，产妇就坐在椅子上，腿分开，身体往后靠。两边两个大妈扶着产妇，接生婆就在前边弄个小板凳坐着，正对着产妇，这样好操作。

鲁夫医生在他的书里画了不少的插图，人的表情画得都挺到位的，反正接生婆都是五大三粗的。接生婆准备好热水，准备好药品，这都是用百合花、油脂等调制好的，都是祖传秘方，一般人不告诉。旁边的桌子上放着剪刀，一会儿要用的。接生婆后腰还挂着一包工具，不知道会不会派上用场。

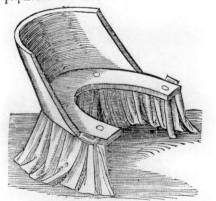

▲ 鲁夫发明的分娩用椅子

当然插画里也有男性，接生的椅子就摆在卧室床边。远处两位男性在夜观天象，指着天上的星星，不知道在说些什么。这位鲁夫医生本人就是个占星术士，他从来不忘推介一下自己的占星术，在"助产士手册"的插画里也顺便植入一个软广告。

鲁夫医生比较重要的贡献就是发明了一套工具，也有人说是从阿拉伯流传过来的，鲁夫医生做了改进。这套工具可以用来破碎孩子的尸体。假如胎死腹中，如何把死胎取出来呢？不弄碎了出不来啊！书中插图里那个接生婆后腰挂的工具包，估计就是干这个的，都是带齿的钳子。当然，假如胎位不正，鲁夫医生也有办法矫正。孩子头朝下比较容易出生，假如颠倒过来，脚朝下，那可麻烦了。鲁夫医生的书里有对付脚先出来的办法，可以矫正过来。管用不管用就两说了，反正也不是他直接操作。

当时的医生都是系统学习过人体解剖的，因此知识底蕴上远超接生婆。从鲁夫开始，医学开始真正介入了生孩子这档子事儿。生孩子可不是一种病，这是正常的繁衍本能。现在医学介入，事情就开始一点一点地起变化了。

我们以前讲到过的外科学之父巴累，他也开办过产科学校，亲自指导学生进行过剖宫产，这事儿干了起码有两次。部官产生下的其中的一个女孩长大以后嫁给了英国国王查尔斯一世，成了王后。

巴累不是最早对活人剖宫产的医生，最早干这事儿的人是德国的一个劐猪匠。他的妻子难产，他没文化，请巫婆跳大神也不管用，最后看着妻子难受的样子，他忍不住了。他用刀剖开了妻子的肚子，取出了孩子。算他妻子命硬，居然活下来了。他们后来又生了五个孩子，都是顺产。剖宫产的孩子活到了77岁。当然对此还是有人持异议，认为这是不可能的。1500年，那时候什么措施都没有，根本没办法保证手术安全。而且有关这件事儿的文字记载也是在1581年，都过去81年了。16世纪之前，剖宫产都是针对母亲已经死亡的情况。16—17世纪，剖宫产的传闻多起来了，但都只是传闻，记录者都是道听途说的。

即便到了巴累时代，动大手术仍然是不安全的，特别是在肚子里动手术。没办法，总不能眼睁睁看着一尸两命吧，你总要做点儿什么。我相信有医生开始做剖官产手术，但是结果不乐观。医学的进步，某种程度上都是残酷的现状逼出来的，每前进一步都要付出血的代价。

巴累在法国碰上了天主教徒对胡格诺派的大屠杀，据说是国王本人把他藏在柜子里才躲过一劫。这场教派冲突是太后凯瑟琳·德·美第奇一手策划的。

这场教派冲突，把一个传奇的家族给吓跑了。这个家族在产科的历史上可以说留下了重要的一笔，他们家就是当时比较少见的男助产士家族，把一个祖传秘方隐藏了100年之久。这个家族就是张伯伦家族。

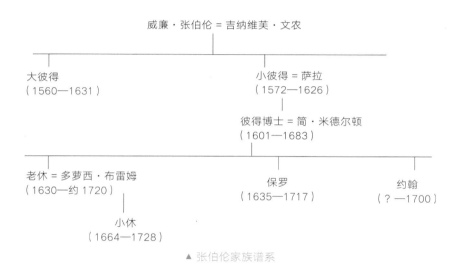

▲ 张伯伦家族谱系

当时的人在给孩子起名字方面没有一点儿想象力，只有几个名字来回用，因此比较容易混淆，这也是欧洲的传统习惯。

第一代叫威廉·张伯伦，1569年，他们老两口带着三个孩子从法国跑到了英国。到了英国以后，生了个儿子叫彼得，排行老四，其实他三哥也叫彼得。我实在想不通他老爹为什么就这么喜欢彼得这个名字。为了区分，我们只好管这个老四叫"小彼得"，他三哥叫"大彼得"。

大、小彼得都跟父亲学手艺，他们家祖传的手艺就是男性助产士，当然也要学习外科技术。当时外科手术主要还是理发师外科医生的事儿，他们和内科医生是不能并驾齐驱的。他们家又是男性助产士家族，因此更是处于鄙视链的底层。理发师外科医生只是没文化，不懂拉丁文，天天见血。男助产士，那就不是没文化这么简单了，那简直是"好色之徒"。要不然，你一个大老爷们儿，为啥要干这一行？

就在1600年左右，这个家族搞出了一种独门兵器，每当发生难产的时候，这东西是可以救命的。但是这个东西到底是谁发明的，外界一无所知。具体时间，外人也都不知道，因为他家严格保密。

要是某位产妇难产，请来了张伯伦家族的人，他们带着一个镀金的盒子，里边装的是什么，不知道。闲杂人等全都赶出去，不许偷窥。产妇也要用带子遮住眼睛，也是不能看的。当时男性助产士行业为了避嫌，也为了洗刷好色之徒的坏名声，他们用毯子盖住产妇的下半身，眼睛是看不见的，全靠手摸操作。

当然啦，门外的人一方面是关心，一方面是好奇，都在门缝里偷听。屋里这叫一个热闹啊，一方面有产妇的呻吟声，助产士在说话。怎么还敲梆子？难道是要开弓放箭？一会儿又有人在敲木鱼，再仔细听听，还有三角铁，丁零当啷地乱响。这里头在干啥？

其实这是张伯伦家族的障眼法。也就是不想让人听见任何有用的声音，因此制造了大量的干扰声。他们家保守秘密的能力太强了，就这么保守了将近100年时间。没人知道他家用的是什么招数，反正这个家族的人一出手，孩子就能顺利生产，母子平安，说来真是神了。

当时佝偻病比较流行。佝偻病又叫英国病。假如女性有佝偻病，生孩子就会特别麻烦，因为骨盆很有可能已经变形。所以张伯伦家族的潜在客户就特别多，他们赚得盆满钵满。接生婆碰到麻烦就去找他们，没钱的人家他们还不去。

大、小彼得和当时英国医学界关系不好，一方面职业被人看不起，另一方面他们动了内科医生的奶酪。因为他们也给人开药方，开药方不在外科医生的权限之内，何况助产士。不过他们家是皇室的御医，给英国和法国的王后接生过，人家越界了，别人也没办法。

大、小彼得退休以后，彼得三世接了班，他是小彼得的儿子。彼得三世是经过正规的医学院学习的，因此他算是已经迈入医学界了。但是，他与医学界的关系也很差，后来他被医学界开除了。彼得三世搬家到了埃塞克斯，这地方没人管他。彼得三世倡导一种理念，那就是只有在男助产士的帮助之下，产妇才能顺利地生孩子。其实就是想扩大市场，垄断该行业。

不得不说，这个策略是有效的，当时男助产士开始逐渐流行起来了。因为他们受过医学教育，尽管在内科医生看来，这点儿水平根本不入流，但是总比接生婆强。当时的女性是很少有机会接受医学教育的，所以，助产士的性别天平开始向男性这边倾斜了。路易十四的情妇生孩子，也要找男性助产士。

彼得三世的大儿子休接了班。既然法国需求旺盛，他们当然不会放过这个机会。他们想把这个秘密卖给法国人，但是法国人要先验货，也就是你先表演一下。休去了法国，给一位 38 岁的产妇接生，她患有侏儒症和骨盆畸形，已经分娩了八天。但是这次演砸了，三个钟头以后，产妇难产而死。大人、小孩一个都没保住，于是法国人禁止他在法国销售这种工具，谁让你演砸了呢？

那么他们家发明的到底是个什么东西呢？这个东西如今已经一点儿都不神秘，那就是"产钳"。过去要是发生了难产，只能用带锯齿的钳子或者是特殊的钩子把胎儿搅碎钩出来。策略上讲就是保大人，不保孩子，因为根本没办法保孩子。现在，有了这种产钳，就可以夹住孩子的头，然后慢慢地拽出来。产钳的外形符合婴儿的头型，钳子很长，可以从头顶一直包裹到婴儿的腮帮子，这样就比较安全了。

尽管休一直是皇家御医，给玛丽女王和安妮女王提供过服务，但是皇家医师学

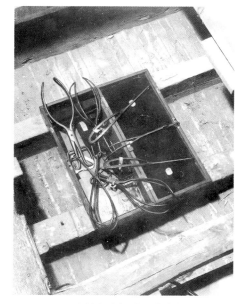

▲ 张伯伦家族发明的产钳

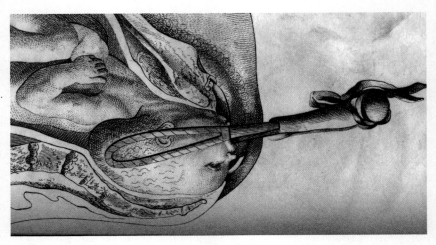

▲ 梅里的产钳

院指控他无照行医。休不得不去了苏格兰，后来又跑到了荷兰。产钳在法国没卖出去，但是在荷兰卖出去了，这是产钳技术第一次外泄。荷兰医生亨德里克买下了这个技术，但是据说休卖给他的钳子只有半片，另外半片您回家自己琢磨去吧。所以啊，这个家伙也把产钳当作祖传秘方，就这样，这个秘密又保守了60年。

休也老了，他的儿子仍然叫"休"，所以说他们家起名字贫乏得让人不敢恭维。为了区别，管爸爸叫"老休"，管儿子叫"小休"。到小休老了的时候，他家没有男性继承人，所以小休就把家里的祖传秘方给公之于众了。大家这才发现，原来还有这么一种法宝，秘密前后保守了近160年了。

张伯伦家的这种产钳，其实也在一代一代不断改进升级，统称"张氏产钳"。苏格兰医生梅里对产钳做了一次大升级。过去张氏产钳只照顾到孩子的头形，但是没有照顾到妈妈的产道，梅里医生设计的新产钳外形曲线上可以兼顾两者。

梅里医生还有一个创新，那就是钳子的关节是可以分开的。现在厨房用的多功能剪刀，两片也是可以打开分离的。梅里医生的设计跟这个有异曲同工之妙，这样就可以把两片产钳分别插进产道，找准位置以后，再把中间的轴给扣上。医生捏着钳子往外拽，助手摁住肚子往外挤，一推一拉，就解决问题了。

1877年，法国医生塔尼耶对产钳又进行了一次大的升级，那就是添加了一个额外的把手。产道是弯曲的，钳子夹住孩子的头以后，手柄方向和孩子的身体轴线方向不一致，斜着拉多费劲儿啊，这个额外的把手刚好在轴线方向，这样往外拉比较顺手。

塔尼耶还有个重大发明，那就是婴儿保育箱。他是在参观了养鸡场的恒温孵蛋装置以后突发奇想，这个东西似乎对早产儿很有用，可以模拟一个干净的、温度类似母体的环境。其实这种装置最早也不是他发明的，但是是他首先用于早产儿。婴儿死亡率一下子就下降了28%，这是很了不起的成就了。

产钳是一个非常重要的发明，正是从产钳开始，生孩子变成了一个医学问题。如今生孩子都去医院，医院也有专门的妇产科。这个意识就是那个时代逐渐形成的。

当然，产钳也是有风险的。按理说，两片钳子一片左脸一片右脸，对准，夹好，慢慢拽就行了。可是早期的助产士并不熟练。如果二把刀助产士上来就弄错了，钳子一片垫着后脑勺，一片扣在脸上，助产士往外一拽，婴儿的鼻子受得了吗？

即便方向是对的，夹的部位也是对的，产钳仍然是有一定风险的，万一劲儿使大了呢？胎儿的头骨并没有完全闭合，还有一定的缝隙，能容忍轻微的变形，就是为了能够顺利地通过产道。这也是自然选择的结果。

还记得我们讲麻醉的那一节吗？苏格兰医生辛普森是最早把麻醉引入妇产科的。其实他还有一个贡献，那就是发明了一个"皮撅子"。前头是一个橡胶的皮撅子，后边接一根管子，伸进产道，吸住小baby（婴儿）的头，确保不漏气，开始用针筒抽气，这样这个皮撅子就牢牢地吸在孩子的头顶，用这个东西把孩子给拔出来。

等孩子出生以后，抱过来给妈妈一看，只见孩子头顶有个大包，这就是皮撅子给吸出来的，一般来讲不会有大问题，没多久就会消掉。这个办法似乎比产钳还要安全，毕竟没有硬东西。但是辛普森医生的做法没有被推广开，不久就被遗忘了。

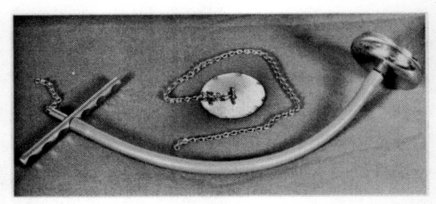

▲ 真空吸引器

一直到了近 100 年后的 1953 年，瑞典的妇产科教授马姆斯特罗姆重新发明了这个方法，当时他用的是金属撅子。不过现在用的还是柔性的居多，橡胶、塑料都有。这都是现代的技术了，皮撅子挤占了产钳很大的份额，学名叫"胎头吸引术"。

各种技术都有自己的优点，也有缺陷，互相之间都不能完全代替。那么除了用产钳拉和皮撅子往外吸以外，还有其他的办法吗？当然有，这就是剖宫产，这是最后的办法。古代的剖宫产手术要么是给死人用的，要么是胆子大，运气好到爆棚，否则是没办法搞的。因为剖宫产是一场不折不扣的手术。假如止血没搞定，麻醉没搞定，你怎么办？况且还有感染的问题。只要动刀就不是小事，往往就是感染和大出血，要了母亲的命。

1610 年，德国医生特劳特曼给一位产妇做了剖宫产手术，孩子保住了，但是大人没保住，产妇大出血，很快就死了，孩子倒是活到了 9 岁。究其原因，当时的医生不敢对子宫进行缝合。你"刺啦"一下划开个大口子，然后你就不管了？这怎么行！当时做剖宫产手术，死掉一半是正常的。当然两害相权取其轻，有人是硬着头皮做。不过大多数人都不怎么敢。

一直到 1876 年，意大利医生波罗干脆一了百了，直接把子宫给切了，这创口就小多了，很容易止血，产妇的存活率大大提高了。可惜，下一胎就没了。不打算生孩子，那还可以接受；要是打算继续生，那就不能接受。

1882 年采格采用子宫壁纵切口及缝合法，开创了古典式剖宫产。肚子上刀口是竖着切的。1912 年克罗尼格首次施行子宫下段剖宫产，对剖宫产做出了革命性的贡献。经过不断的改进，现在常用的办法不是竖着切了，是在下腹部横着切个口子。剖宫产的技术越来越成熟。

在全世界范围内，采用剖宫产的准妈妈越来越多，增长非常迅速。有些人是迫不得已，有些人是自我选择。理由当然多了去了。有一位墨西哥的妈妈做出了一个出人意料的举动，她自己给自己动了剖宫产手术。

是她本事大吗？不是，实在是无奈。墨西哥妇女拉姆雷兹没什么文化，生活在缺医少药的贫苦农村。她养育着七个孩子，和老公以种地为生。她又一次怀孕了，肚子里有了第九个孩子。第八个哪儿去了？那个孩子胎死腹中了。这都第九个了，经验当然非常丰富。她自己已经感觉到了临产的征兆，肚子开始阵痛。但是医院在八小时车程之外，最近的助产士也有 80 千米之远。

前几次都是靠老公帮忙，这一次，不巧，老公出去喝酒了，找不见个人影子。拉姆雷兹在家里没办法，阵痛持续了 12 个小时，但是一点儿进展都没有。前一次失败的教训历历在目，上次就是这样，出现阵痛之后迟迟无法分娩，最终导致孩子胎死腹中。这一次，拉姆雷兹说什么也不想重复上一次的经历，她决定自己给自己做剖宫产。

她没有任何医学知识，有关解剖学的全部知识都来自宰鸡宰鸭。就这样，在厨房里找出一把尖刀，17 厘米长的刀子，看着都瘆人。她拿出老公私藏的烈酒一仰头"咚咚咚"就是三大口，借着酒劲儿，她狠狠心下了刀。

剖宫产不仅仅是划个口子。肚皮挺厚的，皮肤下面有脂肪，然后是肌肉，再下边才是子宫。子宫也是肉，也有厚度。这一层层地切下去，拉姆雷兹得忍受多大的疼痛啊。一层层切开，花了足足一个小时。她用尽力气把孩子从子宫里拉出来，剪断了脐带以后，孩子还挺能哭，声音还挺洪亮的。

干完这些事儿，拉姆雷兹实在支持不住了，就昏了过去。也不知道过了多久，她醒过来了。这肚子还开着呢，她只能找衣服包住肚子，不然肠子都流出来了。然后，让她 6 岁的孩子去找医生。

过了 7 个小时，终于把村里的医疗助手给找来了，估计这也就是类似赤脚医生的角色。来的这二位一看，吓了一跳，赶紧拿缝衣服的针先把肚子给缝上，然后七手八脚地送去医院。开车 8 小时，一路上拉姆雷兹居然能撑得住。

到了医院，把大夫给吓了一跳，这可够英勇的。拆开线重新处理，缝好子宫，结扎输卵管。然后给用了药，打了抗生素，最后再缝上。随后的几天，拉姆雷兹恢复得不理想，医生又一次打开肚子找原因。这次算是没问题了。这位真的是英雄母亲啊。

现在剖宫产在全世界都呈现上升势头，我国 2011 年的数字，剖宫产比例达到了 46.7%，还是蛮高的。有些人是怕疼，她们不知道还有无痛分娩技术，怕疼未必要剖宫产。当然，还有很多是必须剖宫产的，并非主动选择。比如，有的是因为营养太好了，胎儿比较大，自然分娩有困难，不得不剖宫产。

但现在越来越多的研究发现剖宫产对胎儿和孕妇都并非无害。2012年 5 月末的《儿童疾病档案》上发表了一项研究，指出剖宫产的孩子在 3 岁时出现超重症状的概率是顺产的两倍。另一项研究发现，剖宫产会导致孩子日后更容易发生喘息性疾病。

那么剖宫产和顺产差在哪儿呢？其实就是孩子没从产道走一遭，没有充分接受到来自母亲的菌群。还好，经过广泛呼吁，剖宫产比例后来逐渐回落，到 2018 年是 36.7%。

人类为什么生孩子这么困难呢？其他动物貌似没这么麻烦。有一种进化上的说法，那就是人是直立行走的，因此骨盆的形状就不适合生孩子。人又特别聪明，脑袋大，因此母亲生孩子特别费劲。

产房中的幽灵：大夫，你洗手了吗

  法国经历了一场疾风暴雨式的大革命，整个政府机构大换血，社会风气也和以前不太一样了。过去医学机构总是挂个"皇家"的前缀，现在用不着了，皇上路易十六被拉出去"咔嚓"了。旧的医学院也都关门了，新的、倡导自由的医学协会开始兴起。

> 我们中国古代的传统是学而优则仕，文人总是希望到朝廷里当个官。法国这边似乎也有这样的传统。拿破仑是炮兵军官出身，基本水平就是高中 + 初步微积分。炮兵普遍都要有这个水平，法国整体的科学素质都不低。好多学者和科学家都有从政的经历，科学家卡诺、拉普拉斯、夏普塔尔等曾出任内务大臣，居维叶曾出任教育大臣，富尔克罗瓦曾出任教育督察员，傅立叶和拉蒙曾任省长……人多了去了。这么一大批人，拥抱新的思想和新的观念，他们都富有理性思维，强调分析观察，坚决主张理论与实践相一致，很快就把法国推到了世界科学研究的前列。

  所以法国的医学水平也在突飞猛进，法国接替意大利，成了解剖病理学的沃土。巴黎成了欧陆的医学中心之一，另外一个能和巴黎平起平坐的医学中心是维也纳，维也纳大学医学院也是能人辈出。

  医学是个庞大的体系，随着知识的不断积累，内部也在不断细分出很多的学科。人死了，他是怎么死的？得了什么病？身体到底发生了哪些变化？作为医生，当然是要搞清楚的。当时流行的瘟疫给医院提供了大量的案例，也提供了大量做尸体解剖的机会。很多医生白天给病人看病，晚上

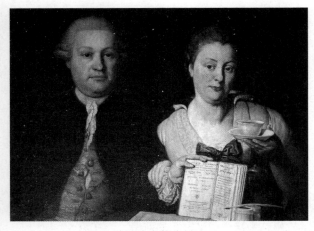
▲ 奥恩布鲁格夫妇

还要解剖尸体做研究。

当时维也纳大学医学院的海恩已经把温度表引入了医学领域。他第一个意识到，温度是疾病和健康的宝贵标志。温度也是当时为数不多的可以精确测量的生理指标，其他能测量的生理指标也就是心跳脉搏，要么就是听听你的声音，如肚子里的声音、胸腔的声音等。

对于死人你可以毫无顾忌地打开身体仔细检查，但是对于活人，你该怎么办呢？你总不能把活人的胸腔打开看看吧。要想了解活人身体内部的事儿，不能靠眼睛，只能靠耳朵。有人写了一本小册子，专门讲了如何靠耳朵来诊断病情。别看这本书不厚，但是在医学史上却非常重要。

这本书的作者叫奥恩布鲁格，他也在维也纳大学医学院学习过。1752年毕业，先去一家西班牙医院工作了几年，后来成为主任医师。又干了几年以后，他独立开业了。医学院的毕业生差不多都是这么过来的。

这位奥恩布鲁格的父亲是个客栈老板，客栈里有好多大酒桶。这些酒桶到底还剩下多少酒呢？他老爸拿手指头敲一敲就知道了，空桶和装满酒的桶敲出来的声音不一样。他老爹甚至能轻松地判断水位线在何处。从小奥恩布鲁格对老爹的这个本事印象深刻。

奥恩布鲁格多才多艺，在音乐方面也很有天分，还给当时著名的宫廷乐师安东尼奥·萨列里的歌剧写过歌词。这个萨列里虽然名气很大，但总是输当时的音乐神童莫扎特一头。大家都在维也纳，抬头不见低头见。《莫扎特传》把这个萨列里描述成了反派大 BOSS（老板），忌妒莫扎特，可真实历史未必是这么回事儿。

后来，奥恩布鲁格解剖了很多病人的尸体，他发现很多死于胸部疾病的患者胸腔里有大量的液体，要么就是渗漏进胸腔的，要么就是脓液。但是在病人还活着的时候，医生根本就没办法知道病人肚子里的情况。别忘了，他在音乐上很有造诣，从小又看惯了他老爹敲酒桶，于是他就把这个办法移植到了人的身上。

你不要以为这事儿就靠灵光乍现，"Bingo!"就搞定了。他还要做大量的实验来验证自己的想法，他把水注入尸体的胸腔来做试验，看看能不能用敲击声音的不同来寻找水位线。他不断通过尸体解剖来验证他总结的方法。为了摸索出一套方法，找到声音的规律，奥恩布鲁格足足研究了7年。

1761年，他写的一本书出版了，名字叫《新发明》。这本书只有95页，详细地描述了你该如何敲病人的肚子、病人的胸，如何听声音。如何敲都是有规范的，这种诊断病情的方法叫作"叩诊法"，是一种简单实用的技术。

这本书在当时没有引起什么关注，他的老师和同学都没注意到这本小册子的价值。直到维也纳医学院的一位名师斯托尔发现了这本书，开始大力推广这种方法。他在自己的书里也提到了这种叩诊法，这一下叩诊法逐渐流传开了。1770年法国人把这本小册子翻译成了法文，但是流传不广。对推广叩诊法起作用最大的是科维萨特，他是拿破仑皇帝的御医，当然有很大的学术影响力。叩诊法开始在法国流传，法国人曾经称赞叩诊法是"照亮胸部疾病的火炬"。

这位科维萨特不仅仅是推广了叩诊法，他还在病理学方面做出了非常大的贡献。他还是一位名师，带出了不少优秀的学生。其中有个学生叫雷奈克，他23岁就获得了医学生的最高荣誉。他也是第一个使用"黑色素瘤"这个词的人，而且观察到了黑色素瘤的转移。

虽然他年纪不大就初露锋芒，在学校里也是学霸，但是就业却很不顺利。他一直没能获得政府的聘用，只能当私人医生，一直到35岁才去一家医院就职。

1816年，他去给一位年轻的贵族小姐看病，看着病人的姿势，恐怕

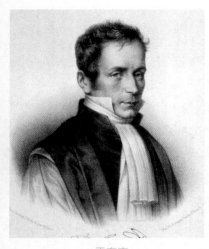
▲ 雷奈克

是心脏出了问题。她眉头紧锁，手捂着胸口，十有八九是心口疼。雷奈克跟着老师学过叩诊法探查胸腔的情况，这是当时最好用的办法了。

无奈，这个办法在这位贵族小姐的身上失效了。为什么呢？这位贵族小姐太胖，肉太多。按理说，用叩诊法需要用手指关节垫在患者身上，另一只手轻轻地敲。无奈怎么敲都跟敲在棉花上一样，手又不能下得太狠，否则就变成非礼了。

叩诊法听声音是不需要耳朵贴上去的，因为声音比较大，只要环境安静就可以听见。但是现在叩诊法失效了，该怎么办呢？只有一个办法，那就是"直接听诊法"。没错，医生们都是用耳朵贴在病人的身体上直接听的。

男女授受不亲啊，正面是不能碰的，只能听背面。过去的医生都是这么做的，也就是耳朵贴在女患者的后背上听，这总好得多了。偏巧，这位雷奈克脸皮太薄，他不好意思这么做。也难怪，他拖到 43 岁才结婚。

好在雷奈克想起早上路过卢浮宫门前广场的时候，看见两个孩子拿着一根棍子在玩儿，一个孩子用耳朵顶着棍子的一头，另外一个孩子用大头针在另一头刮出密码，声音通过棍子很清晰地传到了另外一端。雷奈克小时候也玩儿过这种把戏。他灵机一动，用纸卷成一根管子，把这根管子顶在病人的心脏部位，然后把耳朵压到管子的另一端，果然听到了清晰的心脏跳动的声音，甚至比直接用耳朵贴着后背听还要清楚。耳朵贴着后背，恐怕医生也不敢贴得太紧。现在那根管子顶过去，可以压得非常牢靠，声音传递效果很好。世界上第一个听诊器就此诞生。

雷奈克从此开始不断地改进听诊器。他发现木头管子效果很好，一端还有个喇叭口。为了便于携带，雷奈克把管子做成两截，可以分拆。这东西外号叫作"医生手中的长笛"，雷奈克也就被人尊称为"胸腔医学之父"。他甚至用听诊器分辨出了妈妈肚子里胎儿的心跳声，这在当时是非常了不起的成就。

当然，雷奈克还是要结合尸体解剖来印证自己的听诊法，听诊和叩诊逐渐成了当时医生最常用的诊断方式。1855年，纽约的乔治·凯曼用软管代替了硬管，从一个耳朵听改成了两个耳朵听。听诊器就此基本定型，听诊器和后来的白大褂成了医生的典型标志。当然，雷奈克那个时代还没有白大褂，白大褂是后来的事情。

听诊器是一项伟大的发明，医生们第一次获得了一种简单方便的诊断器械，而且也改善了医患关系。因为在当时，男医生占了绝大多数，给女性病人看病多有不便。现在有了听诊器，起码大家可以保持安全的距离了。

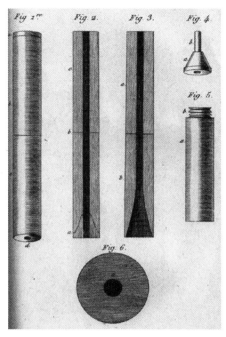

▲ 雷奈克的听诊器示意图

听诊器也防止了接触性传染病的传播。当时巴黎和维也纳都建立了规模庞大的医院。随着病人的集中，当时的医院不知不觉间成了传染病的一个集中之地，很多医生成了疾病传播的载体。起码听诊器避免了直接接触，降低了传染病传播的可能性。

雷奈克在病理学方面也是有重要贡献的。他在研究酒瘾患者的肝脏的时候，发现他们的肝脏上都有一个个富有暗棕色光泽的疙瘩，这种症状后来被称为"雷奈克氏肝硬化"。他还研究过当时流行的结核病，在胸部疾病的研究方面成了权威。1819年，雷奈克出版了一本书《间接听诊》，讲述如何利用听诊器来诊断疾病。但是他本人寿命不长，45岁就去世了，遗产留给了他的侄子，其中最珍贵的就是他亲手制作的世界上第一个木质听诊器。

从叩诊法到听诊法，我们可以看到欧洲大陆的两大医学中心巴黎和维也纳之间学术交流的过程。当然，这两边也在不断地竞争。科学中心从英国逐渐移到法国，然后移到了德意志地区。医学上也大致呈现了这个规律。

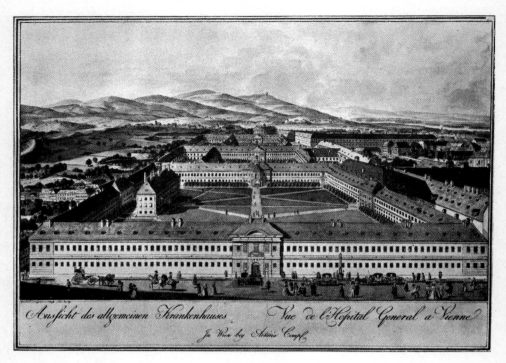

▲ 1784 年的维也纳总医院

　　新维也纳学派开始兴起。1784 年，维也纳总医院建立，这所医院在皇家的支持下立刻成为当时最好的医院。这所医院是维也纳大学医学院的附属医院，也是当时医学教学的重镇。维也纳总医院有了独立的眼科、独立的皮肤科，专业分工方面比巴黎更加细化。

　　这也是科学的一个特点，科学在不断地发现新的知识，没人能精通全部知识，每个人只能精通其中的一部分，所以医学迅速变得越来越细化，局部的内容变成了一个专门的学科。

　　巴黎的医生们一方面要给病人看病，一方面还要做尸体解剖研究病理学。维也纳大学医学院设立了专门的病理学教职，专门从事病理学方面的研究和教学。其中最重要的一位是罗基坦斯基，他几乎只负责研究病理学，很少参与临床医疗。

　　这位罗基坦斯基可了不得，以他命名的医学名词能列出一大串，比如：罗氏病、罗氏肾、罗氏疝、罗氏骨盆、罗氏瘤……

　　反正他一辈子参与了 7 万次尸检，其中大概有 3 万次是他自己亲手解

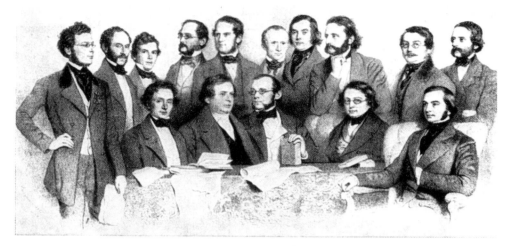

剖的，其他都是助手们干的。平均下来一天两次，一周 7 天，总共坚持了 45 年。这个人几乎一辈子就放在尸检的研究上了。

维也纳在当时还是比较多元化的。奥地利帝国在当时是个大国，不仅管着奥地利本土，连匈牙利王国、波西米亚王国都是它的，在意大利和波兰还占领着土地。所以维也纳在当时不仅吸引了德意志诸邦的人才，还吸引了大批的捷克人、匈牙利人、犹太人、波兰人……一时间群星荟萃。

1818 年，一个小男孩出生在匈牙利的首都布达佩斯的商人家庭，他叫塞麦尔维斯。1837 年，他进了维也纳大学学习法律。他看着医学院不错，就改学了医学。1844 年，他拿到了医学博士学位，但是没能获得内科医生的职位，于是他干脆专攻产科。他的老师就是当时大名鼎鼎的罗基坦斯基，还有一位老师是斯柯达。这位斯柯达也是个了不起的人物，他侄子建立了大名鼎鼎的斯柯达兵工厂。1846 年，塞麦尔维斯成为维也纳总医院第一产科病区的一位助教。

前面我们讲过男性是如何走进"接生婆"这个行业的，不再赘述。在当时的医疗条件下，产妇住院分娩后，产褥热的发病率非常高。塞麦尔维斯工作的第一产科病房，产妇的死亡率在某些月份甚至能达到 30%。那个时候，塞麦尔维斯还是个小年轻，当然干的都是些打杂的活儿。他的主要工作就是为每天早上教授的查房做一些准备，管理一些难产患者，顺便指导产科的学生，做一下记录。

在妇产科的发展历史上，除了上文提过的助产器具的发明，还有一件非常重要的事情。19 世纪，在奥地利最好的维也纳总医院里，几乎所有的产妇都不希望进入第一产科，她们甚至跪下求医生让她们去第二产科。按理说，第一产科都是医学院毕业的正规医生，第二产科都是接生婆，为什么产妇们死活不肯去第一产科呢？这可真奇怪。

当时维也纳总医院的两个产科病区的产妇数量差不多，但是产褥热的发病率却相差悬殊。第一病区主要是由医生管理，除了助产工作以外还要带学生搞科研搞教学，比如尸体解剖之类的事儿；第二病区则由助产士管理，只负责接生工作。

然而奇怪的是，由专业医生管理的第一病区产妇的死亡率却远远高于第二病区。仅仅是 1846 年这一年，第一病区的死亡率就高达 11.4%，而第二病区则仅有 2.8%。这些死亡患者死因基本都是产褥热。

当时医生们对产褥热的理解还不是很到位，没人知道为什么有的产妇会高烧不退，还打寒战，忽冷忽热，要么就是呕吐不止，过不多久就死了，他们笼统地把这种病叫作"产褥热"。当时流行着各种理论来解释这种现象，有人认为是空气不好（那时候流行瘴气说，很多事儿都能归结为空气不好），也有人认为这是过度拥挤造成的。还有不靠谱的学说认为，这跟地球磁场有关系。

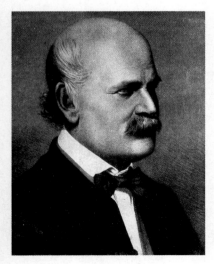

▲ 塞麦尔维斯

医院尽可能地改善居住环境，但是似乎没有什么用。也有人说，那是因为第一产科病房的产妇很紧张，毕竟给她们检查的都是男的，于是医院就开始减少第一产科病房的医生。外地人就成了背锅侠，很多外地来的都被开了，理由是他们检查病人比维也纳人粗暴。好在塞麦尔维斯没受影响，虽然他也是外地来的。

塞麦尔维斯当时留下了很多的笔记，有的产妇说自己报错了病区，坚决要求转到第二产科病房去；有的产妇已经得了产褥热，脉搏跳得飞快，浑身冒虚汗，肚子肿胀，但是她们仍然坚持认为自己很好。因为她们害怕医生，医生一旦来诊治，死期就到了。

有个神父经常在医院里走动，穿着长袍，给垂死的病人主持宗教仪式。因为每时每刻都有人死去，所以神父简直是忙不过来。塞麦尔维斯时不时就听到神父摇动铃铛发出的声音，每一声铃响就代表一条生命去见上帝了。铃声对他来讲是一种煎熬，也是一种鞭策，促使塞麦尔维斯下决心去找出产褥热的病因。

1847 年，塞麦尔维斯去意大利旅行，看看意大利优美的建筑和艺术品，也算是散散心，在第一产科实在是太郁闷了。当他回到维也纳的时候，听到了一个噩耗，他的好朋友雷茨卡被笨手笨脚的学生划破了手指，得了败血症去世了。雷茨卡是个法医学教授，经常带着学生在医院里做尸体解剖。他去世的时候出现的症状和产褥热的产妇们是很相似的，塞麦尔维斯不由得心头一动，难道败血症和产褥热有相似之处吗？

尽管维也纳有专门研究解剖病理学的教授，比如罗基坦斯基和斯柯达，但是大部分医生还是要通过尸体解剖来做研究。维也纳总医院还承担着教学任务，学生们在这里跟着老师实习，顺便给老师打打下手。

塞麦尔维斯联想到第一产科病房待产室的旁边有一个病理解剖室，医生和实习生们的习惯一般是每天早晨先到尸体解剖室（塞麦尔维斯自己早上也是要做解剖的），做过病理解剖后随便洗个手，然后直接到产房去了，比如说给产妇做常规阴道检查。有时候医生们还在做着解剖呢，旁边屋子里产妇要生了，隔壁忙不过来，找他们去帮忙，他们抬腿就跑过去为产妇接生。产妇分娩后被送回病房，可能几天之后又因产褥热死亡而被送入解剖室，这就形成了一个恶性循环。

塞麦尔维斯逐渐明白过来了，医生们做尸体检查的时候手上沾染了某种尸体上的毒素，这些毒素要是进入伤口就会造成败血症，进入产妇体内就会造成产褥热。医生的双手无意之中成了传播疾病的帮凶。要是某个产妇经常被医生光顾，十有八九是躲不开产褥热的。这就是第一产科产妇死亡率高居不下的真正原因。

相反，那些助产士哪里会解剖尸体呢？因此第二产科病房反而没有这么高的死亡率。过去在家里接生虽然总体上比不上医院的产科，但是家里产褥热反倒是不那么频繁发生。

既然如此，最简单的解决方法就是好好洗手。过去医生们并不是不洗手，但是那种简单的清洁是起不到消除毒素的作用的。所以他要求每个实习生和医生进产房前一定要彻底洗手，不仅用肥皂洗，还要用氯水浸泡，直至双手变得再也闻不到尸体的味道。而病房一定要用氯化钙消毒，特别是产前或产后给妇女做检查的时候。

就这样，第一病区发病率迅速下降。1847 年 4 月，死亡率还停留在18.3% 的高位。5 月中旬塞麦尔维斯坚决要求大家严格洗手之后，6 月的死亡率很快降至 2.2%，7 月为 1.2%，8 月为 1.9%。一年之后，创下了有两个月死亡率为零的纪录。

既然效果立竿见影，成本低廉，这么好的办法，应该大力推广才是哦。但是塞麦尔维斯遭遇到的却是同行的白眼儿。尽管老师斯柯达支持他，还有几个做病理学研究的医生支持他，但是大部分同行都是排斥他的。说白了，能来学医学的都不是等闲之辈。要从医学院毕业必须是过五关斩六将，我们都是体面人，难道连最基本的洗手都不会吗？还要你来教吗？

要知道，一旦吵架变成了维护自己的江湖地位，那么这就已经不是什么洗不洗手的问题了。塞麦尔维斯指责其他的医生都是杀人犯，对手们也不客气，骂他是产科界的尼禄（古罗马著名的暴君）。双方的关系是很差的，塞麦尔维斯本来想推广洗手的规范和要求，现在根本推行不下去。

1849 年，他的工作任期到了，他申请延期，尽管他的两位老师都是支持他延期的，但是顶头上司不同意，给他穿小鞋。他在维也纳大学医学院也没有晋升的机会，他要求开设讲座，但是校方不同意，后来勉强同意了，但是要求他照本宣科，不得自由发挥。也就是说，推广洗手消毒是不行的。塞麦尔维斯讲座开了 5 天就放弃了。

1851 年，塞麦尔维斯回到了匈牙利的首都布达佩斯，这是他的老家，还是在老家舒服一点儿。他在家乡的圣罗切斯医院担任荣誉医生，这个职位是没薪水的，可见他当时的状况不乐观。在他工作的 4 年间（1851—1855），圣罗切斯医院共有 933 位产妇分娩，仅有 8 例患者死于产褥热，死亡率仅约 0.86%。但是当地的医生还是不相信他的理论，那就是产褥热是由于医生的手沾染了不干净的东西传染的，他们坚持认为产褥热是肠道问题造成的。

干了 4 年以后，他终于成为布达佩斯大学的产科教授。据说苏黎世给了他更优厚的条件，但是他不想离开家乡，还是在布达佩斯更舒服。1858年，他写了一本书，叫《产褥热的病因、概念和预防》。直到此时，还是没人认可他的理论。塞麦尔维斯知道如果洗手规范不能推广，那么产妇还是在鬼门关上徘徊，不知道要死多少本不该死的人。可惜，他就是跳着脚地骂也没人听他的。他越是骂，别人越是不听他的。

我们可以想象他的心情坏到了什么地步。他开始出现抑郁的情绪，从

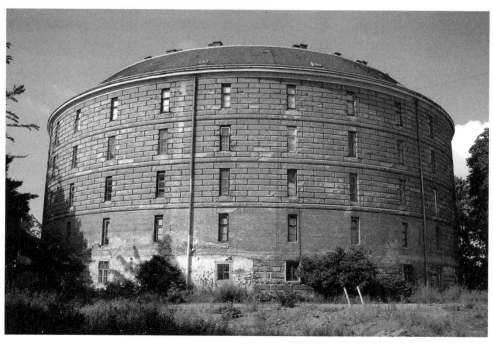

▲ 维也纳总医院的精神病房

1861 年开始，他的脾气越来越古怪，随便什么人跟他谈话，他三句两句就能扯到产褥热的问题上。他一遍又一遍地强调，产后的子宫就是个巨大的伤口，外界的毒素是很容易进去的。可是要他说清楚到底是什么毒素，他又说不清楚。

就这样折腾了好几年，家人受不了了，把他送进精神病院。在精神病院，他和看护人员打起来了。要是他住在维也纳总医院的精神病房，恐怕就不会跟看护人员打起来。那座楼是环形的走廊，病人要是跑出来的话，看护人员连追的兴趣都没有，因为病人跑一圈会转回原地的，追他干啥？

可惜，塞麦尔维斯住的不是维也纳总医院的精神病房，而是老家布达佩斯的精神病院。他不但跟看护人员打起来了，还受了伤，很快就死于败血症。当年他还研究过败血症，终年 47 岁。

就在这一年，一个 9 岁的男孩进入了维也纳的一所学校开始上学。他的人生轨迹和塞麦尔维斯几乎是一致的，考进了维也纳大学的法律系，然后转而学了医学，成为精神科的医师。要是塞麦尔维斯能碰上这位精神科医师，也许就不至于那么不幸了。这位精神科医师叫弗洛伊德，他也是维也纳大学医学院毕业的。

塞麦尔维斯就这么离开了人世。当他去世之后，他所在的医院因不重视他的做法，产妇的死亡率很快就上升了。有关产褥热的问题还是没有解决，那么解决问题的是谁呢？别忘了，欧洲的两大医学中心维也纳和巴黎在不断地竞争，这一次轮到法国人出手了……

看不见的微生物：发现传染病之源

前面我们讲到了塞麦尔维斯的悲剧，当时产褥热的发病率是非常高的，但是大家都不知道这是为什么。不管塞麦尔维斯如何强调洗手，医生们总是我行我素。因为医生是体面人，是绅士，绅士是干净的，尽管他们的衣服上到处沾了乱七八糟的东西。

医院里用的绷带也是陈年老货，这东西都快赶上古董了。在当时医学界的观念里，沾满了上一位病人脓血的绷带是会带来好运的。

反正当时医学界认为，流脓是人体自己康复的必由之路，这没什么大惊小怪的。当然，并不是所有人都这么认为。古代的那些理发师医生虽然文化不高，但是有自己的一些经验。伤口要是生了蛆，反倒没事，因为蛆会吃掉那些脓液。如果不长蛆，任由脓流出来，病人恐怕性命难保，那么外科医生就面临着抉择：到底是让蛆在伤口里生存，一直这么啃，虽然不会死，但是伤口无法痊愈，还是说清理掉这些蛆，让病人自己挺着呢？这是个艰难的抉择。

为什么长了蛆的伤口反而没事，流脓的就不行呢？差别在哪里？解决这个难题的就是我们今天要讲的大主角，"最伟大的法国人评选"排名第二的路易·巴斯德。

巴斯德家庭很普通，他的父亲是拿破仑军队的老兵，在乡下开了修鞋的店铺。

老爹本来也没打算孩子能有大出息，上学念书认识几个字，能算账，回来帮自己经营店铺算了。没想到的是，小巴斯德把当地学校能拿的奖全都拿了一遍，是个不折不扣的学霸。老爹虽然文化程度不高，但是随着拿破仑大军横扫欧洲，他也去过不少地方，因此见识算是广博的。他明白这个孩子读书有前途，应该供他继续上学。要不说人的眼界很重要。

当年法国攻打俄罗斯帝国，结果是惨败而归。跟在屁股后头追的那批俄国青年军官打到了西欧，在巴黎保留了一支驻军。这批人算是开了眼，顿时觉得家乡俄国落后得不像个样子，回家就开始闹改革。

巴黎是当时一个非常重要的文化中心。小巴斯德也想去巴黎，想要考巴黎的好学校，到那儿去学习最先进的知识。于是，他就瞄准了巴黎高等师范学校。

巴黎高师是法国最难考的学校，是法国高校之中的明珠，是顶尖的大学，出了 13 个诺奖得主、14 个菲尔兹奖得主。

巴斯德考了两次才如愿以偿进入了巴黎高师，他学的是化学。毕业以后本来是要去当老师的，但是他没去，在学校的实验室里当短期助手。当时他研究的课题是结晶学。

什么叫结晶，可能大家都没注意过。超市里卖的单晶冰糖，就是糖的结晶体。看上去一个个都长得差不多，似乎糖的晶体都有非常相似的几何形状，其实这跟糖分子的排布结构是有关系的。巴斯德研究的是酒石酸晶体，这东西就是葡萄酒里酸味的来源。巴斯德发现酒石酸溶液的旋光性是不一样的。

偏振光我们天天接触，因为液晶面板靠的就是偏振光。打个比方，ATM 机的银行卡插口是横的，你的卡片要是竖着插，那就别想插进去，只有横向的能通过。光也是一样的。光是一种横波，是有振动方向的，假如振动方向不对，那就无法通过偏振片。振动方向完全一致的光就是偏振光。

但是科学家们发现，偏振光在通过了酒石酸溶液以后，振动方向居然扭转了一个角度。这倒也不算奇怪，在石英和其他一些晶体上，这种旋光现象也是有的。但是奇怪的是，有的酒石酸溶液

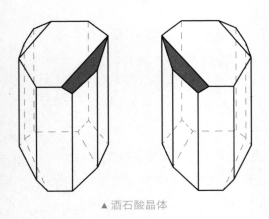

▲ 酒石酸晶体

是有旋光效应的，有的没有。这东西怎么还时灵时不灵啊？这两种不同的酒石酸测定的分子式是完全一样的，到底是怎么回事儿呢？谁也说不清楚。

巴斯德有个好习惯，就是喜欢用显微镜看东西。他的第一反应就是拿显微镜来，看两眼再说。酒石酸晶体很小，就跟粗盐粒差不多大。他发现，有两种酒石酸晶体，这两种是左右对称的。晶体太小了没办法做实验，他干脆在显微镜下用镊子把两种酒石酸晶体给分成了两堆，也就他有这个耐性。泡成溶液以后再用仪器去检测，果然，这两种不同的酒石酸晶体溶液一个是往左偏，一个是往右偏。要是混在一起呢？那就不偏。

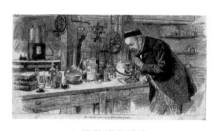

▲ 巴斯德在观察

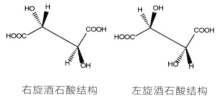

右旋酒石酸结构　　　　左旋酒石酸结构

这个实验在化学史上都是数得着的。为什么？因为这个实验直接开启了一个化学学科，那就是立体化学。这种旋光性差异是怎么造成的？其实就是两种酒石酸分子成分都一样，但是原子结构排列不一样，两个是互为镜像。化学性质跟原子排列的三维结构有关系。

巴斯德因为这个发现，在化学界声名鹊起。他后来到了法国科学院下属的里尔学院去当院长，算是当上了正经八百的教授。法国的里尔是个工业区，酿造工业非常发达，无论是酒还是醋，都是靠酿造的。

很快，当地酒厂的人来找巴斯德。发酵槽里一股酸味，酿的酒质量非常差，酒精含量很低，他们不知道是怎么回事儿。酿酒这事儿是个古老的技术了，弄点儿酒曲和面团或者是果汁混在一起就行了。你放在那儿，就能发酵产生酒精。家里做酒酿也是差不多的道理。近代化学之父拉瓦锡曾经说过，酿酒的过程不过就是糖分变成了酒精，这是个纯粹的化学变化，没什么神秘的。

巴斯德是内行人，他知道虽然看上去平淡无奇，但是人家糖分凭什么就变成酒精了？你不加酒曲，人家能变吗？你弄点米饭放在那儿不管，那只会发霉。奥秘一定就在酒曲里面。所以巴斯德又一次拿出了显微镜，这东西就是他的法宝。他弄了点儿啤酒汁液来观察一下，发现里面有些小圆球。这些东西是什么，巴斯德也不知道。以前也有人用显微镜看到过这些东西，但是觉得它们都是些无机物，是杂质。但是巴斯德没有放过这些小球，他用啤酒原液来培养这些小球。很快他就发现，这些小球根本不是无机物，而是有生命的东西，它们主导着整个发酵的过程。就是通过它们，糖分才变成了酒精。

现在我们都知道这东西就是酵母菌。后来巴斯德分辨出了两种不同的酵母菌，一种是小球，专门产生酒精；另一种是杆状的，专门产生乳酸。为什么酒厂的发酵槽里有一股酸味呢？其实就是因为产生了大量的乳酸。按理说，发酵的酒曲应该全是酒精酵母，但是里面混进了大量乳酸酵母，味道当然就不对了。

怎么解决问题呢？用高温杀死乳酸酵母，只剩下酒精酵母，那么问题就解决了。有了这一次的经历，巴斯德从研究化学转向了研究生物，后来又从研究生物转向了医学。他不是科班学医出身的，但是也算是歪打正着。

巴斯德开始逐渐深入了解这个微生物的世界。他发现原来这是一个非常庞大的门类，有的微生物不喜欢氧气，有的离不开氧气。它们有的会游动，有的不会。它们在适合的条件下都会迅速繁殖。它们是活的，它们都是微小的生命。

得益于巴斯德和其他科学家的发现，微生物学逐渐建立起来了。未来很多学科都是离不开微生物学的，微生物学是基础学科，可见巴斯德的发现有多重要。

1857 年，巴斯德回到巴黎高师当老师，算是回到母校去工作了。而且还当官了，法国也有学而优则仕的传统。他当了行政长官，估计是类似于教导主任之类的角色，这个角色从来不招学生待见。别看巴斯德是个法国人，脾气秉性怎么都像是死对头德国人，对学生这个不准那个不准。别忘了这都是法国学生，吃你这一套？人家不自由毋宁死。

　　巴斯德开除了几个学生，这一下捅了马蜂窝。学生罢课游行，集体散步。巴黎的教育部压力也很大，最后还是皇帝拿破仑三世出面调解，巴斯德扛着包袱走人，去斯特拉斯堡大学当教授，有独立的实验室。

　　就在斯特拉斯堡大学期间，巴斯德做了那个名垂千古的曲颈瓶实验。当时达尔文的进化论开始在欧洲流行，这是个大的热门儿。那么一个非常深奥的问题就摆在了大家面前，生命究竟能不能自然产生呢？按照达尔文的理论，生物

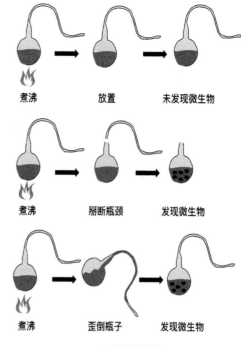

煮沸　　　　放置　　　　未发现微生物

煮沸　　　翘断瓶颈　　　发现微生物

煮沸　　　歪倒瓶子　　　发现微生物

▲ 曲颈瓶实验

都是在不断进化的，那么倒推回去，最早的生命是如何产生的呢？这可是个大问题。

　　当时自然博物馆的馆长普歇做了一个实验，他用高温处理了一捆干草，然后塞进一个玻璃瓶里，灌进了开水。他认为这里面应该是不会再有任何生命存在了，然后他就把这个瓶子封起来了。没过几天，里面长满了微生物。因此，普歇认为生命是可以自然发生的。你看，本来这瓶子里面应该是没有任何一点儿生命的，现在却长满了微生物，那么这些微生物是从哪里来的呢？肯定是自然发生的。

　　与他针锋相对的就是巴斯德，因为巴斯德对微生物非常了解，他坚信生命是不可能无中生有的，所以他就做了那个著名的曲颈瓶实验。这个实验其实很难，没有那么简单。

　　巴斯德首先在一个玻璃瓶里放进肉汤，放在酒精灯上煮开了，这算是杀灭微生物。用火焰烧瓶口，拉长瓶口的玻璃，把玻璃管弯成S形。这个瓶子里的肉汤很长时间也没有腐败。巴斯德认为这是因为瓶口弯成了一个横着的S形，即便是有微生物进了瓶口，也会沉积在第一个拐弯儿的

地方，进不了瓶子深处，所以肉汤是不会腐败的，微生物不可能自己从肉汤里长出来。

但是普歇不这么认为，他认为是巴斯德的这个怪模怪样的瓶子不适合生物诞生，人家嫌这个瓶子难看。人家本来想投胎当微生物啊，一看这个瓶子太憋屈了，人家就不来了。

那么巴斯德该怎么办呢？好办，打碎那个 S 形的弯嘴，肉汤果然就开始腐败了，长满了各种微生物。这说明瓶子肚子是不反对微生物的，不犯冲。还有一个办法，那就是倾斜瓶子，让肉汤进入 S 形的管子，接触到最前面那个弯嘴，那里应该沉积了很多微生物。果然，肉汤开始腐败了。这说明啥呢？不是瓶子的形状和微生物犯冲，而是说微生物存在于外部的空气之中，生命是不会无缘无故从瓶子里长出来的。

普歇还是不同意巴斯德的观点。如果空气之中有大量微生物，为什么还是透明的呢？巴斯德没有办法，弄了七八十瓶肉汤，全都煮开了，然后密封好。在巴黎的大街上打开几十瓶，然后在地下的洞穴里打开另外几十瓶。最后一组是在勃朗峰冰川上打开的，巴斯德费劲巴拉地爬到那么高的山顶上。巴黎那些瓶全都长毛了，地下洞穴之中打开的有一半长毛了，在勃朗峰上打开的只有很少的微生物繁殖。这就很说明问题啦。假如微生物是自己长出来的，那么应该跟地点没多大关系哦。可是实验结果不是这样的，说明这跟实验地点的空气质量有关系。巴黎空气太脏了嘛！就这么简单。

普歇不服气，拿着他的干草烧开水的瓶子去了巴斯德去过的那些地方，每次瓶子里都能长出微生物，似乎跟地点是无关的。双方就吵起来了。到底谁对谁错，法国当时成立了一个委员会来评估两个人的实验。巴斯德倒是当场做了，但是普歇没有做，普歇弃权了，于是巴斯德赢了。

巴斯德的运气实在是太好了，要不说巴斯德的人生就像开了挂一样呢。枯草里面有一种枯草杆菌，这种东西在开水里都能活，人家随便洗澡不在乎。普歇以为沸腾的开水能杀灭所有的微生物，他想错了。这个实验即便是换了巴斯德来做，结果还是一样的。倒霉蛋普歇首先选错了实验材料，第二次错误地弃了权，给了巴斯德扬名立万的绝佳机会。巴斯德成为公认的微生物学之父。

不过，到现在为止，我们还是不知道最原始的生命是如何开始的，是如何跨过自我复制这道门槛的。这个大问题就不是当时的巴斯德能解决的了，再开挂也不行啊！

巴斯德有一项发明一直沿用到今天，那就是巴氏消毒法。因为把牛奶煮开了会破坏口味，葡萄酒更是没办法煮开了。因此在 1864 年，巴斯德发明了一种短暂高温加热的办法，温度在 60℃~90℃，具体温度就看你给什么东西消毒。具体到牛奶，需要加热到 72℃~75℃，保持 15~30 秒，然后迅速降温到 4℃~5℃，消毒就完成了。经过巴氏消毒以后，可以保存一阵子，但是最好还是尽快喝掉。因为当时巴斯德不知道，他的方法可以消灭一部分细菌，但是有些细菌会金钟罩铁布衫，满身横练功夫，巴氏消毒无能为力。

巴斯德 40 岁的时候成了法国最著名的科学巨星，名气越来越大，上至皇帝、下至贩夫走卒都很尊重他。就在这个时候，蚕病席卷了当时法国的丝绸行业，一下子弄得大家措手不及。

当时的法国南部是丝绸纺织业的重镇，这里的气候特别适合养蚕纺丝。从 1850 年起，也不知道怎么了，白白胖胖的蚕宝宝一个个都不肯吃饭，全都流行减肥。结果大批大批地死亡，不知道是什么毛病。这 10 年，弄得法国的丝绸纺织业萎缩到只有原来的 20%。丝绸行业萎缩，服装行业当然也跟着倒霉。丝绸可都是做高级服装的，达官显贵们也很难受啊。所以从上到下，呼声很高，要求巴斯德去想办法救救这些蚕宝宝，救救法国的养蚕业。

所以，巴斯德不得不又一次转行了，从化学转向生物学，现在又变成兽医了。巴斯德来到了南部的加尔，正好碰上法国著名昆虫学家法布尔，他的《昆虫记》非常有名。在他看来，这个巴斯德整个儿是个菜鸟，他一天蚕都没养过，怎么能知道蚕得了什么病呢？

看来法布尔还不知道这个巴斯德有多厉害。外行要想进入一个领域，付出的代价是非常大的，巴斯德不得不在加尔和巴黎之间来回跑。就在这期间，他的两个小女儿还得了传染病去世。巴斯德还得平复自己悲痛的心情，最后连老婆孩子一起接到加尔，给他当助手。就这样折腾了几年，巴斯德逐渐找到线索了。即便蚕和蛾子都是健康的，但是它们仍然会携带致命的病原体，它们仍然会把病传染给蚕卵，到了下一代，蚕病仍然会暴发。而且这种病传染性极强，碰上就不行，不能接触。

巴斯德没别的办法，就是用显微镜观察，找有没有致病的细菌。只要发现，整批蚕都要销毁，各种养蚕的器具都要消毒。经过巴斯德的努力，他终于筛选出一批没有携带病原体的蚕卵。只要保证养蚕的场地彻底消毒，筛选出不带病原体的蚕卵，就可以逐渐恢复养蚕业。很快，他就把所有的技术要点全都传授给了养蚕户，法国的养蚕业开始恢复。

但是就在这期间，巴斯德突发脑溢血。虽然经过医生抢救算是活过来了，但是还是落下了病根。他得了轻度的瘫痪，在巴黎休养了两个月，马上又返回了加尔。这一年，法国养蚕业迎来了久违的大丰收。就连意大利和奥地利的人都来了，他们把巴斯德的管理方法给学去了，我国也有人把巴斯德的方法传回了蚕的故乡。到现在，很多养蚕的要诀还是巴斯德发现的。

巴斯德从蚕宝宝这里逐渐切入了医学研究，兽医也是医学嘛。他在思考，要是这些细小的微生物侵入了人体，会发生什么样的事儿呢？巴斯德很敏感，他已经习惯酒厂发酵的气味。他觉得，似乎人的伤口流脓也多多少少有点儿发酵的气味。这两者有什么联系呢？

在当时，做手术的死亡率太高了，比战争的死亡率还要高。处理伤口和用针线缝合这一关是过了，麻醉的这一关也过了，但是术后感染这一关还没有过。很多人都是做完了手术以后，因为术后感染而死去了。

有一派医生认为化脓是正常现象，是人体的伤口开始愈合的迹象。另一批医生就显得相当地前卫。他们把一切责任都推给了说不清道不明的"瘴气"，只有用瘴气才能解释，为什么在医院之中生孩子的产妇得产褥热的概率比在家生孩子的得产褥热的概率还要高很多，因为空气很差嘛！乡村里的空气总是比城市里要好多了。

在巴斯德看来，伤口化脓根本就不是什么人体的自愈，实际上是微生物入侵伤口造成的，就跟发酵或者腐烂没有区别。蛆虫能分泌轻微的杀菌物质，因此可以抑制流脓，但是蛆虫本身也在啃食伤口，这不过是两害相权取其轻罢了。

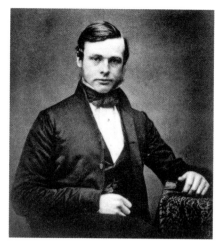

▲ 约瑟夫·李斯特

但是巴斯德说什么医生也不听，医学界的人只要问一声，"巴斯德先生，您有行医执照吗？"巴斯德就彻底没词了。不过，我们不妨反过来想一想，如果巴斯德是医学界的人，会不会遭遇到和塞麦尔维斯同样的命运呢——被同行排挤打击，最后走投无路？好在，巴斯德不是他们的同行，他仍然可以继续去做他的研究，继续去做实验。

就在这时候有个叫作李斯特的英国人来找巴斯德。这个李斯特可不是那个大音乐家，不是那个弹钢琴的，他是英国人。这位也不是一般人，他有一个发现，假如骨折的病人皮肤没有破，那么就不太容易感染；要是皮肤破了，那就保不定了。这个现象说明什么问题呢？那只能说明感染是外部原因造成的，不是来自人体内部。

巴斯德有一篇文章被李斯特看到了。巴斯德告诉大家，食物在缺氧的环境下，里面的微生物会疯狂地生长，这就是食物腐败的原因。要消除微生物，要么靠高温杀灭，要么就靠过滤，要么就靠化学杀菌。

李斯特想来想去，过滤肯定不好使。高温，你打算恢复古代的方法，拿烙铁烫啊？也不行。那只剩下一条路可走了。能杀菌的化学药水很多，早年还有人拿硝酸杀菌呢。但是硝酸能用于人体吗？是啊，病原体全死了，人也脱层皮，脱层皮都算轻松的了。浓硝酸是好惹的吗？那不就是硝镪水吗？不行不行，李斯特必须找到比较温和的消毒药品。

偶然的机会，李斯特得知有人用石炭酸来净化污水。石炭酸又叫苯酚，是从煤焦油里面提炼出来的物质。李斯特发现，这个石炭酸果然好用，既可以杀灭微生物，又不伤人体，比较温和。

李斯特所在的格拉斯哥医院来了一个小男孩，他只有 7 岁，一辆手推车的轮子从他的腿上轧过去，所以他的腿骨折了。李斯特在这个小男孩的伤口上盖了一层棉花，这层棉花是用石炭酸溶液浸泡过的。过了 4 天以后

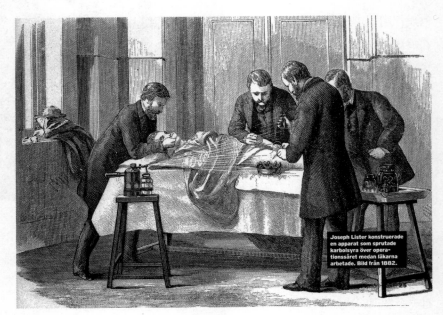

Joseph Lister konstruerade en apparat som sprutade karbolsyra över operationssåret medan läkarna arbetade. Bild från 1882.

▲ 李斯特医生给病人用石炭酸消毒

来给他换药，伤口没有任何化脓的迹象。6个星期以后，孩子的腿基本上愈合了，没有任何化脓，也没有什么败血症和坏疽，李斯特成功了。

他写了几篇论文陆陆续续发表在《柳叶刀》杂志上。他在1867年发表的论文中提出，手术后导致病人伤口化脓的病毒是来自外界的传播。他提出医生要仔细洗手，手术工具要高温消毒，手术室要保持干净，病人的伤口要消毒、要绑绷带，医生要穿洁白的衣服，以免病毒进入伤口，等等。

很多医生还是不听李斯特的，他们觉得李斯特太离经叛道了，别人都穿黑色的礼服，只有李斯特穿个白大褂。李斯特强调干净，衣服雪白雪白的，那些血丝糊拉的东西怎么能残留在衣服上呢？你们衣服上沾染的那些脓液都几层了，还没洗呢！你们觉得这些东西是光荣的见证是吧，其实那是坑死病人的罪魁祸首。

经过巴斯德和李斯特的呼吁，很多人开始逐渐转变，开始注重医生本人的清洁工作。当然，要改变习惯是很难的，巴斯德的朋友受到了影响，开始注重手术前的消毒，手术刀也做了清洁，临下刀前，顺手到脏乎乎的布上蹭了一下。这一下，前边的清洁工作全白干了。他习惯了，下意识地就做了，可见改变习惯有多难。

后来李斯特到巴黎来讲学，他终于见到了巴斯德，他俩一起工作了两个多月，互相之间的影响挺大的。后来巴斯德转向疫苗研究，李斯特则是对微生物加深了了解。李斯特的外语不错，英、法、德三国语言他都熟悉，这是他的优势。另外一位大牛就吃了外语不好的亏，我们下次会讲他。

就在李斯特访问欧洲大陆期间，诺贝尔的研究所出事儿了，炸了。诺贝尔那儿炸了是正常的，但是这次有个助教比较倒霉，爆炸的时候他正好站在玻璃器皿架子后边。一炸之后，玻璃碴子乱飞，可想而知，他的身上已经找不到几块好肉。那种划破皮的咱们不算，非常深的伤口就有 27处。在当时来讲，这样的伤情基本上等于一只脚进了鬼门关了。

但是这位助教非常幸运，刚好遇上了李斯特。李斯特就给大家展示了一套精细的无菌手术方法。他非常小心地取出了所有的玻璃碎片，拿镊子把玻璃碴子一片一片择出来，然后用消毒剂清洗了伤口，最后盖上石炭酸浸泡过的纱布，这样就基本处理好了。

过了 4 天，李斯特来看这位倒霉的助教，揭开纱布之后发现他的伤口愈合得非常好，没有坏疽，没有流脓。在这 4 天里，这位倒霉的助教没有发烧、没有昏迷，在当时都是非常罕见的事情。别忘了当时的手术死亡率是 50%，一半的人都是做完手术以后，出现了发高烧、伤口化脓等一系列症状，然后就挂了。6 个星期之后，这位助教就出院了。

从此李斯特声名大振。后来李斯特受封成为男爵，算是贵族了。前后只花了十几年时间，形势就彻底扭转，手术前要洗手消毒就成了手术的基本规范。医生的服装也从黑色的礼服变成了白大褂，一直到现在，白大褂都是标配。

至此，人们终于回忆起还有个叫塞麦尔维斯的医生曾经在他们的耳朵边上不厌其烦地叮嘱大家要洗手。为了纪念这个遭受不公正待遇的先驱者，在匈牙利，他的名字被用来命名大学，还命名了一颗小行星，发行了

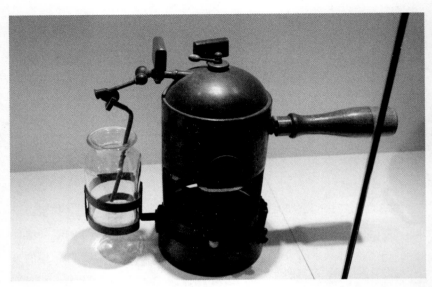

▲ 李斯特医生的石炭酸喷壶（收藏于格拉斯哥亨特博物馆）

有他头像的纪念币，给他竖立雕像。美国、奥地利、匈牙利以他为题材拍了好几部电影了。

19世纪的一个重大事件就是普法战争，普鲁士赢了。威廉一世皇帝在法国凡尔赛宫的镜厅登基称帝，德国统一了，法、德两国就结下梁子了。要说不影响民族情绪，那是不可能的，毕竟阿尔萨斯和洛林都割让给德国了。

巴斯德虽然是科学家，但是他也是个人。年轻的时候，他有不少德国朋友，他本人的气质也像德国人，但是普法战争的时候，普鲁士大兵一炮把巴黎自然历史博物馆给轰塌了，巴斯德是咬牙切齿地痛恨德国佬儿。他说过，科学是无国界的，但是科学家有自己的祖国。当他收到一份德国人写的论文的时候，他越看越别扭，这个人普法战争的时候积极踊跃报名参加了普鲁士军队。

不过，这个德国人似乎消息很闭塞，很多事情他压根儿不知道。自己在村里鼓捣鼓捣，等于是重复发明轮子。这个人是谁呢？下次再说。

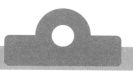

第四章

现代医学的小宇宙开始爆发

从炭疽杆菌开始：进击的疫苗

生气归生气，但是，巴斯德毕竟有科学家的气度，他认为法国的战败是因为科学技术已经输给了德国，法国要想振兴，就必须注重教育，注重科学研究。当然，巴斯德会以身作则，最好的表达爱国的方式就是努力工作。

当他收到一份德国人写的论文的时候，他越看越不顺眼。这个人普法战争的时候积极踊跃报名参加了普鲁士军队，作为军医，他到了法国。这人就是后来大名鼎鼎的科赫，他的成就是可以和巴斯德并驾齐驱的，只是当时还不出名。

科赫的家境不错，他属于家里有矿的那种，父亲在德国和法国都担任过矿区监督，算是比较富有的阶层。科赫从小就喜欢大自然，喜欢冒险和探索。他小时候的梦想是当海员，可惜他是个大近视眼。你能想象一个近视眼水兵如何瞄准开炮吗？还是算了吧。后来科赫决定走自然科学这条路，他考上了德国著名的哥廷根大学，学习医学。

对于医学这个行业，刚上大学的科赫时不时地感到无助，因为当时的医学界对很多流行病是束手无策的。别人问他，白喉怎么治啊？他只能安慰病人。当时医学界对炭疽病、结核病、霍乱等都没什么办法，连为什么流行传染病都搞得稀里糊涂。

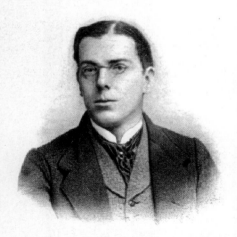

▲ 罗伯特·科赫

这种无力感和内疚感，一直萦绕在科赫的心头，他差点儿就放弃了。

历史不能假设，但是我还是挺想假设一下，如果科赫此时放弃了医学，回到老爹的身旁，那么他就有可能见到阿尔弗雷德·诺贝尔。科赫的老爹是矿山监督，他发明了一种安全使用硝化甘油的办法，那就是用粗砂吸收硝化甘油，这样总比纯液态的要安全。诺贝尔听说以后特地来找科赫的老爹取经。后来诺贝尔发明用细腻的硅藻土吸附硝化甘油，某种意义上讲是一种升级版。不过科赫要是真的回了家，不走医学的道路了，那么他就不可能在1905年获得诺贝尔生理学或医学奖了。

科赫到底是选择见到诺贝尔本人还是拿诺贝尔奖呢？命运让科赫走了后一条路。他女朋友劝他继续完成学业，还送了个显微镜给他，坚定了他继续走下去的信心。毕业以后不久，科赫找到了合适的工作，他算是稳定下来了，于是科赫和女朋友艾米结了婚。一开始条件还是不错的，但是科赫后来越混越差。他往往是在某个小城开个诊所，当地人不怎么买他的账，于是他的诊所就每况愈下，不得不关门了事。然后呢，科赫会拖家带口地换个城市继续开业行医。

就在这个时候，法国和普鲁士打起来了，普法战争爆发。科赫的兄弟们都积极上战场，科赫被刷下来了，因为他高度近视。好在科赫有老师帮忙，进了军医院，后来他被派驻到前方的战地医院和占领区的正规医院。在战场上学到的知识远比在学校多，科赫第一次见识到了伤寒，见识到了怎么种牛痘。当时法国军队里流行天花，但是普鲁士这边还好，因为士兵们都接种了牛痘，这是当时唯一的一种疫苗。

与此同时，巴斯德居住的阿尔布瓦就在法国东部，这个地方离德国的边界线只有160千米左右，人家一个冲锋就能杀到。况且法国人在前线吃了败仗，德国人正一路杀过来，巴斯德不得不拖家带口地逃难，一堆人挤在一辆拥挤的马车里，狼狈地逃出来了。

法国皇帝拿破仑三世投降了。但是普鲁士人不依不饶，打到巴黎城下，城里闹起了巴黎公社革命，里外乱糟糟的。看来巴黎也去不得了，巴斯德一家在克莱蒙费朗安顿下来，这里是法国的中南部，还算是安全。

战后，德意志已经被统一成了一个完整的国家，德意志不再仅仅是个地理名词，还拿到了阿尔萨斯和洛林，德国皇帝当然非常满意。他们也出台了一些政策，鼓励德国人到新纳入版图的地方去居住。科赫拖家带口来到了小城韦尔斯泰因，在这里当上了地区医生。第二次瓜分波兰，这个地方被普鲁士抢到了手。当然，风水轮流转，"一战"德国战败，波兰复国，这地方回归波兰。"二战"波兰又被瓜分，这地方又归了德国。战后波兰恢复独立，这地方又回归波兰。来回折腾不知道多少次了。

科赫自己建了一个简陋的实验室，看病之余他也搞搞研究。当时暴发了炭疽病疫情，人和牲口都大批死亡。一大群羊昨天还活蹦乱跳的，今天就全都挺了，黏膜出血，喉咙和腹部肿大，看得人触目惊心。

得了炭疽的牲口血液都变成了黑色，要是人得了炭疽，身上也会出现黑色的皮肤脓肿，有点像被烧煳了一样，黑乎乎的就像是木炭，所以叫"炭疽"。今年牲口得炭疽，明年又得，这块地方似乎是被下了咒，成了不祥之地。

当时正是微生物研究兴起的时代。科赫大学时的老师亨勒认为，传播疾病的一定是一种生命，但是他没有继续研究下去。巴斯德倒是发现了微生物和疾病有关。你只要杀死这些微生物，蚕宝宝就不会得病。但是哪种微生物会导致哪种疾病呢？当时还是一笔糊涂账。因此巴斯德采用的是通杀策略，管他青红皂白，一律杀了再说。他早期研究保鲜、研究蚕病都是这么干的。

1850 年，法国医生海耶在得了炭疽的动物体内发现了一种细小的颗粒，是红细胞长度的两倍。假如把得了炭疽的动物的血液注入健康的动物体内，原本健康的动物也会得上炭疽。

德国医生伯兰德在 1855 年写文章回忆了他 1849 年的一个发现，在患病动物的体内发现一种微粒，这种微粒像个细长的杆子。但是伯兰德搞不清楚这是动物得病的原因呢，还是疾病导致的结果，而且他不知道这东西到底是不是活物。他只提出疑问，没有答案。

法国的兽医德拉丰把这些细小的微粒单独弄出来了，弄进了含有有机液体的玻璃杯里，他发现这种细长的杆子是活物，可以大量繁殖。但是他认为这是一个结果，得了炭疽病的动物的血液特别适合这种微生物生存，因此显得特别多。德拉丰56岁就去世了，也没来得及做下一步研究。

至此，一些医生发现得了炭疽的动物血液内有一种微生物，但是他们都不认为这种微生物能导致动物死亡。海耶的助手达维恩有了一个开创性的想法，他认为这种微生物就是导致动物得炭疽病的罪魁祸首。不止一个医生已经证明了，把病羊的血液注射给健康的羊，健康的羊会得病。但是你要是把血液过滤一下，滤掉那些细长的杆子，再注射给健康的羊，它们就不会得病。所以达维恩认为就是这种微生物导致了炭疽的传染，他还给这种微生物起了个名字，叫作"炭疽杆菌"。

但是，达维恩还是遭到了很多人的反对，因为达维恩的理论有个致命的毛病，有些牧场反复出现炭疽病，去年的牲口和今年的牲口完全没有接触过，炭疽是如何在它们之间传染的呢？想必炭疽杆菌有超强的生命力，能在自然环境之中存活好久。可是达维恩却说这东西非常脆弱，如果在阳光下暴晒，或者是没有营养物质，很快就死了，这不就出现矛盾了吗？

这就是科赫介入炭疽研究之前的一些成果。当然科赫所在的韦尔斯泰因相对比较闭塞，他的法语又不灵，难免和最新的成果有些脱节，所以他难免要干一些重复发明轮子的事儿。

科赫从当地各种因为炭疽死去的牲口那里采了血液样本，掌握了大量的第一手资料。科赫当时经济窘迫，和老婆没少吵架。他也没钱去买做实验的动物，好在老鼠到处都有，他们家只好全家老少齐上阵，到处抓老鼠用来做实验。这也是没办法的办法。

科赫没钱，实验设备也不可能太精良，最贵的设备仍然是老婆送他的显微镜，后来添置的大件也就是一台照相机，瓶瓶罐罐里装的都是各种染料。科赫发明了显微照相术，这在当时是他的独门绝技。过去总是依靠手绘素描或者是语言描述，现在终于有了直观的影像记录了。

光有了拍照设备是不够的，很多微生物都是透明的，根本拍不出细节，必须用染料来染色。好在德国的化学工业是非常发达的，尤其是染料行业。科赫就拿来各种染料不断地尝试。当时的感光材料质量也不好，科赫的设备要是没有阳光直接照射，拍摄效果就很差。科赫的妻子就担任了云彩预报员的工作，要是有片云飘过来，就要马上喊一嗓子提醒在屋里工作的科赫。科赫每天都是这么过的。到后来他甚至不怎么接诊，家里收入断崖式下跌，但是科赫完全不管不顾。在大家的眼里，科赫越来越古怪。

科赫就是在这样的环境下做研究，天天跟老鼠打交道，不断地在显微镜下观察，不断地拍照。科赫也重复了其他人的实验，在羊的血液里看到了细杆状的小微粒。也用老鼠做了不少的实验，包括把得了炭疽的动物的血液抹在老鼠的伤口上，看看老鼠是不是也会得炭疽病。你别以为这种实验容易做，他做了几十次才成功。1874 年 4 月 21 日，科赫看到了不一样的情况：细菌变长了，变成了细丝状，内部形成了一些等距的透明点。

科赫当务之急是证明这些小东西就是病原体。他首先要把这些细菌给提取出来，在体外培养、纯化，避免其他因素的干扰，然后再用这种纯化的微生物去做实验。只有这样，才能证明这种东西是或者不是罪魁祸首。科赫一时找不到合适的培养基，最后是用牛眼的玻璃体来当作培养基。所以科赫就跑去周围的屠宰场一顿掏，恨不得把所有的牛眼都给弄来了。

有了合适的培养基，科赫开始培养纯化的炭疽杆菌。他发现，在30℃～35℃，炭疽杆菌繁殖是最快的，所以他想法子用煤油灯来保持温度。他再次看到了 4 月的现象，出现很多细丝，细丝中间有闪亮的小球，不多久，细丝消失了，小球排成了一大排。科赫断定，这东西就是芽孢。就像蘑菇一样，炭疽杆菌也能形成芽孢。科赫认识一位研究细菌的专家，此人叫科恩，是他发现了枯草芽孢杆菌。这种东西一旦形成，就相当于练就了金钟罩铁布衫，刀枪不入，就是开水煮都煮不死人家。我们上次讲到过普歇和巴斯德斗法，普歇就是用干草做实验，不管怎么煮，最后总能长出微生物，道理就在这里。当时普歇和巴斯德都还不知道有这档子事儿呢，是人家科恩发现的。

当然，巴斯德也在同一时期发现了芽孢这种东西，当时他正在研究蚕病。正因为这东西刀枪不入，可以在自然界中长期潜伏，所以蚕病才能肆虐那么多年，经久不绝。巴斯德和科恩谁先谁后，那就不好说了。从发现到发表论文，是有很长一段时间的。

不管怎么说，发现炭疽杆菌能形成芽孢肯定是科赫的功劳。他把芽孢放在培养液里，很快，这些芽孢就产生了大量的炭疽杆菌。科赫连续繁衍了八代，毒性一点儿都没减少，注入动物体内，还是会让动物得上炭疽病。科赫觉得差不多了，可以发表成果了。但是他是个普通的地区医生，在圈内根本没名气。他很想得到科恩的指点，所以他带上一大堆家伙事儿坐火车去了科恩那儿。

科恩收到他的来信，眉头微微一皱。那年头儿民科也不少，这是哪路的江湖骗子？科恩看来是被民科给搞怕了。等到科赫喘着粗气出现在他的面前，科恩吓了一跳啊。只见科赫带着瓶瓶罐罐，带着老鼠和兔子，后边篓子里还有几只青蛙，青蛙呱呱一叫，弄得别提多热闹了。

科赫在科恩的实验室里做了全套的实验，当时就把科恩给镇住了。他没想到这个外地来的家伙真的这么厉害，他马上到处叫人来看。科恩的人脉很广，他很快叫来了一大堆同行。科赫连续展示三天，从此科赫就在业内出了名。他用实验证明了枯草芽孢杆菌和炭疽芽孢杆菌虽然都会形成芽孢，但这二者不是一码事，枯草芽孢杆菌是不会引发炭疽病的。当时，很多人有一种错误的观念，认为微生物彼此之间没什么分别，只是外形不一样罢了，人还有个高矮胖瘦呢。科赫证明了冤有头债有主，各种微生物都是不一样的。

1876 年，科赫发表了他人生中的第一篇科研论文。科恩自告奋勇帮他画插图，因为科恩的显微镜比科赫家的要强多了，所以这篇论文其实科恩也是有份儿的。当然，巴斯德也看到了这篇论文，就是我们开篇提到的，巴斯德的心里就开始翻江倒海了。第一，这是个德国人。他本来看德国人就不顺眼。第二，科赫的成就的确了不起，看来德国人要反超自己了。第三，科赫没有引用巴斯德以前的论文，好像他完全不知道巴斯德在芽孢方面的发现一样，到底是这个人不知道呢，还是有意无意地忽视法国人呢？所以巴斯德是一脑门子官司。

我们一定要找原因的话，科赫自己倒是透露过。科赫曾经写信给科恩，他说巴斯德的文章很有用，要是他法文水平再高一点儿就好了，那么他就能直接阅读原文了。科赫真的不是故意的，学好外语很重要啊。话说回来，其实巴斯德的德文也不怎么样，两个人半斤八两吧。

巴斯德当然憋着一肚子气，但是没办法发作。人家科赫做错什么了？

谁规定一定要引用你的文章了？所以巴斯德很想扳回一局。而且，他感觉可以以此为契机，介入人体的领域，也就是介入医学研究，毕竟炭疽是人畜共患病嘛。那么，他就必须在科赫的论文里面挑出毛病来。

巴斯德能不能挑出毛病呢？还真的让他挑出了毛病。科赫他们做实验的时候是取了得病动物的血液，混进水里，然后再混进血液里，或者是放进牛眼提取的玻璃体里面培养。血液里面的其他成分也跟着一起混进去了，会对实验产生干扰的，所以科赫的实验不能算数。

巴斯德有自己的研究所，所以他有助手来帮忙，他们用尿液培养炭疽杆菌。巴斯德也是从血液里面提取炭疽杆菌，但是他用尿液来稀释。炭疽杆菌在培养液里不断繁殖，越来越多，然后再取一滴，放到其他的培养液里再培养。来回折腾好几代，即便是原本有微量的血液成分，现在也被成千上万倍地稀释了。巴斯德用这些炭疽杆菌来做实验，果然获得了成功，算是给科赫的实验打了个补丁。当然，在1877年，他还是称赞科赫关于炭疽芽孢杆菌的论文是一个杰作。这才是公允的评价。

这事儿算不算完呢？还早着呢。还有一个大问题摆在面前，为什么某些农场会年年闹炭疽病？按照科赫的建议，那些死掉的牲口要么一把火烧了，要么就深埋，炭疽芽孢杆菌应该是不可能出来兴风作浪的呀？巴斯德决定解决这个问题，他向法国的农业部门申请了经费支持。如今他也是研究所的领导，大事儿小事儿都是要申请经费的。

1878年，巴斯德来到田间地头仔细观察，他发现有块地的颜色不一样。当地老乡告诉他，死牛死羊都埋在这块地的下面。巴斯德觉得这块地蹊跷，转来转去找线索。他发现，在这块地上有蚯蚓的粪便。他恍然大悟，炭疽芽孢杆菌的确是被深埋了，但是没死，它们在野外坚持12年都没问题。本来深埋下去也就相安无事，哪知道，蚯蚓松土，在地里钻来钻去，又把芽孢给带上来了。这可是万万想不到的事儿，蚯蚓居然成了中介。

巴斯德采集了蚯蚓带回实验室，把蚯蚓肚子里的土给小白鼠吃，小白鼠果然得了炭疽病，看来就是由蚯蚓给带上来传播的。同一块地，年年闹炭疽病的谜底就此解开。剩下的就好办了，能火葬就别土葬了。最起码大家别把死牲口埋在牲口吃草的地方。

这回轮到科赫反对巴斯德了，他觉得巴斯德的田野考察是不严密的，但是巴斯德有一个发现对科赫启发很大。在这片土地上年年闹炭疽，但是有 8 只羊没得炭疽，巴斯德给它们注射了炭疽杆菌，全都没事儿。同品种的羊，在其他牧场上吃草的，注射了炭疽杆菌以后没多久就全死了。这是怎么回事儿呢？难道这 8 只羊有免疫力吗？这就为以后解决炭疽疫苗留下了可能性。

科赫这一阵子在干啥？他在升级照相器材。他发现，细小的炭疽杆菌他仍然看不清楚。为此他找了卡尔·蔡司公司的工程师，希望研发新的更加强大的显微镜。卡尔·蔡司的工程师们也正想推出新产品，双方一拍即合。蔡司推出了油浸物镜显微镜，这个显微镜需要把被观察物和物镜镜头之间灌上油，这样可以大幅提高分辨率。蔡司光学的工程师还真的是很厉害的。

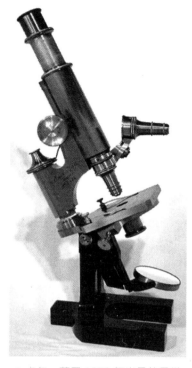

▲ 卡尔·蔡司 1879 年出品的显微镜，科赫使用过这个型号

有了这东西，科赫可以说是如虎添翼。他在期刊上发表了大量的观察照片。当然当时的杂志期刊都没有印刷照片的技术，是科赫复制了一大堆照片，最后杂志社的人一本本贴上去的。从此生物学的研究就再也不用依靠画素描来展示眼睛看到的图像了。

当时科赫非常穷，有限的钱都拿来搞科研了，已经很久不接诊病人了。好在柏林在建立一系列的国家级研究所，科恩是参与者之一，也就把科赫弄到柏林去工作。科赫时来运转，这时候他才 37 岁。这时候的科赫可不是一个人在战斗了，他有了大批同事，一大群和他一样聪明的研究者。在这个阶段，科赫研发出了固态培养基，开始使用明胶做培养基。但是他发现，在细菌生长繁殖最快的温度，明胶就化掉了。后来受人启发改用琼脂，到现在琼脂还是不错的培养基。

细菌往往都是一大群生活在一起，要是在液态环境下，它们总是游来游去，各种细菌乱七八糟地混在一起。固态的就不会这么乱了，就像种庄稼一样，周围一大片都是同一种细菌，比较容易提纯。像巴斯德那样不断地稀释来提纯实在是太麻烦了。

用固态培养基的第二个好处就是容易统计。李斯特用石炭酸来消毒。科赫做了实验，发现用了石炭酸以后，细菌数量仍然不少，所以石炭酸的效用并不算好，定量统计的威力显示出来了。假如没有科赫发明的固态培养基，恐怕数数也不会这么方便。你数数地里有几棵庄稼不算难，数数一个鱼塘有多少条鱼，那可难死你。科赫的团队之中有人发明了一种高压蒸汽消毒装置，可以用来消毒手术用具，手术才真正能进入无菌时代。但是，不能给人用。

巴斯德的助手偶然发现，鸡霍乱致病细菌放在空气里暴露几个月，致病细菌的威力就会大大地减少。是不是可以拿来当作疫苗呢？实验结果还不错。炭疽行不行呢？炭疽杆菌暴露在空气中是会产生芽孢的，这不行。但是巴斯德的手下发现，在 42℃～43℃的温度下，炭疽杆菌是不会产生芽孢的，在空气里放置了 8 天之后，毒性居然没了。用这个去掉毒性的炭疽杆菌当作疫苗给羊注射，羊获得了免疫力。你给它注射更厉害的炭疽，它也没事。拿兔子和小白鼠再测试，还是成功的。经过农业协会的大样本对照测试，巴斯德的疫苗大获成功。

没多久，在伦敦召开第七次世界医学大会，巴斯德和科赫都去了。巴斯德做了演讲，获得了巨大的成功。科赫做了显微摄影的展示，也做了固态培养基的展示，也是好评不断。李斯特是东道主，鉴于德国人和法国人有仇，他只好分别宴请两国的同行。不过他还是邀请巴斯德和科赫这二位在他的实验室碰个头儿，顺便参观一下。这一老一少碰了头儿，巴斯德还称赞科赫的成就是伟大的进步。好像这二位也就见了这么一次，后来再没见过面。

但是，科赫回家以后就开始攻击巴斯德，不知道他是哪根筋搭错了。科赫说话水平不行，巴斯德擅长演讲，所以两个人面对面绝对是科赫吃亏，所以科赫从来都是写文章打笔战。在日内瓦大会期间，德国人和法国人还是有点儿对抗的意味。不过，巴斯德说服了德国人测试他的炭疽免疫方法。为了防止作弊，巴斯德的疫苗样本是通过外交渠道递送的。德国人用250只羊做了测试，巴斯德的疫苗在德国也取得了不错的效果。

后来，双方互相之间的对抗一直持续不断。巴斯德研究狂犬病，科赫研究结核，谁怕谁啊！两个人互相较劲，他们俩都能拿出超一流的科学成就。

科赫费尽九牛二虎之力，才分离出单纯的结核菌，这个家伙很难染色，不染色根本看不清楚。科赫为挑选染色剂就费了不少力气，最后终于找到了一种蓝色的染料，结核杆菌从此无所遁形。后来发现这种结核杆菌对品红染料也比较敏感，能染色。到现在，还是用品红染料染色的。

为什么某些染料就能染色，其他的都染不上呢？这个问题令人深思。要是有某种染料能杀死细菌，但是对其他的东西没有作用，那不就是一种杀菌药吗？日后有科学家沿着这条路走下去，果然发明了杀菌的方法。此时的科赫还无暇顾及这档子事儿。

看清楚结核菌已经很费劲儿了，要培养结核菌更难。这东西对温度很敏感，一点儿都错不得，而且很懒，繁殖非常慢。好不容易，科赫成功了。下一步采用巴斯德发明的减毒法，就可以制造出疫苗了吧。科赫的声望也达到了顶点，他被皇帝陛下聘为私人医生。

科赫还提出了著名的科赫法则：

1. 在每一病例中都出现相同的微生物，且在健康者体内不存在；

2. 要从宿主分离出这样的微生物并在培养基中得到纯培养（pure culture）；

3. 用这种微生物的纯培养接种健康而敏感的宿主，同样的疾病会重复发生；

4. 从试验发病的宿主中能再度分离培养出这种微生物来。

当然，科赫法则的详细表述是在1884年，在此之前已经有人自觉不自觉地按照这个法则去行事了，这个法则简单明了。其实很多思想是他的老师亨勒提出来的，但是他的老师根本没有亲自实践过，倒是科赫在不折不扣地执行。所以这个法则被称为科赫法则。

但是科赫法则也有吃瘪的时候。埃及暴发了霍乱疫情，德国和法国的

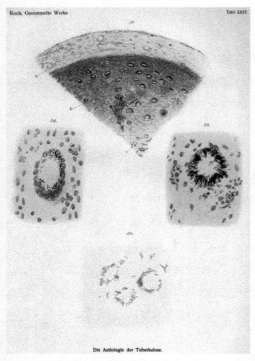

▲ 科赫记录的结核杆菌染色图片

医疗队都赶到埃及来对抗疫情。巴斯德的学生感染了霍乱，为此献出了生命，他的行为得到了德、法两国的共同尊敬。别人发来的电报和信都是感情饱满，唯独科赫的信是干巴巴的，完全是公文的格式，连句暖心窝子的话都没有。两国的年轻人倒是无拘无束，经常私下沟通交流，但是两国的主帅就是拉不下这张脸。

埃及的疫情来得快，去得也快，两支医疗队就没什么可研究的。染病的都死了，没有病人你怎么研究呢？巴斯德团队去研究牛瘟了。科赫倒是在继续研究霍乱，他后来还去了印度的恒河三角洲。这个地方是霍乱的大本营，完全是对水源的控制不严造成的。一池子水，喝也是它，洗澡也是它，游泳也是它，洗衣服洗菜也是它，不传染霍乱才叫奇怪呢。科赫早就发现，霍乱是靠排泄物污染水源传播的。

科赫分离出了一种"逗号杆菌"，这东西是个弯的杆子。后来发现，它不仅能弯成逗号那样的弧线，还能弯成 S 形，所以后来改叫霍乱弧菌。但是，令科赫沮丧的是，分离出的霍乱弧菌没办法让实验的动物得病。后来法国的土伦暴发了霍乱疫情，法国人还是把科赫请去，弄得巴斯德很没面子。巴斯德当时在研究狂犬病的免疫。

后来，科赫勉强算完成了科赫法则的第三步和第四步。他提取了霍乱病人胃里的东西，那肯定是带着胃酸的嘛，用小苏打中和胃酸，然后通过口腔注射少量给小白鼠。解剖小白鼠以后，发现小白鼠体内有大量霍乱弧菌。这算是基本实锤，但是过程还是不完全严谨的。完成对霍乱的研究的，是科赫的学生北里柴三郎，日本人。这事儿没那么容易搞定。

巴斯德研究狂犬病就不太可能按照科赫法则来执行。这倒不是他不想，而是他当时根本做不到。我们现在知道，狂犬病是病毒导致的，病毒太小了，在光学显微镜下根本就看不见。但是巴斯德并不是没办法对付狂犬病。狂犬病发病往往要等上一个月甚至更久，在此之前，要是给被疯狗咬了的人注射疫苗，那么不就可以让狂犬病不发作吗？

现在问题转化成了如何制造狂犬疫苗。巴斯德用兔子做实验，好歹兔子比疯狗安全，毕竟兔子咬人不那么专业对吧。用发疯的兔子的脊髓来提取下一代病毒，就这么一连提取了很多代，毒性依然很强。如何减低毒性呢？

巴斯德的实验团队发现，提取物就这么放着，毒性就会越来越低，两个礼拜之后就完全没毒性了。于是巴斯德用狗做实验，先注射完全灭毒的提取物，看看有没有事儿。然后再注射强一点点的，等一阵子看看有事儿没事儿。一步一步加强毒性，这个过程持续了两个礼拜，最后注射全新的有完全毒性的提取物。等了很久，发现狗依然没事儿。看来这个办法起作用了。巴斯德实验了很多次，看来这个办法是管用的。用于人体还管用吗？巴斯德从来没直接在人身上测试过，他过去解决的问题都是针对动物的。

没过多久，一个 9 岁的小男孩梅斯特被疯狗咬了，要不是路过的泥瓦匠拿棍子把疯狗打死，恐怕孩子小命当场就没了。巴斯德犹豫了好久，因为他没有行医执照。他和研究所的两位医生交换了意见，这二位都认为，这孩子浑身上下被咬了 14 处伤口，不干预的话，这孩子恐怕是要狂犬病发作的。权衡之下，巴斯德决定给孩子打疫苗。他不能自己动手，还是拜托研究所的医生来做。

从毒性最弱的提取物开始注射，还是秉持一针比一针强的原则，打针的过程持续了 11 天。每一针下去，巴斯德都提心吊胆的。到最后，这孩子没事儿，一辈子都没发作。这一次，巴斯德没有大肆宣传，第二例病人是个 15 岁的放羊娃。他倒是见义勇为，为了救同伴而被疯狗咬了。巴斯德不但救了他的命，还让科学院给这个 15 岁的半大孩子发了一个见义勇为的奖。当然，广告效果还真的不错，马上就成了热点。美国有 6 个孩子被疯狗咬了，马上坐船到法国找巴斯德治疗。俄国斯摩棱斯克有人被狗咬了，也来找巴斯德。德国有人被狗咬了，也是巴斯德给治的。科赫马上让人去调查，那只狗是不是疯狗？巴斯德为此还提心吊胆了一阵子。反正这二位明争暗斗没完没了。

巴斯德这边被疯狗咬了的人全都找上门来要求治疗，科赫那边聚集了一大群结核病患者。科赫提取出了一种结核菌素，一开始还弄得遮遮掩掩，一般人不告诉，后来在大家连番逼问下才提交了一部分样品给大家。巴斯德研究所也收到两瓶，巴斯德马上委托一些医生对这东西进行研究，越研究越发觉不对劲儿。很多病人用了科赫寄来的药之后并没有好转的迹象。李斯特开始还称赞科赫的伟大发明，顺便把自己肺结核晚期的侄女送去科赫那儿治病，但是这个女孩没能活下来。现在我们知道结核菌素可以帮助检测结核病，但是并不能治疗。

科赫的声望从顶峰跌落，从英雄变成了骗子，光辉形象受到了损害。就在这一阵子，科赫还闹家务事，和结发妻离婚了，娶了个年轻他30岁的漂亮女孩。这事儿也是到处流传。好在科赫自己的研究所落成，他也和巴斯德一样，有了自己专属的研究机构。他毕竟是德国细菌研究的泰斗。

后来，他的手下北里柴三郎和贝林开始挑战破伤风和白喉。北里柴三郎是被日本派驻到德国学习的。他一到德国，科赫就给他一项艰巨的任务，分离破伤风杆菌。北里费了半天劲儿才发现，这个东西是一种厌氧菌。当时大家以为厌氧细菌是没办法单独分离的，但是北里搞定了。科赫喜欢得不得了，还跟日本政府打招呼，能不能多留他两年啊？留得再久，人家也要回家啊。北里柴三郎后来也是弟子徒孙无数。

贝林主攻的是白喉。白喉杆菌一般不会在全身扩散，只会聚集在喉部，但是这东西却能对全身造成伤害。那么一定是这种病菌产生了一种毒素，随着血液循环流到了全身，看来对付毒素才是关键的。

贝林用氯化碘来对付白喉杆菌，有一定作用，幸存下来几只老鼠。再给这些老鼠注射白喉杆菌，它们全都没事儿，说明它们都有免疫力了。贝林给一只健康的老鼠注射了大量的白喉病毒，然后从幸存的老鼠身上提取出血清，这些血清里面含有抗毒素，果然把这只老鼠给救活了。北里柴三郎用破伤风杆菌做了类似的实验。血清里面一定含有一种抗毒素，毒素和抗毒素是一对，由此科学界引发了一场旷日持久的有关免疫学的争论，到底是体液免疫还是细胞免疫，还是两个都对呢？现在早就尘埃落定，两者是相互依存、相互关联的。

巴斯德1895年去世，就葬在研究所的地下室。1901年，第一个诺贝尔生理学或医学奖颁发给了贝林，奖励他在白喉以及血清疗法方面的研究，其实北里柴三郎应该也是有资格分享的，可惜没能拿到。1905年，科赫才拿到了诺贝尔生理学或医学奖。1910年，科赫去世了。

当年第一个接种狂犬疫苗的梅斯特后来就在巴斯德研究所看大门。1940年，纳粹的士兵打进法国的时候占领了这个研究所。梅斯特自杀了，享年64岁。德国人和法国人，打了不知道多少次了。

巴斯德和科赫是那个时代医学研究的巨人，他们共同推动着整个细菌研究的不断进步。在他们的带动下，很多细菌被分离提取，也解决了很多传染病问题。他们挽救了无数生命，他们的贡献完全担得起"伟大"二字。

从此，很多医生在研究某种流行性疾病的时候首先就想到提取病原体，这几乎成了习惯，但是荷兰医生艾克曼就在这事儿上栽了个大跟头。

要人命的脚气：食不厌精也生病

前面我们讲到了巴斯德和科赫之间的斗法，以及法、德两国的医学专家们对于细菌的深入研究。正因为巴斯德和科赫这两位巨人的推动，欧洲掀起了一个发现致病细菌的狂潮。

病理学就是专门研究人为什么得病的一门学科。当大家普遍采用解剖学方法去研究各种病因的时候，就诞生了解剖病理学。后来大家追根溯源，要推进到细胞层面，于是诞生了细胞病理学。现在随着对细菌的深入研究，大家认为细菌就是导致疾病的罪魁祸首，起码有很多流行病是细菌导致的。所以大家一遇到流行病，就想到是不是什么细菌在作怪，立刻开始按照巴斯德和科赫的方法来提取病原体，起码要逐渐缩小包围圈。但是偏偏在脚气病的问题上，很长时间内，大家都是一头雾水，找不到病原体，还引得日本陆海军吵成一团。

这个脚气病到底是个什么病呢？惹出这么大的麻烦。脚气病可不是"香港脚"，那是由真菌类微生物引起的一种瘙痒症。我们谈到的这个脚气病在 19 世纪晚期在很多国家开始流行。

其实在我国的唐代，孙思邈就已经记录了这种疾病，不过用的名字是"脚弱"，在《备急千金要方》卷二十二的《风毒脚气方》中做了这样的描述："然此病发，初得先从脚起，因即胫肿，时人号为脚气。深师云：脚弱者，即其义也。"

最开始都是从脚上出毛病，开始起小水疱，而且很痒，到后来合并成了大水疱，越挠越坏事儿。严重时会出现体重下降、精神萎靡、感官功能衰退、体虚、间歇性心律失常，极端情况是会死人的。古代中医给出的说法是"脚气冲心"，其实就是引起了突发心脏病，所以不能小看这个脚气病。

特别是喜欢吃米的东方国家，比如日本和一些东南亚国家，在当时脚气病患者特别多。日本在江户时代就已经出现过一批脚气病患者，但是数量并不多。自打征夷大将军德川庆喜向天皇奉还大政以后，脚气病就开始逐渐多起来了，城里的学生和军人是脚气病的高发人群。

1882 年，朝鲜发生了壬午兵变，大院君发动政变，执掌朝鲜的大权。朝鲜的闵妃同时向清朝和日本求救。朝鲜当时是清朝的藩属国，日本也想插手朝鲜事务，派人带着 1500 名士兵上了岸。朝鲜事务，中、日两国到底谁说了算？那就看谁压倒谁了。

北洋水师的威远、超勇、扬威三艘铁甲舰摆开架势挡在日本军舰的面前。当时北洋水师的实力不强，只有超勇、扬威两艘巡洋舰，威远是艘炮舰。日本人一马当先的是金刚号，后边还有比睿、天城、磐城、清辉、日进、孟春、迅鲸七艘军舰，最强的扶桑号在日本随时待命。

这时候，金刚号上 1/3 的水兵脚气病发作，失去了战斗力。其他军舰也是半斤八两，在老家的扶桑号就是因为病号太多，所以才没出来。看着军舰挺唬人的，谁能想到人不行了呢？双方就这么大眼瞪小眼地对峙，日本生怕走漏船上全是病号的消息。

北洋海军提督丁汝昌坐着威远号回国搬兵，清朝派了帮办大臣袁世凯和朝鲜事务大臣吴长庆带了 3000 淮军，乘坐威远、日新、泰安、镇东、拱北以及南洋水师的军舰登瀛洲号快马加鞭赶到朝鲜。淮军名将吴长庆手脚麻利，迅速控制局势，把事儿搞定。袁世凯还把大院君给抓起来，往登瀛洲号上一塞，拉回到了天津，送到保定给关了好长时间。整体上，日本人没讨到太多便宜。

临阵掉链子，这事就引起了日本海军医务局副局长高木兼宽的重视。高木忧心忡忡地说："每当我为帝国的将来着想便不免心惊胆战，倘若坐视疫情蔓延而找不出脚气病的病因及治疗方法，一旦兵戎相见，海军将与废物无异。"

这位高木兼宽可不是一般人。他 1849 年出生在萨摩藩一个下级武士家庭，8岁就已经能熟读四书五经了。13岁立志学习医学，同时拜了两位老师，一边学习汉方医学，一边学习兰方医学。所谓的汉方医学就是流传到日本的中医，兰方医学就是由荷兰人最先带到日本的欧洲的医学，高木兼宽两套都学了。

后来日本爆发倒幕战争，政府军主要由萨摩和长州两个藩的军队作为主力。后来日本军队很长一段时间主要是被萨摩和长州两藩把持，海军里萨摩老乡特别多，陆军则是被长州藩把持。

高木兼宽身上也流着武士的血，他们家代代都是武士，但是这么多年没仗可打，他爹在村子里只能当个农民兼木匠。现在有仗可打了，高木作为军医，跟着萨摩藩鹿儿岛的军队参加了不少战役，在军队里认识了英国使馆医生威利斯。高木跟着威利斯才大开眼界，原来西方的这套现代医学已经如此先进，于是，他下定决心要学习最先进的现代医学。

后来萨摩藩在鹿儿岛设立医学院，聘请威利斯当校长，高木兼宽就进了这所医学院学习。后来，高木因为表现非常优秀，就留在这所学校当了教官。1872年，由他的老师推荐，高木离开了鹿儿岛，到了海军医院去工作。海军设立了军医学校，军医学校的英国教师安德森发现这个高木是个可造之才，于是推荐他去了英国读书。高木开始了5年的留学生涯，他前后拿了13次优秀奖学金。可见这家伙是一个了不得的学霸。

当然，后来高木回到日本，开始培养日本自己的医学人才，把欧洲先进的东西教给学生们。不过，日本当时军医学界已经从学习英国改成了学习德国。说白了，还是跟海陆军的互相倾轧有关。日本陆军学普鲁士，步兵操典全都是照搬德国人的。日本海军学英国，就连江田岛海军兵学校盖房子用的红砖都是从英国运回来的。可见日本几乎是完全copy（复制）不走样。显然，这一阵子陆军得了势。

当时日本还有很多从欧洲来的医生，对于这种脚气病，他们根本没见过，因为欧洲这种病不算多，主要是亚洲这边吃大米的民族常碰上。当时，欧洲的细菌病理学取得突破，他们认为东京夏天炎热潮湿，脚气病如此流行，一定是跟细菌有关系，恐怕这是一种传染性的疾病。所以，大家都在费尽心思地寻找导致脚气病的病原体，找来找去都没什么进展。

高木的思路不一样。医生通常也是不能离开某种直觉的，海军的高级军官基本没什么人得病，但是下层水兵得病的非常多。这是怎么回事儿呢？如果是传染病，军官与水手难道互不接触吗？为什么军官就不会被传染呢？你是不是觉得，他的思路有点儿像当年发现柠檬能治坏血病的林德医生哦。

高木开始关注统计资料。他发现固然春夏得脚气病的人比较多，可是秋冬也不算少。但是他也不能排除跟季节有关系。后来，他发现 1875 年海军军舰筑波号的航海记录很值得研究。在 160 天的远航行程之中，脚气病是家常便饭，看不出什么季节性。但是，他发现，一旦筑波号停靠港口，发病率就会大大降低。比如停靠在美国期间就没人得病，停靠在澳洲期间也没人得病。这是怎么回事儿？

高木开始注意起航海记录的细节。他发现，有水手吐槽在美国和澳洲期间吃面包不习惯。别说当时日本人不习惯，就是现在，我国那么多人去欧美国家长期居住，也有好多人不习惯吃面包。我们拿面包当作糕点来对待，但是欧洲人拿面包当饭吃，很多人都受不了德国黑面包和俄国大列巴那个味道。别说这两种面包，就是很常见的法棍也不是人人爱吃的，从小

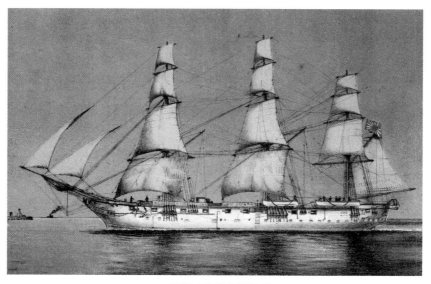

▲ 三桅木壳炮舰筑波号

吃米饭养出来的舌头不接受嘛。

这条不起眼的吐槽，引起了高木的兴趣，水兵们到底吃了些什么？他决定深入下去，和水兵们多接触接触。这一接触不要紧，他竟发现，原来是这么回事儿：当时日本海军是采用菜金制，白米饭海军直接供应，副食品直接发钱，水兵们自己去选档次，按照档次把钱交给后勤军官，高低自己挑。这一来反倒坏了事，很多人干脆就只选最低档次，也就只买点盐、酱和味噌，省下来的钱要么补贴家用，要么就上岸乱花。

大家可能会纳闷儿，光吃饭不吃菜，行吗？这也吃得下去啊？当时愿意当水兵的都是穷人家的孩子啊，在家净吃糙米了，到海军能吃上香喷喷的白米饭，那真是太幸福了，江户年代只有贵族和有钱人吃得起。到了明治时代，军队倒是顿顿白米饭，穷人当兵可不就是为了吃一口白米饭嘛。

开饭的时候，白米饭盛得平平整整的，中间摆着一点儿咸梅干，圆形的，整体好像是日本的"膏药旗"，所以叫"日之丸"便当。水兵们一打开饭盒，香气立刻冒出来了，吃得别提多香了。

军官的菜金很多，肯定不会这么抠门，所以他们该吃什么吃什么。高木兼宽发现饮食可能就是问题的关键。大米的成分主要就是碳水化合物和蛋白质。英国人的饮食结构里，氮元素和碳元素的比例大概是 15：1，日本水兵几乎是 28：1，只相当于人家英国人的一半，难怪出问题呢。在高木兼宽的脑海里，蛋白质就是问题的关键。这不是明摆着的吗？

所以，高木兼宽给出的方案是让士兵们改吃西方式的面包，也就是所谓的"洋食"；改变菜金制度，改成实物发放。你给他们现金，他们只会挪作他用，反倒出麻烦。

结果这个方案遭到上下的一致反对。当官的不想改变制度，水兵们也不愿意取消现金。况且水兵们死活不肯吃洋面包，嘴巴总是最诚实的，咽不下去就是咽不下去嘛。没办法，高木只好在海军医院里做小范围的实验，在海军医院找了 10 个病人做了实验，效果不错。只要吃西式面包，脚气病就逐渐好起来了。

所以高木底气比较足，开始设法向上反映情况，而且要越级向上反映。高木是外务大臣的女婿，走高层路线是有基础的。所以他开始越过海军高层，向左大臣有栖川宫威仁亲王报告了脚气病造成的巨大战斗减员。龙骧号访问美国，这一趟走下来，一半的人得了脚气病，这还了得吗？这年11月底，在内务卿伊藤博文的帮助下，海军卿陪着高木兼宽到皇居觐见了日本天皇，一竿子捅破天了。

有了高层的支持，1884年海军就废除了菜金制。当然水兵们很不爽，一项额外的收入没了，但是没办法，军人还是以服从为天职的。高木希望改变饮食结构的意见暂时还没办法采纳。你只是实验了10个人，怎么能算是真的有效呢？所以高木还需要说服海军调动一艘军舰沿着去年龙骧号的路线再走一次，这样才是一次完美的对照实验。

可是，海军远航是要花钱的，高木不得不找政府部门去商量。要知道，陆海军和政府部门都是对天皇负责的，但是政府控制着预算呢。本来高木都不抱任何希望了，哪知道这一次钱居然批下来了。于是，筑波号踏上了与上一次龙骧号相同的航线。船上的菜谱完全是高木拟定的，大幅增加了豆类和大麦的比例，而且提供了不少牛肉和牛奶。水兵们痛恨死大麦饭了，但是又不能不吃。

高木兼宽在东京等消息。筑波号到了港口马上发电报给他，报告情况。第一站到新西兰，只有三个人得了脚气病，很轻微，不需要治疗。不过上一次龙骧号最开始也只有三个人得脚气病。第二站到智利，途中有六个人得脚气病，但是有四个人很快就恢复了，剩下的两个到港口以后也好了。上次龙骧号这段路程有七个人得脚气病，半斤八两，没有显著区别。

高木就这么一站一站地等电报。最让人提心吊胆的就是横渡太平洋到夏威夷的这一段，上次龙骧号脚气病大暴发就是这个阶段，100多人中招。等筑波号到达夏威夷的电报发到海军省，大家沸腾了，全航程一个得脚气病的都没有。楼上楼下全都在庆祝，高木终于可以松口气了，这一晚上他喝得酩酊大醉，开心啊。

最终报告，全船得病的几个人之中，有几个是因为挑食，不肯吃牛肉。当时日本没有吃牛肉的习惯，大部分穷人能吃上点儿鱼就不错了。这几个人受不了牛肉的味道，所以就没吃。看来问题就是出在吃上。

从此，海军的水兵们开始叫苦不迭，本来就是为了吃白米饭才参军的，现在全都要吃大麦饭，水兵们一个个地抱怨，高木长官，你的良心大大地坏了！不得不说，日本是一个对精米白面痴迷的民族，要不然也不会诞生什么"煮饭仙人"了。上有政策，麦子和大米都是按照一定比例配给到每艘军舰上。下有对策，尽量吃米，麦子就算了吧。所以回航之前，麦子还剩下很多，不得不紧急往海里扔，不然就露馅了。

所以，脚气病在海军之中还屡有发生。甲午海战的时候，战斗减员几百人，被霍乱击倒的有好几千，还有2000多人是因为脚气病被放躺下了。高木也头痛，后来他搞出了海军版咖喱饭，日本人还能接受，到现在海军咖喱饭还是日本海上自卫队的老传统，甚至成了横须贺当地的招牌餐饮。

高木1885年写的一篇论文被当时日本主流医学界批得一塌糊涂，说他逻辑不清晰，证据不充分。改善饮食就能治疗脚气病，食物里东西太多了，你怎么知道是什么东西在起作用，总不能一笔糊涂账啊。高木也没办法，学术上始终得不到认同。德国这一派注重理论分析，注重寻找病因，但是高木是英国人教育出来的，注重临床医学，注重先解决问题再说，双方理念不合。

不仅仅是日本医学界在为脚气病困惑，世界其他地方也在闹脚气病，印度尼西亚的爪哇岛就是一个高发区。

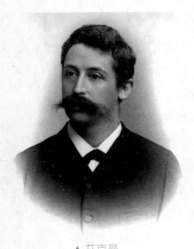

▲ 艾克曼

爪哇岛当时是荷兰的殖民地，荷属东印度嘛。荷兰当然会在这里派驻军队，军队当然也需要军医。可惜一般人谁也不想来这个遥远的地方。荷兰政府也有办法：穷苦人家的孩子上不起学，那么政府可以负担学费，但是毕业出来以后要为政府服务一段时间。你是学医的，那么就派你到荷属东印度去当军医。这不是两全其美吗？

于是一个年轻的医生就被派到了爪哇岛当军医，他叫艾克曼。热带风光很不错，但是天气湿热，没多久他就得了疟疾，不得不回到欧洲去养病。病好了以后，他就到柏林跟着科赫学习。所以说他是德国科赫这一派的传人。

在柏林，他遇到了佩克尔哈林，这个佩克尔哈林问艾克曼想不想参与一个政府项目，到爪哇岛去研究一下脚气病。反正你对脚气病不陌生，对爪哇岛也不陌生对吧。所以，1886年艾克曼再次踏上了爪哇岛的土地，陪着佩克尔哈林一起研究脚气病。过了8个月，佩克尔哈林和艾克曼做实验还算顺利，所以他就回欧洲了，留下艾克曼自己负责爪哇岛的实验室。

艾克曼现在的主要工作就是重复佩克尔哈林的实验。首先是寻找病原体，从得了脚气病的动物身上抽血，然后注射到其他动物身上，看看其他动物会不会得病，就跟当年科赫在村里研究炭疽的过程类似。结果，艾克曼等啊等啊，做实验的狗和兔子一直到老死也没得脚气病。艾克曼不死心，又重复了几次。你想想这是多少时间过去了，艾克曼差点儿等白了头发。

难道这种细菌在兔子和狗的身上潜伏时间太长了吗？不会吧。换一种动物来做实验吧。鸡倒是不错，价钱便宜量又足。艾克曼还是照样从得病的动物身上提取某种可能含有病菌的液体，然后注射到鸡身上。鸡倒是发病了，但是没有注射的鸡也一起发病了。艾克曼认为脚气病会在鸡和鸡之间传染，必须把鸡隔离，结果让人大跌眼镜的是，隔离以后仍然不见效。

艾克曼想，难道整个实验室都被污染了吗？他马上收拾出一间经过严格消毒的实验室，把一部分鸡放进了新的实验室。结果，原来实验室的鸡全都好了，新实验室的鸡也是一个个活蹦乱跳的，脚气病全都没了。原来以为缩小了包围圈，导致脚气病的细菌肯定在这些鸡身上。现在那个罪魁祸首居然就这么消失了，艾克曼蒙了。

那么到底是哪个环节出了问题呢？艾克曼开始逐项排查。饮水会有问题吗？恐怕不会。鸡笼子没打扫干净？不会吧。要不然就是病从口入。当时欧洲还有另外一种学说，他们认为脚气病是中毒导致的。只是脚气病忽轻忽重，有周期性，不像是中毒，大家才都往细菌方面想。现在看来，难道是食物之中有毒吗？不太可能吧，要是食物有问题，鸡应该一直都得脚气病才对啊，怎么就忽然全都好了呢？

似乎厉害的科学家总是会被猪队友坑。艾克曼的助手倒是想起一档子事儿，他去隔壁的陆军医院找厨子要剩饭，用剩饭喂几天鸡。最近陆军医院的厨子换了，这家伙六亲不认，那点儿剩饭就不舍得给艾克曼的助手。至于抠门成这样吗？艾克曼的助手只能老老实实用饲料来喂鸡。本来想省钱，这回省不下来了。

艾克曼核对一下喂剩饭的这段时间，发现跟鸡得脚气病是完全吻合的。难道问题真的出在饲料上？艾克曼和高木不一样。高木满脑子都是赶快解决问题，如何改变饮食，如何改变海军的制度，艾克曼需要找到那个罪魁祸首。他发现，糙米的外边有一层所谓的银皮，大米在精加工的时候，往往把这一层给去除了。

早年间技术不发达的时候，只能靠手工，靠石头碾子石头磨，有钱人才能吃得上白米。后来有机械了，不管是水轮机带动还是毛驴拉，反正效率高了很多，所以能吃得上白米的人就变得越来越多。在日本，过去是大名以上才能吃上，现在武士阶层也能吃了。把米磨到晶莹剔透，闪闪发亮，煮出饭来果然是"高端大气上档次"。为此也是要付出代价的，起码磨掉了10%的分量，加上加工费用，当然是下层人民吃不起的了。

艾克曼发现，只要把这一层磨下去的银皮给得了脚气病的鸡吃，立竿见影，马上就见效，给人吃也一样有效。但是，艾克曼满脑子都是致病菌理论。他认为精加工的大米里面是有一种毒素的，但是银皮里面有一种抑制毒素的成分，所以吃糙米就不会得脚气病，吃精米就会得。艾克曼还是在费尽心思寻找那个致病的罪魁祸首，一干就是好多年。

1896年，艾克曼来到爪哇岛足足10年了，他又一次得了疟疾，不得不回了荷兰休养。临走前，他正好跟当地的健康监督官沃德曼聊天，艾克曼建议调查一下监狱里犯人的脚气病发病情况，看看是不是能找到和饮食的关联性。根据沃德曼提供的资料，吃糙米的囚犯之中得脚气病的只有0.01%，但是吃精米的囚犯却有2.5%，明显偏高，这也印证了艾克曼的设想。

既然艾克曼要走，实验室就交给了一个年轻人，他叫格林斯。格林斯也在继续着有关脚气病的研究，但是他脑筋比较活跃。既然找了又找，都找不到那个真凶，难道说真凶是不存在的吗？现在有两个解释，第一个就是艾克曼的解释，精米有毒，银皮能解毒；另一个解释就是，银皮有人体必需的某种东西，缺了就不行。按照奥卡姆剃刀原理，如无必要勿增实体，取第二个解释更简单。

格林斯跟艾克曼书信往来很频繁，他最终说服了艾克曼，艾克曼和格林斯共同发表了一篇论文，在银皮之中含有一种人不可或缺的物质，缺乏此物质可致脚气病或多发性神经炎。这时候已经是 1906 年了，又过了10 年。

对欧洲人来讲，脚气病是疥癣之患。对日本人来讲，这是心腹大患。日本的海陆军基本属于猴吃麻花——满拧。长州藩出身的就是看着萨摩藩的不顺眼。你说吃大麦，陆军拼命反对。陆军的军医们一致认为是真菌引起了脚气病，他们也真的分离出了一种真菌。但是现实总是会打脸，当年侵占中国台湾的 2.5 万日军有 1.7 万得了脚气病，病死 1000 多人。

1897 年，电动的大米抛光机被引入日本，精白米的价钱也下来了，外加上日本人对白米饭的执念，日本人当然是敞开了吃。到日俄战争，这个问题仍然还在。这么拖下去也不是个事，所以日本官方组织了一个腿病委员会，专门研究脚气病。日本把当时医学界的权威都给请来了，甚至还请了祖师爷科赫。在科赫的建议下，他们去东南亚考察考察。他们去了印度尼西亚，了解到了艾克曼的研究。日本人回家以后，就沿着艾克曼的思路展开了更深入的实验。

1910 年，日本化学家铃木梅太郎从大米银皮之中提取了一种块状的东西，叫作"粗米糊精"，他当时还做不到提纯成晶体。他认为不能仅仅把这种物质当作治疗脚气病的特效药，而要从更高层次去认识它，这是一种人体健康不可或缺的物质。这个认识已经很接近现代维生素概念了。可惜他的论文是用日文写的，在欧洲几乎没影响。因为这篇文章在翻译成德文的时候翻译出了问题，所以被人忽视了。于是"铃木桑"就这么和诺奖擦肩而过。

1911 年，波兰化学家冯克在英国的李斯特研究所从米糠里面提取出了一种胺类晶体，他认为这就是艾克曼发现的能治疗脚气病的物质。起初称为水溶性因子 B，后来取了个名字叫作"Vitamin（维他命）"，意译就是维生素，这就是"维生素"这个名字的来源。但是，通过动物实验发现，这东西没办法治疗脚气病，看来还是拜错了庙门。

直到 1926 年，另外两个在爪哇工作的荷兰科学家简森和多纳斯，终于提取出了纯结晶，学名叫"硫胺"。1936 年，美国科学家威廉姆斯终于确定了硫胺的分子结构。

到这里算不算完事儿呢？还不算完，牛津大学的彼得斯建立了一个动物模型，他用鸽子来做实验。假如只给鸽子喂精白米，鸽子没多久就会出现缩头症。其实就是鸽子的脊椎在往后弯，所以就能明显地看到脑袋往回缩，比脚气病明显得多，很容易辨别。假如不治疗，几天以后鸽子就死了。

只要喂给鸽子极少量的硫胺，等大约半个小时，鸽子就没事了，活蹦乱跳的。至此，硫胺缺乏就会导致脚气病，算是真的彻底实锤了。

其实这个时候，大家已经不再局限于脚气病了。似乎有这么一大批的微量物质，只要缺乏了，人就会有各种稀奇古怪的毛病冒出来。大家的思路开始从"细菌导致疾病"这个范式里跳出来了。

1906 年，英国的霍普金斯也提出了和艾克曼类似的想法。他在一次演讲中提到，一些有机物存在于饮食中，当缺乏这类物质时，人体就会得病。1912 年，他用小鼠做了实验，但是后来没有深入下去。

美国的戈德伯格正在南方研究糙皮病，也与饮食有关系，只要喝牛奶、吃鸡蛋就不会得糙皮病，但是他到死都没能提取出真正有效的物质。后来发现冯克提取的这个"维他命"居然可以治疗糙皮病。现在我们知道，这就是维生素 B_3，治疗脚气病的那个是维生素 B_1。

维生素是个庞大的家族，尽管维生素需要的量很小，但是对人体的健康运行却是不可或缺的。当时戈德伯格已经去世了，发现维生素这个概念的人已经没剩下几个。艾克曼已经垂垂老矣，霍普金斯还算一个。所以诺奖委员会忙不迭地就把 1929 年的诺贝尔生理学或医学奖颁发给了艾克曼和霍普金斯。诺奖委员会看来的确有先见之明，艾克曼第二年就去世了。但是，他们似乎把日本人给忘了。怎么也应该算上铃木梅太郎啊，因为语言翻译的问题被忽视，真的有点儿冤。现在提起维生素，大家总是想起艾克曼和他的鸡，没人想得起最开始高木做出的贡献。

高木兼宽后来被封为男爵，算是进入了日本的华族。不过私底下大家都叫他"麦饭男爵",看来日本兵吃大麦饭真是吃够了。

那个时代是个急速工业化的时代,所以精白米从少数贵族才能吃得起,迅速开始普及,但是日本人的饮食偏好和新时代的物资供应是不匹配的,这才是脚气病流行的深层次原因。不仅仅是日本,在菲律宾、印尼都出现了脚气病流行,主要是在殖民者的军队里。

日本研究脚气病的过程其实一直伴随着日本对亚洲其他地方的侵略进程,日本非常着急地想搭上最后一班殖民扩张的快车。19世纪下半叶,欧洲国家掀起了一场获取海外殖民地的狂潮。毕竟世界上没被白人"光顾"过的领土已经没有多少了,后发国家再不下手就晚了。这些人就这么深一脚浅一脚地走向热带的深山老林,走向非洲未被发现的内陆,但是他们想不到,在炎热的丛林里有什么凶险的东西正在等着这些冒险家呢。

热带疾病：殖民者的噩梦

前文我们讲到了维生素的发现过程。原来流行病未必就一定是传染病，未必跟细菌有关系，有可能是生活习惯或者是营养条件导致的。所以，大家的思路打开了，原来疾病流行的原因是多种多样的。

一张嘴表不了两家事，那么传染病总是和细菌联系在一起的吧。当时巴斯德和科赫还都是这么想的。当时在很多地方，霍乱在流行。霍乱是一种从孟加拉地区起源的热带疾病，经历了几次大范围的流行，经常从恒河流域这一片向全世界传播。巴斯德和科赫在埃及还研究过霍乱。

但是，有种和霍乱差不多同时开始流行的疾病却不是由细菌引起的。当时的人们对这种病一筹莫展，这就是大名鼎鼎的黄热病。欧洲的冒险家满世界溜达，到处去探险。不管是南美洲还是东南亚都有深山老林，都有炎热潮湿的气候。欧洲人就发现，自己总是莫名其妙地就得了稀奇古怪的病症。他们当时不可能知道这是什么原因，所以他们就总结为是瘴气所致，瘴气有毒。

其实在我国古代，也是有类似的说法的，比如诸葛亮平定南中，瘴气也是一个很重要的障碍。要不然怎么会有诸葛行军散呢？当然诸葛亮不可能什么都会，连开药方也会，都是后人托其名罢了。

但是，这也反映出古人对进入炎热潮湿的地区常见疾病的一种认知。东、西方其实差距不大，到 19 世纪初，还是差不多的，都认为跟空气有关系。所以，伦敦霍乱大流行，大家自然而然就跟当时的伦敦大恶臭联系在了一起。整条泰晤士河被夏天的烈日暴晒以后，变得臭不可闻。议会大厦威斯敏斯特宫就在河边不远，议员们也受不了了。当时采取的措施是关门闭户，往窗户上喷洒消毒药水。

　　为什么要采取这种措施呢？因为当时伦敦人普遍都相信，臭气会导致霍乱，所以才把窗户堵得严严实实的。那总不能憋死啊，在窗缝上堵上纱布，往纱布上喷消毒的药水，空气进来之前就可以经过消毒过程，就跟现在常见的空气净化器作用类似。

　　既然热带的气候那么不适宜生存，欧洲人除了少数冒险家，也不见得有多少人愿意去。但是，不去不行哦。皇上有旨，速派勒克莱尔将军点精兵 3 万，速去圣多明各平定叛乱，不得有误……

　　那是哪个皇上下的圣旨啊？法兰西帝国的皇帝拿破仑·波拿巴陛下。这位陆军上将勒克莱尔是他的亲妹夫。圣多明各是哪儿？就是现在的海地。哥伦布远航的时候发现了这个岛，1502 年，正式变成了西班牙的殖民地，后来又转手给了法国。法国是当时欧洲的革命中心，大革命这把火影响到了加勒比海之中的圣多明各，人家也闹革命了。1791 年黑人领袖

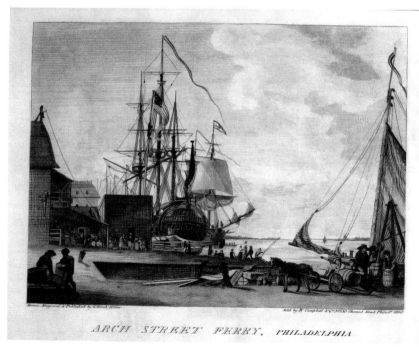

ARCH STREET FERRY, PHILADELPHIA

▲ 港口附近是黄热病最早出现的地方

杜桑·卢维杜尔领导海地人发动独立战争。

海地岛不是在闹革命吗？很多欧洲人狼狈逃窜。往哪儿跑啊？当然是美国，离得近。很多人就来到了地处特拉华河河口的费城。1793 年春，大大小小的船只陆陆续续地运来了 2000 多名法国殖民者和奴隶，法国人惊魂未定，讲述着一路上他们是怎么跑出来的。

当时的费城是临时首都，有 4 万多人口。虽然已经被后起之秀纽约超过了，但是费城仍然是当时的政治中心。你要穿越回去，在费城的大街上，说不定就能碰上华盛顿总统在前边逛街呢。一扭头，看见杰斐逊刚从楼里出来，正跟汉密尔顿打招呼。

谁也没想到，就在这年 7 月，突然暴发了一种怪病。这种怪病一开始的几天就像是感冒，很轻微，但是前期一过，就显出厉害了。得了这种病的人一个个浑身泛黄，这种全身泛黄的情况学名叫"黄疸"。病人高烧不退，不断地呕吐、昏迷，最后难逃一死。最开始是从特拉华河沿岸的穷人社区冒出来的，8 月中旬就蔓延到了整个城市。短短几个月内，费城的城市功能彻底瘫痪，有 1.7 万人开始出逃，包括总统华盛顿都跑了。

国会议员们跑了有一多半，会也没办法开，很多事儿都要国会批准，特别是预算怎么花。这倒好，没人批了，美国政府瘫痪了。一直到 11 月，这场瘟疫才基本过去，费城死了 10% 的人口。我们以前讲过，当时的美国医学界还是死抱着放血疗法不放，哪怕有人拿出了统计数据，仍然无法说服美国的主流医学界。拉什医生是放血疗法的主要推手，他坚持认为，黄热病来自本地的垃圾堆。还有其他的一些医生认为黄热病是外来的。两边争执不休，弄得普通老百姓一头雾水，所以美国医学界的声望是大大受损的，因为医学界完全束手无策。

而那边，法国人更惨。

当时法国正忙于欧洲的事情，没工夫顾及，一时间起义者居然成了气候。等到拿破仑腾出手来，马上派自己的妹夫带兵去海地镇压起义。于是勒克莱尔带着 55 艘战舰和 3 万大军去了海地，仗打得不顺利。勒克莱尔用欺骗的手段诱捕了独立运动的领导人杜桑·卢维杜尔，把他用船拉回法国软禁到死。尽管如此，勒克莱尔还是没能平定海地的独立运动。

1802 年，主帅勒克莱尔得了黄热病，死在了海地。主帅都病死了，手下能好到哪里去？3 万法国大军病的病，死的死，最后只剩下不到 3000 人跑回了法国。海地的独立运动就这么胜利了，1804 年海地正式独立。

　　没想到，一个国家的命运竟然与这种疾病关联在了一起。欧洲人搞不清楚病因，因此就直截了当地称为"黄热病"。这种病可不是原产海地，而是来自非洲。如果不是贩卖奴隶，这种疾病恐怕也不会传播到美洲。有些非洲裔的人有免疫力，欧洲白人没有免疫力，因此吃亏更大。

　　此后，黄热病在美国经常暴发，隔三岔五就来一次，曾经袭击了 30 多个城市。1878 年密西西比峡谷里有 12 万人得了黄热病，死亡两万人。美西战争期间，黄热病还暴发过，闹得美国军队损失惨重。黄热病带来这么大的损失，但是大家就是找不到病因。

　　黄热病是一种传染病，但是黄热病是靠什么传播的呢？大家一头雾水。要解开这个谜，就不能只盯着黄热病，而要从另外的地方下手。因

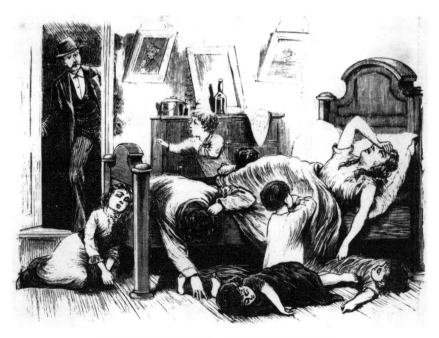

▲ 当时孟菲斯的报纸插图，被黄热病侵袭的普通家庭

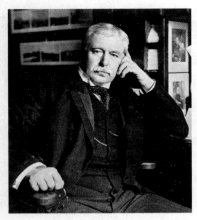

▲ 万巴德（帕特里克·曼森）

为黄热病只是白人殖民者在挺进新大陆，探索热带地区的时候，所碰上的众多疾病之中的一种罢了。要解开这个谜，我们必须从另外一个人讲起，这个人与中国的渊源颇深。他叫帕特里克·曼森，中文一般叫他万巴德爵士。

万巴德是个苏格兰人，生于 1844 年，他的母亲是当时著名探险家大卫·李文斯顿的远房亲戚。要知道这个大卫·李文斯顿在发现非洲内陆的过程之中起了重要的作用，他的探险举动为后来欧洲殖民者瓜分非洲提供了很多资料。当然这也未必就是他的本意，但是客观上推动了欧洲殖民者对非洲的瓜分。

万巴德 1861 年进入阿伯丁的医学院就读，1865 年毕业以后到了一家精神病院，一边做研究工作，一边写博士论文。当时英国医生的工资不高，不像现在医生和律师都是高薪职业。万巴德手头有点儿紧，正好，清朝的海关正在招聘医生。海外工作，工资当然会高一些。他哥哥当时正在上海当医生，里外里一忽悠，1866 年，万巴德就接受了清朝海关的工作，坐船来到了中国。

当时的清朝海关雇用的"洋人"很多，因此雇用一个医生万巴德一点儿也不奇怪。万巴德当时工作的地方在中国台湾的"打狗（后改名叫高雄）"。万巴德担任海关的医生，负责照顾居住在打狗的外国人以及外来船员的健康，并观察记录港埠卫生状况。说白了，就是防止传染病的进入，顺便负责气象记录。他跟当地的中国人相处不错。

在台湾岛上，中国人和一些日本侨民有冲突，万巴德经常是站在中国人这一边，因此他也经常受到困扰。英国领事怕他惹麻烦，就在 1871 年年初让他去了厦门，就在这一年的 10 月，中国台湾出事儿了。

1871 年，琉球的朝贡船遇到台风，被刮到台湾岛，船上的人和当地人发生冲突，死了几十个人，在历史上被称为"牡丹社事件"。日本趁机对清朝施加压力，竟说琉球是日本的藩属国，他们要为琉球出头，被清朝给驳斥了一顿。日本人当然不甘心，在认真准备了一番以后，日本派兵进犯中国台湾。当然这时候日本国力很弱，没有得逞，但是这是日本侵略中国台湾的开端。

英美都宣布中立，日本的桦山资纪、儿玉源太郎、水野遵等9个人潜入中国台湾探听虚实，搜集情报。在这个氛围之下，万巴德提早离开台湾去了厦门。万巴德在中国台湾住了5年。

厦门的繁华程度远超打狗，各国来往的航船非常多，万巴德除了在海关当医生以外，还在当地教会医院任职。厦门港和当时的东南亚联系紧密，所以万巴德在厦门能接触到各种热带的疾病，几乎都是船员们带来的。其中一种病，症状很恐怖，人的腿会变得肿大，变得像大象腿那么粗，皮肤也变得非常厚、非常粗糙。这种病叫"象皮病"，正是这种病为研究热带病提供了一个突破口。

当时，大家普遍还是相信瘴气学说。对于象皮病，万巴德也跟大多数欧洲来的医生一样，倾向于手术治疗，肿起来的部分先切了再说嘛。万巴德研究了不少手术方法，但是，他也注意到，已经有人发现这种病可能是寄生虫引起的。当时世界各地的医生不约而同地从某些病人的体液之中发现了一种细长的像丝线一样的虫子。

1875年，他回英国休假，顺便结婚，人生大事还是要先办了。在此期间，他一头钻进大英图书馆去查找有关寄生虫的资料。难道这么多年，就没人对象皮病和寄生虫之间的关联做过研究吗？肯定有人干过了。那些研究虫子的博物学家应该有不少的观察记录。动物身上应该也是有寄生虫的，这是个普遍现象。那么，寄生虫能不能从一个动物的身体里跑到另一个动物的身体里呢？它是怎么传过去的呢？

万巴德过去只是个医生，能治病救人就够了。这一次他要探究象皮病的原因，原来的家伙事儿也就不够用了，他特地带了一台显微镜回到厦门。他从患者身上抽了血，做成涂片，来观察其中有没有什么不寻常的东西。在经过染色以后，他在血液里面找到了一种丝虫。但是奇怪的是，这种丝虫只在夜里才出现在血液之中，白天你抽血化验就很难找到。这种周期性是从哪里来的？

我们现在知道了，其实万巴德看到的这些细长的、像丝一样的虫子都是幼虫，学名叫"微丝蚴"。其实成虫都在淋巴系统里面，正是因为它们堵塞了淋巴管，导致了肢体的肿大，象皮病就是其中的一种表现形式。在人体内藏了一年半载之后，幼虫就离开雌虫，进入血液。幼虫们藏在肺小动脉里，到半夜就出来活动。它们倒是准时准点，似乎在等待着什么事儿。

它们在等什么呢？等待蚊子来吸血，通过蚊子，传播到其他的动物身上。这些微丝蚴进了其他动物的血液，很快就会钻进淋巴管或者淋巴结，等到长大以后变成成虫，再交配生孩子。某些丝虫在人体内能居住十年八年没问题。在人身体里这一顿折腾，人受得了才怪呢。

按理万巴德应该是先从尸体解剖开始研究，但是在厦门是行不通的。孔老夫子说"身体发肤，受之父母，不敢毁伤，孝之始也"，孔圣人的话你敢不听吗？你想解剖尸体，门儿都没有。你敢这么做，厦门的老百姓是放不过你的。

不得已，万巴德开始把研究方向转向动物，比如说狗。厦门街头的确是有不少流浪狗的，狗也会得丝虫病。万巴德不断地研究，他在排除了各种干扰以后断定，蚊子就是丝虫传播的中间宿主。

要想验证这个设想，必须对吸饱了血的蚊子做解剖。你想想这个难度吧，血液如果被蚊子消化了，那可能啥也没了，下手必须快。当他在蚊子肚子里的血液里找到活蹦乱跳的微丝蚴的时候，他开心死了，蚊子果然是中间宿主。

除了蚊子以外，跳蚤和虱子也吸血，能不能排除它们的嫌疑呢？万巴德对蚊子的分布和丝虫病患者的分布做了个对比，发现是基本吻合的。看来是没跑了，就是蚊子。当时万巴德以为是蚊子死了以后，微丝蚴进入了水里，然后被人喝了才会进入人体。要到二十几年后，他在伦敦才明白过来，不是进入水里，而是由蚊子的叮咬直接传播的。

跳蚤和虱子都是寄生在人的身上的，跟时间没关系。蚊子可不是，一般来讲，也只有晚上，人都睡了，蚊子吸血的机会比较多，丝虫居然能适应蚊子的时间周期。这两个物种之间显然有一种默契。要是换了别人，恐怕就百思不得其解了，但是万巴德应该是能理解丝虫和蚊子为什么配合得这么默契。因为他读过《物种起源》，背后就是自然选择在发挥作用。

当然啦，我们现在知道，丝虫也不是一种动物，而是一大群动物的总称。我国常见的有班氏丝虫和马来丝虫，这都是幼虫夜里才跑出来的品种。还有一些丝虫的幼虫喜欢白天出来溜达，以140°经线为界，西边的都是夜里出来，180°经线以东的都是白天出来。中间的呢？两种都有呗！

1877年，万巴德在中国海关医学报告上讲述了他的发现。第二年，这篇报告被拿到林奈学会上去宣讲。大家这才明白，原来蚊子是中间宿主啊！那么其他的热带病是不是跟蚊子有关系呢？这一下，大家的思路打开了。

1883年，万巴德离开厦门，到中国香港去自己开业当医生。他的医术高明，中国香港本地名流找他看病，远在天津的李鸿章也找他看病，据说是药到病除。后来他入选中国香港卫生委员会，当选中国香港医学会首任会长。后来他又开了一家牛奶公司，把英国的奶牛引入中国香港。这个人还是挺会赚钱的。

他同为阿伯丁大学毕业的师弟詹姆斯·康德黎后来也来到中国香港行医，两个人有了办一所医学院的想法。两个人说干就干，创办了中国香港的西医书院。李鸿章还入了股，但是他万万没想到，培养出来一个大清朝的死对头。第一届毕业生里有一个年轻人，姓孙，叫孙逸仙，他以第一名的成绩从西医书院毕业。校长万巴德和教务长康德黎都很喜欢这个学生，他的毕业证是当时的港督罗便臣亲自颁发给他的。

万巴德曾经向汤玛斯·寇博请教过寄生虫方面的知识。这位寇博是寄生虫方面的专家，他就在英国住着。但是他有个海外通信网络，各地发现什么寄生虫，都要给他邮寄标本，万巴德也给他提供过不少中国的标本。凭借世界各地这个庞大的朋友圈，寇博写出了一本寄生虫方面的权威著作。

万巴德在1889年回到英国，他也学着寇博的样子建立了自己的海外朋友圈。他在1894年写文章推测疟疾也是靠蚊子传播的，但是英格兰的气候不适合研究疟疾，希望朋友圈里那些身处印度的朋友多做研究。

当时正在印度服役的一位军医罗斯对万巴德佩服得五体投地，觉得

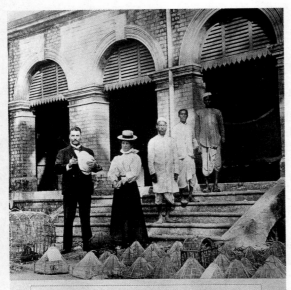

LABORATORY AT CALCUTTA. SURGEON-MAJOR ROSS, MRS. ROSS, MAHOMED BUX AND LABORATORY ASSISTANTS, 1898.

▲ 在加尔各答坎宁安总统医院的实验室里，罗斯、罗斯夫人、穆罕默德·巴克斯和另外两名助手

万巴德指出了一条疟疾研究的光明大道。是啊，全世界的蚊子有2500种，光印度就有300种，您慢慢找吧。万巴德高瞻远瞩当然是没错，但落实到现实之中，那是难上加难。

疟疾是一种古老的疾病，公元前5年就有疟疾的记载，感染疟疾的人会忽冷忽热，俗称"打摆子"，然后衰弱而死。横跨欧洲的罗马大军曾远征到热带地区，却被疟疾打得弃甲而逃。许多在热带地区流行的宗教仪式，都是为了赶走这种疾病。

1623年，一个西班牙牧师从金鸡纳树上摘了一块树皮带回了欧洲。没多久，这块树皮被发现对打摆子有缓解作用。在这一时期，疟疾被从一大堆稀奇古怪的热带病里面分离出来，当作一种单独的病来治疗。凡是金鸡纳树皮能治的，都是疟疾，治不了的都不是。1820年，其中的有效成分才被法国人给提取出来，这就是大名鼎鼎的奎宁。

但是，疟疾是如何传染的，大家仍然不清楚。法国人拉韦朗在人的血红细胞里发现了一种寄生虫。他认为这就是导致疟疾的罪魁祸首，也就是疟原虫。1907年他因此获得了诺贝尔奖。

有关疟原虫罗斯当然是知道的，他要做的就是在蚊子体内找到疟原虫。1897年，他经历了千辛万苦，终于在蚊子的胃里找到了疟原虫。果然又是蚊子当中间宿主。这位罗斯诗兴大发，为这个日子还写了一首诗。他用蚊子胃里的疟原虫成功引发了鸟类的疟疾，现在证据链算是完整了。他发现蚊子也不是都传播疾病，只有母的才传播，因为只有母蚊子才吸血，公的不吸。

为了让成果早日造福于民，万巴德帮着罗斯发表论文，还请了一大堆的"大V"来点赞。1902年，罗斯拿到了诺贝尔生理学或医学奖。说你行你就行哦，当然，说行的人自己也要行才行。万巴德后来建立了热带病研究所，为政府的殖民地事务充当顾问。

万巴德学生很多，包括我国的热带病研究，你要去找渊源，都能追溯到他的研究所，因为当时有中国人在他的研究所当研究员。很多人受到了他的影响。古巴医生芬莱当时正在研究黄热病，他认为黄热病也是由蚊子传播的。但是他的实验失败了，因为不是每种蚊子都能传播黄热病。万一你做实验抓错了蚊子，肯定是不会有结果的。后来芬莱才发现伊蚊才是罪魁祸首。

芬莱给了美国军医里德很大启发。他不断地培养蚊子，在志愿者身上叮咬，看谁得黄热病。这个实验太残忍了，现在是绝对不能这么干的。当时也就这么干了。

有个叫斯图宾斯·弗思的研究人员收集了黄热病病人的呕吐物，然后抹在自己的伤口里，滴进眼睛里，或者是吃下去，就这样花样作死了一番以后，他都没有得病。于是他就宣布黄热病根本不传染。

美国陆军医生耶西·拉齐尔为了反驳弗思，让染有黄热病的蚊子叮了他。最后他染上了黄热病死掉了，这个代价可够大的。但是当时很多人就是愿意豁出性命去干。

这种不要命的方法是没办法持续研究下去的，最后还是用小白鼠代替了志愿者。小白鼠也会得黄热病，这下就好办了。南非的病毒学家泰勒尔用小白鼠不断感染黄热病，逐渐减低了毒性。经过7年的努力，他终于利用降低毒性的黄热病病毒做出了黄热病的疫苗。1951年，泰勒尔获得了诺贝尔奖。

算上屠呦呦的那一枚，研究热带病的学者拿奖拿到手软。

黄热病是由病毒引起的，是第一个被发现

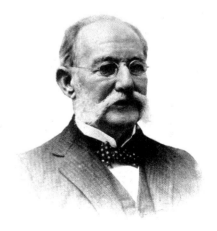

▲ 卡洛斯·芬莱

的感染人类的病毒。第一个被发现的病毒是烟草花叶病毒,不感染人类。

巴拿马运河本来是法国人主持开建的,但是运河区地处热带,到处是森林和湖泊,经常暴雨如注发大水。当地黄热病大暴发,又一次弄得法国人狼狈不堪,前前后后死了两万多工人。估计是法国人跟中美洲犯冲,八字不合。就在这个节骨眼上,工程还闹出了腐败案。最后巴拿马运河公司破产了事,法国人干不下去了。

美国人时时刻刻盯着巴拿马地峡呢,这是美国的后院。西奥多·罗斯福总统想插手这个项目,当时巴拿马还是哥伦比亚的一部分。哥伦比亚议会否决了美国和哥伦比亚政府签订的条约,美国干脆策动巴拿马的反叛者独立,派兵堵住了哥伦比亚的平叛部队,促成了巴拿马的独立。

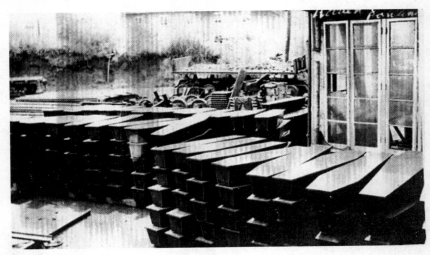

▲ 巴拿马的火车站堆满了棺材

美国人接手巴拿马运河项目,就要面对法国人留下的烂摊子,首先就要面对来势汹汹的黄热病。当时美国军医戈格斯已经知道蚊子是传播的中间宿主。那就好办了,发起卫生运动,打扫卫生,消灭蚊蝇滋生之地。戈格斯上报的预算是 100 万美元,老罗斯福总统大笔一挥,批了。

1905 年开始,戈格斯率领着 4000 多人组成的"灭蚊大军",用一年时间在巴拿马城中挨家挨户清理,并为门窗安上纱窗,在排水沟渠旁喷洒防蚊油，总共用了 120 吨杀虫粉、300 吨硫黄，以及不计其数的防蚊油。

效果也是显著的。到了 1906 年 8 月，新增黄热病已下降半数；同年 11 月，最后一个黄热病死亡病例后，再无致死；1910 年，巴拿马运河区疟疾死亡率已降至 1% 以下。

对付由蚊子传播的热带病的最好方法就是消灭蚊子。戈格斯从小就想上西点军校，但是没想到阴错阳差地学了医学。不过他当上了军医，因为消灭蚊子，严格控制住了巴拿马运河区的黄热病，为 1914 年巴拿马运河通航立下汗马功劳。1915 年，他 61 岁的时候，晋升为陆军少将，终于实现了他儿时当将军的梦想。

那个首先提出蚊子是传播黄热病的中间宿主的芬莱是古巴人，古巴为了纪念他，在哈瓦那建立了一座纪念碑。顶部有点儿像个注射器，算是有行业特色吧。热带国家都是深受热带病之苦的。

1884 年欧洲列强在柏林召开了一个会议，讨论有关非洲的问题。说白了，就是要瓜分非洲。你看看这个时间，跟热带病的研究取得突破是有关系的。本来热带病的研究就跟列强政府有关系，起码他们是愿意出钱的，结果也是这些殖民者所期望的。

在此之前，瓜分非洲有两大障碍。第一是对非洲大陆内部的地理认知完全一片空白，一直到很晚，欧洲人只了解非洲的撒哈拉沙漠、尼罗河沿岸，还有沿海的一点儿地方，广大内陆地区是两眼一抹黑。但是以大卫·李文斯顿为首的探险家，深入丛林几十年，已经探明了非洲几条大河的地理情况，非洲腹地不再是个谜了。第二大障碍就是热带疾病。现在热带病已经不是障碍了。

于是，欧洲人就摊开了地图，准备瓜分最后的"无主之地"了。在他们看来无主罢了。英国、法国、西班牙、葡萄牙这些老牌殖民国家强调划分势力范围，谁都明白什么叫势力范围。但是德国的首相俾斯麦居然听不懂，不知道是真糊涂还是装糊涂。他说得好像也有道理，不挂国旗，不派警察，不建政府，算哪门子有效管理？你连国境线都不画，谁知道哪儿是你的，哪儿是我的？

大家一看，这人整个一个"棒槌"，但是这个"棒槌"实力太强，惹不起啊，最后还是采纳了他的意见。您先挑，挑完了我们再挑。而且大家都同意在殖民地建立有效管理，建立政府。

　　欧洲人进去的时候，热带病在当地流行，如今他们已经离开那里几十年了，那里还是热带病高发地区。毕竟你没办法保证每只蚊子体内都没有寄生虫和病毒，热带病仍然是防不胜防的。到现在，非洲、东南亚和拉美的落后地区还时不时地有热带病暴发。世界卫生组织列举了十几种被忽视的热带病，有的是病毒导致的，比如登革热；有的是蠕虫或者是寄生虫导致的，比如血吸虫病；也有原生动物导致的，比如锥虫病；当然还有细菌导致的，比如麻风病。老牌的黄热病和疟疾也时不时地冒出来。要是奎宁能管用，也就不用屠奶奶出手了对吧。抗药性是大问题。生物不是死物，人家是活的，是会适应的。我倒觉得，最管用的不是药物，而是蚊帐。

　　"二战"时期，有一种新药被大规模使用，对付细菌堪称神药。但是，这又是一场军备竞赛，人类与微生物的竞争是永无止境的。各国的医学专家提心吊胆，生怕自然界被逼出某种超级细菌是我们没办法对付的，到那时候，我们将面临无药可用的境地，这到底是怎么回事儿呢？

烂甜瓜的贡献：神药盘尼西林

19世纪80年代，欧洲列强开始对非洲内陆垂涎三尺，所谓的"无主之地"已经所剩无几。那些来晚了的列强早就按捺不住瓜分殖民地的强烈欲望了，所以非洲中部的刚果就被比利时国王利奥波德二世收入囊中。这是国王的私人领地，比利时政府管不着。比属刚果的面积是比利时本土的76倍。

> 利奥波德二世的所作所为堪称"双面人"的典范。他在比利时堪称天使，在位几十年间不断推动比利时的进步，率先实现全国普选。但是他在比属刚果，可以说是个不折不扣的暴君，残暴统治导致比属刚果死了将近1500万人。

一直到他死了，比利时政府才正式接管比属刚果，不再是私人领地了。比利时漫画作家埃尔热的著名漫画《丁丁在刚果》就是那个时代的写照。欧洲人意识里压根儿没觉得自己统治非洲人有什么不对。

比利时属于分到了一大块地盘儿的，分不到地盘的呢？那就抢呗。通过美西战争，美国抢到了西班牙的地盘儿。

前面的这些战争与后面的相比都是小打小闹。转折点出现在1914年，第一次世界大战可就不一样了。双方打起来都是拼命的，不弄死对方不算完。这也是欧洲全面工业化以来的第一场大规模战争。大家都傻了，工业化战争简直就是个绞肉机，几万人填进去根本没用，再填几万人进去，战线也就推进了那么一点点。战争的血腥与残酷震惊了所有的人。

有个来自苏格兰的年轻人随着英国军队来到了欧洲大陆。尽管他是个公认的、非常优秀的神枪手，但是他的本职工作是军医，他叫亚历山大·弗莱明，是陆军医疗队的一名上尉。

残酷的现实摆在面前，弗莱明发现，很多人根本就不是被直接打死的，而是在后方的医院因为感染而死。面对破伤风、菌血症、败血症、链球菌和产气荚膜梭菌引起的坏疽，医生们没有多少有效的手段。

当时抑制伤口上的细菌生长主要靠消毒药物，比如石炭酸，我们以前讲到过。但是这些东西对人体的伤害大于对细菌的伤害，况且有厌氧菌存在，当时的手段是奈何它们不得的。弗莱明倒是发现，伤口里流的脓液本身对细菌有一些抑制作用。难道这是人的一种自我保护能力吗？

于是，战后弗莱明的注意力就切换到了细菌研究上。他在圣玛丽医院疫苗实验室工作。弗莱明就和如今很多宅男一样，不善于社交活动，话不多，跟他谈话就好像打网球，你把球打过去，等着他打回来，没想到他把球捡起来揣兜里拿走了，聊天都能聊死了。所以啊，他还是更喜欢和实验设备打交道。

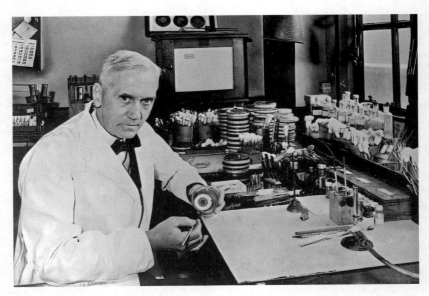

▲ 亚历山大·弗莱明

弗莱明也有某种小爱好，比如他把几种不同的菌株放在一个培养皿里边，等到全都长开了，居然形成一幅彩色的画。技术宅就是技术宅，只是他摆弄的东西是要人命的细菌。

弗莱明这个人的运气可以说是好到爆表。但是如果他没有充足的准备，就算天上掉馅儿饼，恐怕他也接不着，说不定还被砸出个脑震荡。他职业生涯里总是有些不起眼儿的小事在促使他注意到关键所在。现在他脑子里已经模模糊糊地有概念了，那就是人体的体液可能有抑制细菌的效果。

第一个偶然事件是弗莱明感冒了，实在是太凑巧了，他的一滴鼻涕滴到了培养皿里面。说来也是，鼻涕滴到培养皿里，你不怕人家笑话你啊？赶快洗掉啊！他当时没在意，直接往乱七八糟的桌子角落里一放，然后就把这事儿忘了一个干净。两个礼拜以后，弗莱明想起来还有个培养皿没洗呢。翻出来一看，里边的细菌已经长得乱七八糟的。但是，奇怪的是，当初滴那一滴鼻涕的地方有个圆圈，这个圆圈的痕迹仍然清晰。这是怎么回事儿？

要是换了别人，可能根本就不在乎这点小事儿。弗莱明不是这样，他当时心里就咯噔一下。为什么这个圆圈的痕迹还在呢？因为圈里圈外细菌生长状况是不一致的。圈里明显少，所以才会让人的肉眼分辨出来。难道鼻涕里有杀菌物质？

弗莱明就此追查下去，果然在人的眼泪、唾液等体液里发现了一种抗菌物质，弗莱明起了个名字叫"溶菌酶"。鸡蛋清里也有。蛋壳不是完全与外界隔绝的，总会有微生物钻进去，鸡蛋总要有点儿防御手段。蛋清里含有溶菌酶显然还是生物演化的产物。

从此，弗莱明脑子里有了个概念，生物是会分泌出某种杀菌物质的。这是 1922 年的事儿，弗莱明写了一篇论文发表了，但是没什么人关注。

再深入研究下去，弗莱明的心凉了半截。这种溶菌酶有两个大问题：首先是杀菌能力太弱了，那些出了名的致病菌它一个都搞不定。其次是能杀的那些细菌要么是人畜无害的，要么是有益的。这家伙到底是站在哪头儿的啊？

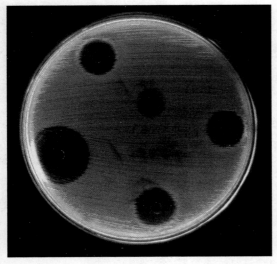

▲ 到现在为止，这个办法还是检验抗生素的方法之一

就此，弗莱明一直在做这方面的研究。说来也巧，6 年以后，他碰上了第二次偶然事件。1928 年 8 月，弗莱明顺手就把几十个培养葡萄球菌的培养皿堆在了桌子上。按理说，他马上要去度假，很长时间都不会出现在实验室里，他应该打扫完卫生再走，也就是把这些培养皿都洗掉，但是不知道他是忘了，还是想搞什么恶作剧，他没洗。难道他打算拿金黄色葡萄球菌当多肉植物来养？

等他 9 月 3 日回来的时候，发现有一个培养皿长了毛，发霉了。这完全是个巧合，实验室有一扇窗没关，碰巧一颗青霉菌掉进了培养皿，然后就开始发展壮大。如果整个培养皿都长满了，那么弗莱明也不会有什么发现。弗莱明回来的日期也很巧，这段时间霉菌在培养皿里长出了一个小岛，小岛周围干干净净地出现了一个圈，圈里一个金黄色葡萄球菌都没有。难道这种霉菌有保护罩吗？

弗莱明有经验了。6 年前就是从一个不起眼的小圈下手发现了溶菌酶，这次弗莱明也没放过这个发了霉的培养皿。他的直觉告诉他，培养皿里的金黄色葡萄球菌和霉菌打起来了，而且打得很激烈。

霉菌是一种真菌，真菌类和细菌类的对抗已经在地球上上演了亿万年，古代医学著作里面就有一些记载是利用青霉菌来治病的。当然他们那种用法，恐怕就跟瞎猫碰上死耗子一样。但是，在 19 世纪就已经有科学家发现青霉菌似乎与细菌八字不合，犯冲，术语叫"拮抗"。

1870 年，圣玛丽医院的桑德森发现长了霉的培养液不会有细菌。1871 年，我们前面讲到过的李斯特爵士发现尿液要是被霉菌污染了，肯定不长细菌。1874 年，罗伯茨也发现了类似的现象。1875 年廷德尔跟进研究，他向皇家学会证明了青霉菌有杀菌能力。

1877 年，巴斯德和罗伯特证明炭疽杆菌在被霉菌污染的培养液里活不下去，培养不成。

有类似发现的还不只是他们，也就是说很多人已经发现了青霉菌似乎天赋异禀，拥有杀死细菌的能力。但到底是怎么完成的，他们不清楚，他们也没有继续深入下去。

机会还是垂青了弗莱明。弗莱明认为，这是青霉菌分泌出了一种"化学武器"，专门用来对付细菌的。行走江湖亿万年，要是没两手绝活怎么能一直混到现在呢？这还是演化的产物。

弗莱明给这种物质起名叫"盘尼西林"，这个名字后来风靡世界，一直到我国实现国产化，才有了一个中文名字"青霉素"。经过一系列实验，弗莱明有了几个发现，这东西对球菌的效果不错，但是对杆菌的效果差一些。葡萄球菌和链球菌都扛不住，但是伤寒杆菌就能顶住这种化学武器。

青霉素对于非细菌的细胞是无害的，也就是说这东西是可以做成药的。过去也有一些杀菌药，但往往是不分青红皂白，连人体的细胞一起杀。这种东西只能用来消毒，不能用来治病。

但是弗莱明也有头痛的地方，那就是他提取不出高纯度的青霉素，只能到 0.001‰ 的浓度，也就是百万分之一级别。在提纯的过程里，青霉素会失去活性，也就是说等你浓缩了，这东西也就没用了。正因为他无法提纯，也就没办法来研究青霉素到底是什么成分。他当时认为是一种酶，这是他的惯性思维，前一种溶菌酶是酶嘛，这回还是跑不了吧。其实青霉素不是酶。

所以，弗莱明在完成一些实验以后，照样还是写成论文发表了。在此后的 8 年里，这篇论文无人问津，没人意识到现代医学已经走到了小宇宙爆发的前夜。当时大部分人的目光都被另外一种杀菌药物给吸引过去了，那种药物一时间风光无限。

与英国的药物研究不同，德国的研究所往往比较有钱，德国的大企业很喜欢资助基础研究。

当时德国化学工业非常发达，所以德国人走了另外一条抗菌之路。说起来，这还穿插着一个父亲凭借自己的智慧与努力挽救自己 3 岁女儿生命

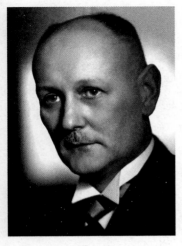

▲ 多马克

的故事。

多马克是德国的一位医学专家，作为一个医生，他曾经看到过太多的人伤口开始只有一点点，但最后却发生感染失去生命的案例。很不幸，1932年，他自己3岁的女儿因为打针而被链球菌侵入体内，可怕的细菌感染发生在了他自己女儿的身上。

女儿的主治医生已经做了最坏的打算，那就是截肢。孩子的手因为发炎而肿胀得不像样子，看来这只手是保不住了。孩子才3岁，怎么能让她承受这么大的痛苦？人生才刚刚开始，难道就要变成残疾人吗？多马克作为父亲，当然是非常痛心的。

对于链球菌，当时的医生没有什么有效的办法。当然，弗莱明已经发现了青霉素，但是多马克哪里知道呢？每年的论文那么多，谁能注意到这么一篇不起眼的文章呢？

当时多马克的工作就是研究细菌感染，他为德国最大的化工企业法本公司服务，在拜耳实验室工作。拜耳如今已经是世界闻名的大型制药企业，但拜耳创始时期是一家专门做染料的公司，根本就不是做药物研究的。1925年，拜耳和其他一些公司组成了一家垄断企业叫作法本。"二战"以后，法本公司被拆解了，拜耳才又独立出来。我们以后还要讲到拜耳公司，因为这家公司的两种药必定会在人类的历史上留下浓墨重彩的一笔，一个叫阿司匹林，一个叫海洛因。

多马克的具体研究项目就是利用染料来对付细菌。还记得我们讲到科赫在显微镜下观察细菌吗？他必须用各种染料来给细菌染色，不然根本看不见那些高度透明的小生物。细胞内部的染色体，其实也是因为有了特殊的染料才被人观察到的，所以叫"染色体"嘛。

大家发现，对于有些细菌，必须选用特定的染料，其他的染料效果不好。说白了，染料对于某种细菌是有针对性的。要的就是这个针对性嘛！只有针对病菌起作用，而对普通细胞不起作用，那才是人类需要的东西。

但是，多马克已经尝试过上千种染料了，没有哪种染料能抑制细菌。

后来发现有一种红色的染料叫"百浪多息"，在体外是无法抑制细菌生长的，但是在小白鼠体内却是管用的。不过，当时这种药只在小白鼠和兔子身上实验过。而且剂量一大，实验动物就开始呕吐。也就是说，有可能副作用严重。到底用多大的剂量，多马克一点儿把握也没有。

但是，他想挽救女儿的手。没办法，只能试试看了。他给孩子用了几次百浪多息，总剂量达到了 10 克。要是按照现代的规定，这都超标很多倍了。但是当时多马克顾不了这些，干脆"大力出奇迹"吧。奇迹真的出现了，孩子的手保住了，作为父亲多马克当然高兴。作为百浪多息这个抗菌药的研发者，他更开心。

有了第一次的经验，多马克的信心足了，他花了 3 年时间对百浪多息进行了非常详细的研究。1935 年，他发表了动物研究的所有成果，向世界宣告人类第一种实用抗菌药的诞生。

以百浪多息为代表的是一大类药物，这种药被统称为"磺胺"类药物，主要作用是想法子抑制细菌合成叶酸。缺了叶酸，就没办法制造核酸，没办法制造蛋白质。所以，细菌猖狂进攻的攻势就被打退了。

百浪多息本来也是无人问津的。巧了，美国罗斯福总统的儿子得了链球菌咽喉炎，哈佛医学院的高才生们一点儿办法也没有，听说德国人开发出了百浪多息，本着死马当活马医的心态，七拐八弯儿地弄到了这种德国药。总统大人的儿子用了，病果然好了，这下成了活广告，一大群人就冲进了这个领域。

花力气是最简单的事情，大家几乎是展开了海选，从各种染料里去寻找抗菌神药。经过不断地筛选与合成，在短短 10 年之间，大家鼓捣出了 5000 种磺胺类药物。但是成材率却很低，到最后真正投入使用的只有一二十种。1937 年，还出了一次著名的"磺胺酏（yǐ）事件"，直接导致了磺胺类药物的研发热情降

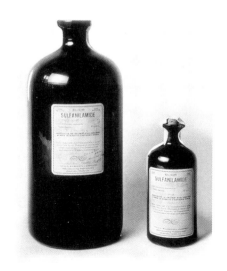

▲ 磺胺酏

温。虽然出问题的并不是磺胺类药物，而是辅料。

凡是药名字里有个"酏"字的，肯定是用酒精作为溶剂的液体药。麦基森尔公司发现当时市面上的磺胺类药物都是药片，他们想开发一款液体糖浆，起码孩子喜欢喝甜甜的东西。一般来讲都是用酒精作为溶剂，这东西比较安全。但是这家公司的主任药剂师瓦特金斯瞎抖机灵，用便宜的二甘醇代替了酒精。二甘醇是干什么的？做汽车防冻液的。人家想当然地就把这东西当作有机溶剂给用了，加了点儿甜味剂，就做成了糖浆开始销售。

结果这些糖浆闯了塌天大祸，吃过这种糖浆的人出现了肾衰竭现象，甚至有人送了命。统计下来死亡 105 人，其中有 34 个儿童。FDA（美国食品药品监督管理局）出动全部人马在市场上搜查，最后把卖出去的糖浆全都收了回来。大家学乖了，药物上市之前是必须做动物实验的。

主任药剂师瓦特金斯是毫无疑问要上法庭受审的，他没等到那一天，在自家厨房里开枪自杀了。1938 年，罗斯福总统签署法案，新药上市前要向 FDA 提交毒性实验报告，这条监管法规是用人命换来的。

多马克后来获得了 1939 年的诺贝尔奖，但是纳粹规定德国人不许去拿。战后的 1947 年，多马克才拿到了奖牌，奖金早没了，多马克亏死了。

磺胺类药物很长时间都是抗菌的标配药物，在北非治好过丘吉尔的肺炎。当时磺胺是唯一对肺结核有用的药物。得过肺结核的名人，那就多了。鲁迅当年的小说《药》里面描写的痨病就是肺结核，鲁迅本人也患有肺结核，1936 年他去世的时候才 55 岁。从时间节点上讲，他跟磺胺类药物擦肩而过，太可惜了。

还记得《拯救大兵瑞恩》里面，小队里唯一的军医中弹以后，大家七手八脚地往军医伤口上撒药粉，那就是磺胺粉。按照陆军的规定就是这么操作的。军医知道自己活不成了，只要了点儿吗啡止痛。换成青霉素能救他的命吗？够呛，伤得太重，什么药也没用。

磺胺类药物的效果还是比较有限，会引发过敏反应，副作用也比较明显，所以这就给了青霉素逆袭的机会。

牛津大学有个药物研发团队，领头的是个澳大利亚人，名叫弗洛里。他是牛津大学威廉·邓恩病理实验室的主任。实验室的首席专家钱恩是个德国人，这个钱恩几乎有过目不忘之才，看过的期刊在哪一页写了什么，他都能倒背如流，简直是个活字典。他当年背大段的乐谱也毫不费力，说实话，他曾经犹豫过到底是去当钢琴家还是当医生，后来还是选择当医生。

　　年轻的得力干将希特利来到这个实验室以后，立刻发现氛围不对头。主任弗洛里和钱恩这两个男的关系紧张，实验室另外两个女的关系也很紧张——一个是弗洛里的夫人，一个是弗洛里的情人。这二位放在一起能和谐才奇怪呢。当然，弗洛里两口子家务事闹到办公室是家常便饭。

　　就是这么一个奇怪的实验室，搞出了世界级的巨大成就。道理很简单，不管脾气秉性如何，这几个人的技能是完全互补的。

　　就在磺胺类药物冉冉升起的 1937 年，弗洛里团队在研究溶菌酶的时候，看到了弗莱明的青霉素论文。到底是谁先看到的，现在已经说不清楚了。弗洛里和钱恩都说是自己先看到的。在此之前的 8 年里，这篇论文的引用数是 0。说白了，就是没人关注过。弗洛里团队算是捡到宝了。

　　这个团队想法子缩短了青霉素的制作周期。这东西只能靠发酵的方法来获得，就必须想法子提高效率。纯度是不是有所提高，需要有简单的测试方法。如何从青霉汁液里提取到更高纯度的青霉素而不破坏活性呢？这一桩桩、一件件都是希特利去解决的，他把青霉素的纯度扩大了 200 倍，而且稳定性也很好。这一下，可以用来做实验了。

　　动物实验还是用小白鼠来做，开始大家都以为青霉素跟溶菌酶一样，都是蛋白质。但是后来发现，青霉素的分子远比蛋白质要小得多，看来这东西绝不是蛋白质。既然不是蛋白质，那么就不会引起小白鼠的免疫反应，很可能是安全的，青霉素有做成一种药物的潜力。

　　1940 年 5 月 25 日，弗洛里团队给 8 只老鼠注射了化脓链球菌。4 只用青霉素治疗，当然，给药剂量有区别；另外 4 只是对照组。第二天凌晨时分，对照组的小白鼠都死了，但是给药的这几只都没事。这是一个可靠的对照实验。他们创造了奇迹，希特利甚至大半夜在街道上骑着自行车兜风，开心啊。

巧合的是，他们在实验室里创造奇迹，英国人在英吉利海峡上创造了奇迹。就在 5 月 26 日这一天，英国启动了发电机计划，把英法联军从敦刻尔克全部撤回英国。英国大大小小各种船只跨过海峡，在纳粹空军的狂轰滥炸之下，接回了 33 万人。

英国当时已经进入战时体制。弗洛里的团队根本没钱，弗洛里挖空心思省钱，但是收效甚微。他们发酵用的各种器皿还是从大学厨房里顺来的，隔壁牛津大学医院也时不时地就丢便壶。这到底是谁啊？没事儿偷这玩意儿干什么？

德国空军开始对伦敦进行大轰炸，弗洛里团队发表了一篇很简短的论文。弗洛里去美国，准备解决量产化的问题。钱恩在家分析青霉素的化学结构。就在这个时候，实验室来了个秃顶的老头儿，看上去快 60 岁了。这老头儿嚷嚷着要看看牛津团队到底把青霉素折腾出啥了。钱恩一打听，倒吸一口凉气，这老头儿就是弗莱明。这家伙还活着呢？钱恩心里咯噔一下，看来分诺贝尔奖的人又多了一个。他一直惦记着钱呢。

青霉素还没有经历过人体试验，首先要检查安全性。一个癌症病人使用了青霉素，但是出现了高烧的情况，而且癫痫发作。后来发现是药里混入了杂质，去掉杂质就没事了。

下一步是验证有效性。有个警察被玫瑰花刺给划破了脸，被细菌感染。大家可能想不到这点儿事儿也能要了命，你别说还就真的要了命。当时细菌已经在他的全身扩散了，吃了磺胺类药物，但是不见效。一针青霉素下去就好起来了，不发烧了，脸也不肿了，眼看着能吃饭了。很少一点点就能见奇效，但是当时你想都别想。

因为当时希特利的青霉素产量很低，根本就不够给这个警察治疗用的。研究者们挖空心思，甚至用上了尿液回收，尽量从尿液里提取流失的青霉素，就这样都不够。最后，大家眼巴巴地看着这个警察去世了。产量成了大家心头的痛啊！

所以，青霉素暂时只能给孩子治病，因为孩子用量小，可以多救几个孩子。看来不能量产化，什么样的灵丹妙药都是没用的。就看弗洛里的了，就看他在美国能不能搞定量产化，美国是当时世界上最适合量产的国家。

在洛克菲勒基金会的帮助下，弗洛里和美国人接洽大规模量产青霉素。首先要找到更好的菌株。人有高矮胖瘦，青霉菌也有强与不强，要筛选出分泌青霉素最多的菌株品种才行。大家分头出去找各种发霉的东西，这帮人就奔到田间地头，看见发霉的东西就两眼放光。有个女护士叫玛丽，在菜市场看见一个长了毛的烂甜瓜，就跟见到宝贝一样。从这个烂甜瓜上收集到了产量极高的菌株。20世纪40—50年代，几乎所有生产青霉素的霉菌都是烂甜瓜上这些霉菌的后代。

其次是要选择更好的培养基。美国是玉米生产大国，用玉米浆加上糖以后，居然把产量提高了1000倍。改善发酵技术也很重要，利用类似啤酒发酵的技术，发酵从二维平面变成了三维立体模式，产量进一步提高。

单靠美国国家的实验室来生产是远远不够的。美国从175个民用企业里选了17个，由他们去大规模量产。有关青霉素的技术，他们都是免费分享的。比如默克、施贵宝、辉瑞、礼来、雅培和罗氏新泽西州分公司……如今他们都是制药界响当当的名字。丘吉尔也敦促英国企业加入了青霉素的生产，这种药对于盟军有战略意义。

1945年9月，"二战"正式结束。当年弗莱明、弗洛里、钱恩三个人

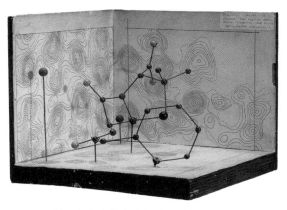

▲ 用X射线衍射来分析青霉素的分子结构

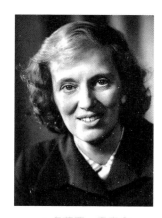

▲ 多萝西·霍奇金

就因为青霉素的发明而获得了诺贝尔生理学或医学奖。希特利没能拿奖，弗洛里从瑞士带回一套酒杯送给了他，他一直摆在柜子里。

青霉素是一种小分子药物。1942年起，霍奇金开始与钱恩一起研究青霉素的分子结构。他们动用了X射线衍射成像技术，1945年基本搞定。这个技术后来被用来破解DNA的双螺旋结构。

霍奇金在X射线晶体学方面贡献很大。她破解了维生素B_{12}的分子结构，因此获得了1964年的诺贝尔化学奖。这也是英国唯一一个获诺奖的女士。1969年她破开了胰岛素晶体的结构，胰岛素我们后面会讲。

这位霍奇金手下有个女学生，开始也跟着她研究化学，后来改行从政，这就是后来大名鼎鼎的撒切尔夫人。

青霉素和雷达、原子弹一起被称为"二战"的三大发明。青霉素又显得那么独一无二，因为青霉素是一种救人命的药。据估计，在20世纪40—50年代，青霉素每年救活1000万人，青霉素开创了抗生素时代。

随着青霉素的成功，大批人开始用海选的方式从各种真菌里面去找抗菌药。1943年，赛尔曼从土壤里面找到了链霉素，这是第一种氨基糖苷类抗生素。链霉素可以说是结核病的克星，也能治疗鼠疫，这都是历史上让人闻之色变的瘟疫。从这个时期开始，发现各种抗生素的速度大大加快了。赛尔曼后来也拿到了诺贝尔奖。

有了前人的经验，大家不会放过任何发霉的、发臭的东西，几乎是掘地三尺找各种霉菌。1947年搞出了金霉素，这是第一种四环素类的药，是一种广谱抗生素。1948年搞出氯霉素，同一年，头孢类菌素从撒丁岛臭水沟里找到的顶头孢之中被提取出来了，1964年变成了一种成品药。

1950年搞出土霉素、制霉菌素。1952年搞出红霉素，这是第一个大环内酯类抗生素。1956年搞出了万古霉素，1958年搞出卡那霉素等。也正是在这一时期，抗生素研究进入了有目的、有计划、系统化的阶段，并建立了大规模的抗生素制药工业，由此诞生了一系列制药巨头。

这个阶段是发现抗生素最快的阶段，后期就放慢了脚步，多半采用了人工合成的方式来改进抗生素。人均寿命在这个时期快速提高，足足提高了 15 岁之多。

我的童年就笼罩在打针的阴影之下，但凡到医院看病，估计都是要打上 6 针青霉素。小伙伴朋友圈流传着这种传说，庆大霉素比青霉素更疼，看着那个粗粗的针管子就心惊胆战。孩子们互相之间还传授经验，做青霉素皮试的时候，你使劲掐，掐红了就不用打了。我国的青霉素的确是要做过敏测试的。无奈我怎么掐都能被护士看出来，结果照打不误，白掐了。

抗生素在 20 世纪四五十年代甚至被当成了救命的神药，广大人民群众喜闻乐见，医生也愿意用。当然，除了我这号怕打针的小朋友，家长总是愿意求个保险，求个快速起效。逐渐，抗生素就开始越用越多，甚至到了过度使用的情况。但是，人类头顶总是飘着一朵乌云，这就是自然选择的客观规律。特别是对于细菌这种刷新率极高的微生物。

医学界发现，过去很灵的青霉素开始不灵了，不得已，改造出了很多的新版本来应对。医学界一直担忧，细菌之中会有一些能够抵抗抗生素的漏网之鱼，你总不能每次都保证"杀它个干干净净"。万一突变出了某个能够对抗抗生素的基因，大家都死了，就它不死，那不是等于给它腾地方吗！它携带的这种基因要是流传开来，我们将无法对付这种新型的病菌。这就是所谓的超级细菌。

2009 年，一个印度裔的瑞典老头儿本来有糖尿病，他在印度期间，屁股上出现了脓肿，就在印度当地做了个手术。然后就回了瑞典，结果病情又复发了，出现了褥疮和尿路感染。这些都是糖尿病人常见的情况，于是就给他开了抗生素，把细菌杀掉就 OK 了。哪知道，抗生素这一次完全失效了，像走马灯一样换了一圈，统统不管用。最后，医生动用了现在人类获得的最强抗生素碳青霉烯类，也依然没有效果。医生们这才意识到大事不好，老汉体内的细菌可能是传说中的"超级细菌"。

但经过化验，医生发现引发感染的只是常见的鲍曼不动杆菌和克雷伯氏菌。这是医院病患身上很常见的细菌，不像是有抗药性的样子。医院毕竟不是专业研究机构，等这个老头儿转入专业研究机构以后，大家仔细研究这两种病菌，才发现这两种常见菌已经发生了变异，含有一种特殊的酶，能够水解抗生素的主要成分碳青霉烯。变异菌很可能是在高抗生素环境下，经过惨烈的生存竞争活了下来。这就是自然选择机制，我们是躲不开的。

老头儿是在印度染上这种超级细菌的，看来源头是在印度。2011年，科学家在新德里水体的细菌体内发现了负责编码这种酶的基因，这下基本实锤了。而几年后，英国、美国、中国三国科学家在北极圈内的斯瓦尔巴群岛也发现了带有这种酶的超级细菌。这说明这种细菌即使在高寒地带也传播得很顺利，人类最后的净土基本也沦陷了。

带有这种基因的超级细菌很多地方都有发现，最后科学家们请出多黏菌素才把它搞定。多黏菌素跟一般的抗生素杀菌方式不一样。但是这种药对肾有巨大的副作用，病人可能要承受一辈子肾病。

超级细菌暂时没办法对付多黏菌素，但是防线早晚是要失守的。印度毫无节制地使用抗生素就是逼出这种超级细菌的根本原因。抗生素在印度的药店里是可以随便卖的，而且印度不管是有专利还是没有专利，是通过审核还是没通过审核的抗生素都敢用。这个问题在印度特别突出。

细菌基因突变是时时刻刻都在发生的事情，天知道什么时候就蹦出个能对付抗生素的！时间不会太长的。我们研发新药却赶不上这个节奏，人类已经30年没有全新的商用抗生素诞生了。

所以很多有识之士开始大声呼吁，克制使用抗生素。

总之，人与微生物之间的对抗是永远也不会完的，这条路还长着呢。当然人不仅仅是在跟微生物对抗，人也在对抗自己不良的生活习惯，管住嘴迈开腿。这也不是一件容易的事儿，某种程度上战胜自己更难一点儿。有的人是一边打胰岛素，一边大吃大喝。

在20世纪初，糖尿病的治疗是一件非常残酷的事儿，因为当时只有一个疗法，就是把人饿到皮包骨头，只剩一口气，这样才能多活几年。对这些糖尿病患者来讲，加拿大医生班廷就好比是救苦救难的活菩萨，怎么回事儿呢？

发现胰岛素：病人从此不必忍饥挨饿

这一次，我们来讲糖尿病。

糖尿病是个很古老的病了。《黄帝内经》已经把多尿看作一种疾病，后来大家在描述这种病的时候用的名字是"消渴症"。说明古人已经观察到某些人会极度口渴，喝水很多，上厕所也就多，而且人会极度消瘦。不过我国不是最早发现和记录这种疾病的国家，而是公元前1500年的古埃及。古印度大概也是在这个时候就已经记录了这种病症，印度人发现得了这种病的人尿液会吸引蚂蚁。

公元前230年，古希腊人为这种病起了名字，叫"糖尿病"。盖伦时代，得糖尿病的人很少，盖伦只碰上过两个案例。大概跟那个时代的饮食习惯有关系，或许那个时代的人寿命不长，没活到容易得糖尿病的年纪。对了，糖尿病分为两种。400年—500年，印度医生已经能区别这两种不同的糖尿病了，一种是老头儿老太太容易得，一种是青少年容易得。

老头儿老太太毕竟是晚年了，起码他们的年轻时代已经平平安安地度过了。年轻的孩子要是得了这种病，基本上活不过半年。花朵还没绽放就已经凋零了，因此显得特别凄凉。家长眼睁睁地看着孩子病死，却无能为力。白发人送黑发人的滋味，是不好受的。

1919年4月的一天，艾伦医生收到一封邀请信，请他去纽约东大街32号给一个小女孩看病。孩子的父亲可不是一般人，这位休斯先生曾经担任过纽约州的州长。塔夫脱总统请他担任副总统，人家还不干。1910年，人家当上了最高法院的大法官。1916年辞职了，因为他要担任共和党总统候选人竞选总统。不过，他以微弱的差距败给普林斯顿大学校长伍德罗·威尔逊。

可见休斯先生不是一般人，有钱，有地位。人家让你跑一趟是看得起你哦。这个面子艾伦医生是不能不给的，于是他就去了休斯先生的家里。休斯先生的女儿伊丽莎白刚刚12岁，前一年秋天她得了一种怪病，总是非常口渴，捧着杯子就喝，水都从腮帮子旁边流出来了，她也完全顾不上。后来孩子得了流行感冒，一直到了1919年3月才好起来。但是父母发现这个女儿饭量见长，即便吃得很多，人却一直往下瘦，这是怎么回事儿呢？

孩子她妈当然知道孩子出问题了，带着她去看病，被告知，孩子得了青少年糖尿病，这病没的治。听说艾伦医生是首屈一指的糖尿病专家，所以才火急火燎地把艾伦医生给请来。艾伦医生告诉休斯两口子，这个病的确是没有药能治的，不过他有个治疗的办法，那就是严格控制饮食。说白了，就是饿着。

就拿休斯的女儿伊丽莎白来说，她这么大的孩子每天起码要消耗2200大卡的热量，但是要想延长生命，就只能吃400大卡。而且每顿饭都不可以有碳水化合物，米、面、馒头就别想了，生日蛋糕更是碰都不能碰。即便是蔬菜也是，含有碳水化合物的要尽量处理掉，起码要煮过三遍。这孩子吃的每一口食物，都要精心地计算，一克一克地算，千万不能超标。可是，这点儿东西哪里能吃饱啊？

说白了，要是想延长生命，就只能这么饿着。但是严重饥饿本来就是要人命的，一般人也就能坚持一年两年。所以说，当时糖尿病人面临着一个选择，你是选择病死呢还是饿死？

其实，医生们很早就发现了饮食和糖尿病之间的关系。17世纪，英国的医生托马斯·威利斯就发现糖尿病人的尿有甜味。他怎么知道的？那还用问吗？反正他已经尝试用控制饮食的方法来治疗糖尿病。约翰·罗洛发现胖人容易得糖尿病，似乎减肥可以改善血糖含量。当时的人显然对营养学还理解不深，他们认为肥胖是因为吃得太多了，于是这位罗洛医生就开出了厌食剂。说到底还是要严格控制饮食。

普法战争期间，巴黎城被围得水泄不通，城里实行配给制，粮食供应都受到限制，布尔达医生发现，糖尿病少了。所以布尔达医生对付糖尿病的办法也是控制饮食，不许喝酒。当然，布尔达医生也是欧洲最早发现糖尿病分为两种不同类型的人，比人家印度医生晚了 1000 多年。

意大利的阿纳尔多注意到了糖尿病和胰腺的关系。他有一句名言：对付糖尿病不能靠药房，而要靠厨房。他的办法就是严格控制碳水化合物，一点儿都不碰，只能靠吃肉维持生命。像他这样主张高蛋白高脂肪、控制碳水化合物的医生还有不少。

后来大家发现，仅仅减少碳水化合物摄入是不够的，最重要的是控制总热量的摄入，于是才出现了这种饥饿疗法。不仅要控制成分比例，还要压低总量。美国医生乔斯林是这方面的先驱者，他的母亲有糖尿病，他靠饮食控制帮母亲延长了 10 年的寿命。1916 年，他写了一本有关糖尿病的书，后来他担任了美国糖尿病学会（ADA）第一任主席。

无独有偶，艾伦医生也是这么办的，靠的就是严格控制饮食。1914 年，他开始研究糖尿病。1919 年，他拿出了 76 个病人控制饮食的治疗案例。由此艾伦医生声名鹊起。他的饮食控制计划非常严格，而且他遵循的正是严格控制总热量的方式。所以，休斯先生向他咨询的时候，他才做出了每天只摄入 400 大卡的建议。

这点儿热量对孩子来讲是非常残酷的。因为艾伦医生那时候没有意识到糖尿病是有不同类型的，尽管糖尿病的类型早就有人发现了，但是大多数医生是不知道这回事的。那种大胖子要是得了糖尿病，你玩这套饥饿疗法是不会致命的。但是很多青少年得了糖尿病，往往身体会非常消瘦。再控制饮食，恐怕病人根本就受不了。所以，尽管艾伦医生名气很大，但是病人对他却是爱恨交织。他能延长这批病人的生命，但是病人的生存质量却被压到了极低的程度，说是苟延残喘也差不了多少。

到头来，很多极度消瘦的病人还是会死亡，因为长期饥饿，导致身体衰竭而死。艾伦医生是个不善沟通的人，他甚至对病人有点儿冷酷无情，看着病人饿得半死，他也不会有什么恻隐之心。这个疗法有艾伦个人非常鲜明的烙印，所以，这个靠饥饿来治疗糖尿病的时期也被叫作"艾伦时期"。

曾经有人质疑，让病人这样忍饥挨饿去换取一年两年的生命延长有意义吗？乔斯林医生也是美国人，他跟艾伦几乎处于同一时代。虽然他也采用饮食控制的方法，但是他说出来的话就很暖人心窝。乔斯林认为这段时间的确是很难挨的，但是只要硬撑着活下来，说不定科学发展了，你就能碰上新的疗法，说不定就治好了呢？撑着活下去就是为了看到未来的希望。我想，这是无数像伊丽莎白这样的青少年糖尿病患者的心声。

休斯先生固然有钱有权，后来担任过国务卿，主持签订过《华盛顿海军条约》，但是他面对糖尿病这样的不治之症也束手无策。他听了艾伦医生的话，伊丽莎白的饮食就是完全按照艾伦医生的指导去做的。一开始，12岁的伊丽莎白体重34千克，身高1.5米，已经很瘦了。经过艾伦的饥饿疗法，到1922年，伊丽莎白的体重维持在20千克上下。大家能想象吗？身高1.5米，体重只有40斤，完全瘦成了皮包骨啊。这几年她是怎么熬过来的？这个小女孩这么忍饥挨饿，就是为了能熬到科学家们找到治疗糖尿病的新方法的那一天。

艾伦医生也告诉过休斯先生，现在有一些新的疗法在做实验，很遗憾，到现在只能用在狗身上，而不是用在人身上。何年何月能成功，现在谁也没有把握。

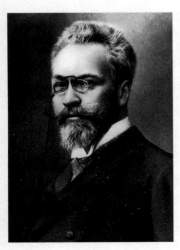

▲ 奥斯卡·闵可夫斯基

科学家们一直在努力，他们想知道糖尿病到底是怎么回事儿。这不是一种正常的现象，一定是人体出了什么毛病导致的，那么是哪儿出毛病了呢？取得突破的这个人，说起来我们不陌生，他叫闵可夫斯基。

还记得吧，我们以前讲爱因斯坦的时候提到过，他在苏黎世工学院的老师就是闵可夫斯基。不过这位研究糖尿病的奥斯卡·闵可夫斯基是哥哥，爱因斯坦的那个老师赫尔曼·闵可夫斯基是弟弟。他们兄弟三个都是神童，出生在现在的立陶宛，当时都在俄国统治之下，所以有时候把他们算作俄国人。他们很小就移民到了东普鲁士的柯尼斯堡。家门前有条小河，河对面住着希尔伯特。此地当时属于德国，"二战"以后被苏联划走了，变成了加里宁格勒州，横竖掉到了苏联手里。

奥斯卡当时在斯特拉斯堡大学，他和约瑟夫·冯·梅林合作给狗做手术。在小肠和胃之间有个胰腺，古希腊时代，医生们就知道人肚子里有这么个玩意儿，但是一直不清楚这东西到底是干什么用的，就这么稀里糊涂地过了几千年。从解剖上看，胰腺有导管和小肠相连，想来是提供某种消化液的。那么到底起到什么作用呢？很简单，弄来几只狗，切掉胰腺，然后看看有啥反应。

奥斯卡和梅林就是这么干的，切掉了几只狗的胰腺。等狗醒过来，恢复体力了，再测试狗的消化情况。还没等他们展开下一步工作呢，负责饲养狗的饲养员大妈跑来告状，说是这些狗一个个儿地到处撒尿，弄得笼子里臭气熏天，他们怎么打扫都跟不上狗的节奏。你刚弄干净，不知道哪只土狗又撒了一泡尿，白收拾了。更要命的是，狗尿还吸引了大量苍蝇聚集，狗窝弄得比粪坑苍蝇还多了。

奥斯卡只能跟人家赔礼道歉，大妈不干啊，拉着这二位去看狗窝。奥斯卡和梅林一看，可不是吗？苍蝇到处乱飞。怎么地上还有蚂蚁？苍蝇和蚂蚁怎么全来凑热闹啊？

闵可夫斯基脑子里灵光一闪，难道狗出现了糖尿病症状？因为尿里有糖分，所以才把苍蝇和蚂蚁给吸引来了？想研究消化问题，没想到意外地拐到了糖尿病的问题上。这是 1889 年的事儿。他们就此入手，对切除了胰腺的狗进行观察，建立了胰腺和血糖、尿糖和多尿之间的关联。狗大约过了几个星期以后就死掉了，看来缺了胰腺是不行的。

某种程度上说，闵可夫斯基和梅林的这项工作是人类了解糖尿病的开端，人类终于摸着门儿了。从此，医学界知道胰腺跟糖尿病是有密切关联的。但是，胰腺是如何控制血糖含量的呢？这个问题还不清楚。1901 年，美国医生尤金·奥佩缩小了包围圈。他发现，的确，胰腺和糖尿病是有关系的，但是并不是整个胰腺。胰腺有两个作用，一方面是分泌消化液，另一方面是控制血糖。糖尿病人往往是胰腺之中的胰岛部分出了问题，其他部分没什么关系。

那么答案也就呼之欲出了，是胰岛分泌了某种能够控制血糖的物质。科学家们甚至在没看到这种东西之前就先起好了名字叫"胰岛素"，这名字太直白了。但是，当时还没能把胰岛素提取出来。后来，德国医生乔治·祖泽尔把牛的胰腺磨碎了，然后过滤出汁液，给一位快要死的糖尿病人注射了。他似乎好了一点儿，可是一头牛的胰脏提取物也没有多少，随着药用光了，这位病人还是死了。所以，祖泽尔还是没有确凿的证据证明他的办法真管用。

　　最接近成功的是罗马尼亚生物学家帕莱斯库，他也用类似祖泽尔的办法提取了胰腺的汁液，注射给了患有糖尿病的狗，明显观察到了血糖的下降。可惜此时已经是1916年了，第一次世界大战打得热火朝天。

　　"一战"可是总体战，几乎调动了一切力量跟对方死磕，全部力量都动员起来应对战争。所以，在20世纪初对糖尿病所做的研究都中断了，好多研究就此没了下文。而那个后来真正提取出胰岛素的家伙此时此刻正在法国前线参加康布雷战役呢。

　　康布雷战役，英国动用了大批的坦克，虽然有一大半翻进了沟里，但是仍然是世界上第一场坦克集群作战。英国人这一冲就把战线拱出了一个突出部，就好像一个阳台。但是后续部队跟不上，被德国人打了反击，给撑回去一半。加拿大部队打得还是挺英勇的，尤其是一个上尉军医，差点儿就丢了一条腿。还好，腿保住了没截肢。他叫班廷。

　　1913年，他进入多伦多大学学医。后来打仗，他这一批也就在1916年突击毕业上了战场。这对于医学生来讲太短了，也就是个短期培训班，这个学历谁看得上呢？打完仗以后，班廷回了加拿大却找不到合适的工作。1920年，他在儿童医院当了个临时工。后来，又和医学院时期的班长两个人合伙开了私人诊所。地点就在西安大略省的伦敦市，这可不是英国的首都伦敦。美国和加拿大起名字其实挺没水平的，经常出现重名，甚至是和世界其他

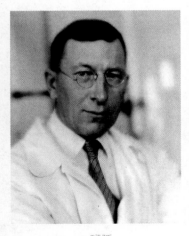

▲ 班廷

国家的城市重名。比如美国加州有个地方叫巴格达，还有 20 个城市叫曼彻斯特，30 个城市叫富兰克林，叫麦迪逊和斯普林菲尔德的也有 20 多个，出现个叫"伦敦"的小城一点儿都不奇怪。

在小城伦敦，班廷过得很清苦，基本没什么病人。没有像样的收入，谁都看不上他，就连未婚妻都两次退回结婚戒指。班廷干脆把戒指埋在了后院，看来是死了这份儿心了。西安大略大学生理学系主任米勒给了班廷一个临时工的职位，叫他给学生们上课，第一课就是碳水化合物的代谢和胰腺的关系。米勒特别叮嘱，争取来个碰头彩儿，千万别搞砸了。

班廷也很认真，拿来了各种资料开始备课。他注意到一篇论文上有这样一个描述：解剖尸体的时候发现，某些人的胰腺上腺泡细胞已经坏死萎缩了，但是胰岛还是好好的。腺泡细胞是负责分泌消化液的，胰岛是负责分泌胰岛素的。两种液体混在一起，根本搞不清楚哪个是哪个。所以，过去把胰腺剁碎了，然后提取汁液的办法不怎么管用，里面乱七八糟的东西太多了。

班廷备课一直熬夜熬到两点多，在笔记本上胡乱写下了一些字。其中有狗胰腺管结扎，这是关键之中的关键。他上课的效果不错，看来是一炮打响了，但是班廷的心思却不在这儿，他已经发现了提取胰岛素的办法。西安大略大学的实验室没钱、没地方，班廷即便是想做实验也做不成。米勒推荐他去拜访多伦多大学的麦克劳德教授，他是新陈代谢方面的权威。

班廷就去找了麦克劳德教授，说自己想到办法提取单纯的胰岛素了。麦克劳德给他泼了一盆又一盆的冷水，因为这事儿不是没人干过，但是前几次的效果都不好。他也不相信这个年轻人能搞定。再说了，申请实验经费是要打报告的，怎么能凭几句话就给钱呢？班廷灰溜溜地回家打报告去了。

班廷不是那种神童，他不是闵可夫斯基兄弟那样的人。但是这个人有股子倔脾气，申请大学

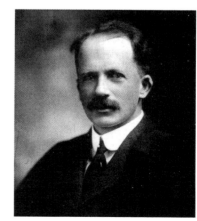

▲ 约翰·麦克劳德

失败，那就再来一次；因为高度近视，上不了战场，那就继续申请，一直到批准为止。这次也是，他软磨硬泡，弄得麦克劳德没办法，才同意他用实验室的设备。麦克劳德暑假要回苏格兰老家，实验室空着也是空着嘛。

麦克劳德还算是不错，给班廷配备了一个助手贝斯特，给了他们10条狗。5月17日，还给他们做了演示，如何给狗结扎胰腺管。班廷光有想法，在很多方面还是个新手。嘴上没毛，办事不牢，麦克劳德临走之前，他们已经弄死三条狗了。麦克劳德也不在意，本来就没打算能成，在他看来，也就是让班廷发泄一下精力。

班廷到底是怎么做的呢？就是捆住胰腺管，这样会导致胰腺里面的腺泡细胞坏死。腺泡细胞坏死了以后，自然是不会再分泌消化液了，只剩下胰岛分泌的胰岛素。这不就好办了吗？但是说起来容易做起来难，结扎的松紧程度很难把控，没几天，10只狗全都死光光了。班廷横下一条心，把自己的诊所卖了，换了点钱买狗来做实验。就这样也不够，于是他们就上街去找流浪狗。

一方面，提取胰岛素需要狗；另一方面，也要用狗来检验提取出来的是不是胰岛素。这东西谁也没见过，天知道你提取的是什么东西。把狗分为两组，一组切除胰腺，人为制造出糖尿病；另一组专门结扎胰腺管，提取胰岛素。他们是屡败屡战，这次实验轮到编号92的狗，这只狗被摘掉了胰腺，因此是有糖尿病的狗。在注射了提取物以后，居然活蹦乱跳得像没事儿一样。作为对照的409号狗，这时候已经是快不行了。实验持续了20天，对比很明显。92号狗没事儿，409号狗死了。不过，后来停止给92号狗注射，92号狗也死了。

至此，实验是成功的。班廷还用牛的胚胎作为提取源，提取了胰岛素。实验也是成功的。可以说，班廷这个愣头青已经创造了奇迹。麦克劳德在老家听说这事儿以后，马上提前结束了假期，赶回了多伦多。

麦克劳德是个老手了，他发现班廷他们提取的液体只能叫"粗提物"，杂质太多了，纯度明显不够。而且细究起来，班廷的提取方法代价大得惊人，死掉那么多狗就是证明。其实，只要用酸化酒精浸泡普通的牛胰腺就能提取出胰岛素。附近有个屠宰场，牛的胰腺很便宜。再说了，提取出来的胰岛素只要往健康的狗身上注射一下，能够降低血糖，那就说明是成功的，用不着制造那么多糖尿病狗。狗实验一次就死掉一只，太浪费了。

总之，麦克劳德开始全力以赴支持班廷他们。1921 年年底，麦克劳德推荐班廷他们在纽黑文的一次会议上宣读了研究成果，当时艾伦和乔斯林都在下边听。当大家得知一只没有胰腺的狗靠注射提取液活了 42 天以后，现场爆发出雷鸣般的掌声。艾伦知道，饥饿疗法就要成为历史了。

麦克劳德还把生物化学家克里普请进了团队，提纯出纯粹的胰岛素还要靠这位专业人士。他不会做手术，但是他对提纯物质很在行。你想啊，对于青少年糖尿病患者，胰岛素是要天天打的，没有一定的产量，连实验都没办法做。

1921 年 12 月，一个叫莱昂纳多·汤普森的重度糖尿病患者被送到了多伦多总医院。他只有 14 岁，头发已经掉光了，而且呼吸之间冒出一股丙酮的气味。这是严重糖尿病的表现。测量了几次血糖，是19.44～31.11 毫摩尔／升，已经高得可怕了。医院马上让他进行热量控制，说白了，就是饿着，但是一点儿也不见效。没办法，只有死马当作活马医，用胰岛素试试看。

1922 年的 1 月 11 日，医生提取了 15 毫升的提取液，分成两份，在汤普森的左右屁股各打了一针。23 日，上午打了 6 毫升，下午打了 20 毫升。24 日上、下午各打了 10 毫升。汤普森尿里的糖分降到了 0，血糖降到了 6.67 毫摩尔／升。27 日继续注射，血糖保持平稳。孩子就跟普通孩子没什么两样了，蹦蹦跳跳，充满了活力。

当然，休斯夫人也知道了这个消息，她马上跟班廷联系，但是班廷告诉她没有胰岛素。休斯夫人马上让老公想办法，她老公时任美国国务卿。休斯先生立刻联系了多伦多大学的校长。这下，班廷不能不给面子，同意见一下小伊丽莎白。

1922 年 8 月，休斯夫人带着女儿伊丽莎白来到多伦多，孩子已经瘦得不成样子，但是见到班廷仍然要站着和班廷握手。那时候测血糖是很疼的，当班廷说要测血糖，小伊丽莎白很勇敢地主动伸出两只胳膊给班廷任意挑选，班廷被感动了。

伊丽莎白应该每次注射5毫升，但是注射器太小，只能分几次打，一针变成了好几针，时间延长到20分钟。当时的胰岛素质量不稳定，伊丽莎白打完以后，屁股肿了，整条腿都麻了。后来胰岛素质量提升，也就不需要打那么多针了，情况才好起来。最让伊丽莎白开心的是班廷解除了她的食物限制，她终于可以正常地吃饭了。8月25日，她吃了白面包，29日吃了玉米，9月7日吃了通心粉和芝士，13日吃了葡萄……她开心死了。

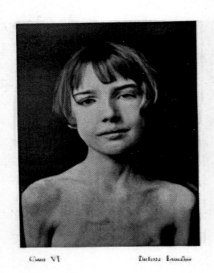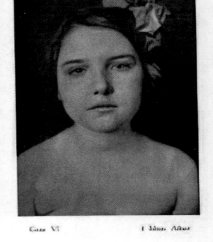

▲ 治疗前后对比

从1919年开始控制饮食，到1922年8月恢复好好吃饭，这3年时间，孩子是怎么熬过来的啊。但是，她的忍耐是有意义的，她终于熬到了胰岛素的出现。到了11月初，伊丽莎白体重增加了20斤，而且长高了一点儿。变化之大，父母都快认不出了。班廷请了多位医生会诊，大家都认为这孩子已经恢复了。只要胰岛素不断，她就能保持健康。年底，伊丽莎白回了华盛顿，体重到 1926 年才完全恢复正常。

　　盼星星盼月亮，盼望深山出太阳。无数瘦骨嶙峋的糖尿病儿童聚集到了多伦多总医院，屋里住不下了，就在草地上搭帐篷。医生们一个接一个地给他们注射胰岛素，一针一针下去，眼看着一个个瘦得皮包骨头的孩子气色好了起来。

　　伊丽莎白一生注射了 4.2 万次胰岛素。她活到 74 岁，死于心脏衰竭。糖尿病也没影响她结婚生孩子。第一个接受胰岛素注射治疗的汤普森就没这么幸运，他 27 岁那年死于车祸，人生的道路上充满了偶然。

　　诺贝尔奖委员会一向是以迟钝著称的，但是对于班廷他们的成就，诺奖委员会反应出乎意料地迅速。1923 年的诺贝尔生理学或医学奖就颁发给了班廷和麦克劳德，这是加拿大的第一个诺贝尔奖。结果，这二位还吵起来了，最后这二位都没有去斯德哥尔摩出席颁奖仪式，双方都不愿意一起出现，奖都是别人代领的。

　　在多伦多大学搞的庆功宴上，这二位还是拒绝合照，所以发现胰岛素最核心的四人小组连一张合影都没有。班廷把奖金分了一半给贝斯特，麦克劳德把奖金分了一半给克里普。当然还有其他人出来争功，毕竟有很多人也搞出了提取物，但是没有往下深入。这些恩恩怨怨吵起架来总是没完没了，但是这些事情其实根本就不值得花精力，真正重要的事儿还没搞定呢。

　　你别忘了，这东西是从动物的胰脏里面提取出来的，谁知道里面有多少杂七杂八的东西！所以麦克劳德之所以愿意把自己的奖金分一半给克里普，就是因为克里普在剔除杂质上下的功夫太大了。要是没有他高超的生物化学技巧，根本就没办法提取到足够做实验和小范围临床测验的药。所以说，当时的胰岛素比黄金还贵，有钱

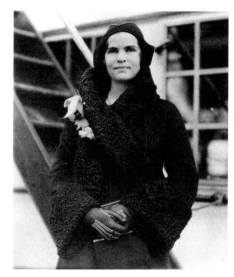

▲ 伊丽莎白 1930 年的照片，看不出是个糖尿病人

你都买不到。

即便如此，最终他们提取出来的胰岛素仍然是一种混浊的，颜色看上去一点儿也不美观的液体，绿绿的、黄黄的。病人也是要担一定风险的，没办法，这东西能救命啊！

但是上次我们讲到，大批的糖尿病儿童来到了多伦多，尽管胰岛素打下去就见效，但是打胰岛素可不是几针就够，而是要打一辈子的。孩子的未来还长着呢，以后怎么办？问题摆在了医生们的面前……

工业界的嗅觉是非常灵敏的，一家叫礼来的制药企业找上门来了。这家礼来公司位于印第安纳波利斯，这是印第安纳州最大的城市，也是州府。这家公司创立于1876年，创立者礼来先生是个参加过内战的退伍军人，他是个药剂师。

他深深感受到当时的药品质量太差了，很多药都是无效的。所以他订立了三条规矩，首先是坚持高品质，第二是只生产处方药。有的药厂生产的药根本就没什么用，纯粹是江湖骗子。你别说，当时这些人很吃得开哦。

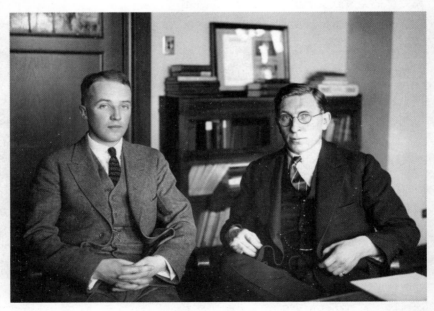

▲ 贝斯特和班廷

比如说，当初有个商人叫黄楚九的，在上海卖一种"洋药"，叫"艾罗补脑汁"，谁要觉得自己脑子不灵呢，那就买一瓶喝。这位"黄师傅"在全国开了上百家分店，就靠卖这玩意儿赚得了第一桶金。

这个礼来公司一开始也是个很小的药店，后来逐渐发展壮大。他们定的第三条规矩就是，用最先进的科技来生产最先进的药物，也就是走高科技路线。1880年，他们就聘用了专门的化学家来担任研究员。他们也在不断搞创新，比如说胶囊就是他们发明的，糖衣也是他们发明的。这些发明现在已经是很常见的东西了。

这一次礼来公司的制药研发主管找上门来了。一开始，麦克劳德还把人家踢出去了。知识分子多少有点儿清高，看不上这帮药厂的。但是等到胰岛素的产量供应不上了，麦克劳德知道他是绕不开制药企业的。要想大规模量产，只靠他们这帮科学家是不灵的。

班廷他们的研发团队以1美元的价格把专利卖给了多伦多大学。班廷曾经说过，胰岛素不属于他们，而是属于全世界的，他们放弃了成为富翁的机会。多伦多大学授权礼来公司可以使用这个专利，这是非排他性授权，礼来公司并不能"吃独食"，其他企业也是可以获得生产胰岛素的授权的。礼来公司趁着其他公司还没有跟进，多卖一瓶是一瓶呗。

运载大批牛下水的卡车从芝加哥的屠宰场成群结队地开出来，开往礼来公司的制药厂。牛和猪的胰脏全都是冰冻的，先要化冻，然后剁碎了浸泡、蒸馏提纯，最后变成成品胰岛素。到了1922年年底，礼来公司的产量达到了每周10万单位。1923年，礼来公司就靠卖胰岛素赚了100万美元。那时候的美元是很值钱的，1美元的购买力相当于现在十几美元。事实证明，量产胰岛素这一步是礼来公司发展之中的关键一步。如今，这家公司已经是市值上千亿的制药巨头了。

当然啦，其他的公司也不会闲着，他们也找到多伦多大学授权生产胰岛素。但是他们发现，牛和猪的下水不够用了。当时一小瓶胰岛素要用掉成吨的牛的胰脏，现在原料供应不上，随着时间的推移，这个矛盾会越来越突出的，这是一个大问题。

另外一个大问题是品质不稳定。礼来公司出售的胰岛素是一瓶含有胰岛素的溶液，但是里面到底有多少胰岛素，大家都不是很清楚。从芝加哥来的牛胰脏或许胰岛素含量高一点儿，别的地方说不定就低一点儿，因此最后形成的产品也就不稳定。上次我们讲到班廷给伊丽莎白注射胰岛素，为什么注射量会不一样，就是属于这种情况，药品的均一性不好。后来，不稳定的问题逐渐解决，胰岛素的纯度也越来越高。但是生产方式还是要从动物的胰脏之中来获取，这总是个瓶颈。能不能人工合成胰岛素呢？理论上是可以的，但是万事开头难。

首先，你总要知道胰岛素的结构吧。这种复杂的生物大分子是一种蛋白质，蛋白质是由氨基酸组成的。说起蛋白质，简直是千变万化，结构复杂。但是组成蛋白质的氨基酸却只有 20 来种，了解这种蛋白质是由哪些氨基酸组成的，是了解这种蛋白质的第一步。

1943 年，剑桥大学一个年轻的研究生桑格从老师奇布纳尔手里领了一个任务，那就是分析一下牛胰岛素的氨基酸组成。为什么选择胰岛素呢？因为从药店里就能买到，价钱不贵。但是这东西对于广大糖尿病人来讲是救命药，研究这种玩意儿既有科学意义，也有技术意义，一举两得。

那么，怎么分析蛋白质是由哪些氨基酸组成的呢？想办法把蛋白质给剁碎了不就行了吗？可以完全剁碎，也可以只剁成几段。蛋白质到了我们的肚子里，就会被酶催化水解，变成氨基酸。只有变成氨基酸，我们才能消化吸收。用蛋白酶来切开蛋白质长链是个不错的办法。

桑格不仅想测定胰岛素之中氨基酸的成分和比例，他还想把这一条长长的链条是如何排列的搞清楚。怎么办呢？就是不断地拆，然后用他自己发明的一种荧光染色剂来染色。蛋白质是一根长链条，被水解以后打断成了几段，每一段的开端是可以和染色剂结合的。然后利用毛细作用让这些被拆得七零八落的片段分开，有的片段跑得快，有的跑得慢，慢慢地就拉开差距了，这下就好认了。这事儿说起来简单，桑格足足干了 8 年，从 1943 年一直折腾到 1951 年才发现，胰岛素其实是由两根链条组成的，两根链条之间有肽键连接。A 链是酸性的，B 链是碱性的。又干了 4 年之后，他把胰岛素 51 个氨基酸的排列顺序全都测出来了。这都已经是 1955 年了。1958 年，桑格拿到了诺贝尔化学奖。

这个桑格是个传奇，1980 年他拿了第二个诺贝尔化学奖，这回他拆的不是蛋白质，他拆的是 DNA，也就是说，他完成了 DNA 的测序工作。这个工作可是非同小可，这个分量大家自己掂量掂量，拿两个诺贝尔奖，可见贡献之重要。

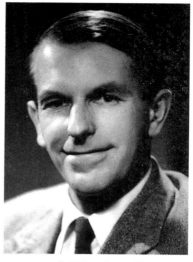

▲ 弗雷德里克·桑格

1979 年的诺奖，我国参与了提名，也就是 1965 年人工合成牛胰岛素，但是最终没有得奖。当然，这不是坊间流传的人太多的问题，而是开创性不足。至今为止也没有任何一个人因为合成胰岛素而获奖。

人工合成牛胰岛素的意义在于明明白白地向大家证明，蛋白质是可以人工合成的，人工合成的和天然的没什么两样。尽管科学上是有意义的，而且很不简单，在那个年代，对起步晚的我国来讲，是个了不起的创举，但是商业上意义不大。

当时已经可以从动物的胰岛之中提取出非常纯净的胰岛素，人工合成的最大好处就是纯净，但是现在这个优势不复存在了。那么，在量产方面有没有优势呢？你想想看，调动了国内那么多单位，调动了超过 30 个人，折腾了好多年，才实验成功，这东西怎么量产呢？很难量产，所以国际上走的不是这条路。

这事儿还要从 1972 年说起。两个研究细菌的科学家偶然的机会碰了面，他们一个叫科恩，一个叫博尔。科恩发现，某些细菌带有一种叫作"质粒"的 DNA 结构，这种东西能产生蛋白质，对抗抗生素。常年的竞争导致霉菌演化出了抗生素，难道细菌会坐以待毙吗？人家不得发明点新式武器防御吗？这种 DNA 结构由于会在细菌之间传递，所以很快大家都有了抗药性。

这事儿貌似跟胰岛素八竿子打不着啊。你别急，下一位科学家博尔研究的东西跟胰岛素更是挨不上。他发现了限制性核酸内切酶，这东西能把DNA给剪下来一段，就像是一把剪刀，想剪哪儿就剪哪儿。这二位碰上以后，就开始聊了，聊着聊着，一个惊人的创意诞生了，咱俩自己拼凑个DNA行不行？

说干就干，1973年，这二位合伙写了一篇论文，就此宣告了基因工程的诞生。这一下潘多拉盒子可就打开了，这不就是所谓的"转基因"技术吗？

加州这边风险投资人一个个儿的都是人精，有个特别大胆的投资人叫斯旺森，他是麻省理工化学专业出身，打了个电话给博尔，要求见个面。博尔本来不在意，没想到这个投资人居然对他的工作了如指掌，是个内行，这一下就来了兴趣，聊了3个多小时。俩人马上从原单位辞职，合伙创建了基因泰克公司。

下面的事儿就顺理成章了，找到那个制造胰岛素蛋白质的基因，把它剪下来，贴到细菌身上，Copy/Paste（复制／粘贴）一下，细菌就老老实实地帮我们生产胰岛素，胰岛素说到底不过是一种蛋白质嘛。那么，从哪儿去找生产胰岛素的DNA片段呢？从猪身上还是牛身上？

说实话，猪和牛胰岛分泌的胰岛素和人体内的胰岛素不完全一样，稍稍有点儿差异。牛的胰岛素比猪的更接近于人类，所以大家喜欢用牛胰岛素。为什么不直接用人的呢？来，你跟我说说，怎么获得人的胰岛素？把人的胰岛拿出来剁碎了，然后提炼？这可能吗？

没办法，只能用动物的胰岛素。但是，假如用基因编辑手段把人DNA之中制造胰岛素的那一段剪下来，然后贴到细菌身上，让细菌开足马力生产胰岛素，这不就齐活了吗？反正细菌也不懂自己在干什么，只知道加班加点地干活。这一下，问题解决了，终于可以大规模制造如假包换的人源胰岛素了。不但可以大规模制造，还能和人完全兼容匹配。这真是个完美的结果。

基因泰克公司1978年开发出这项技术，从此以后就一发而不可收。1980年，基因泰克公司在纳斯达克上市，一个小时之内，股价就从35美元涨到 88 美元。到了 21 世纪初，人源胰岛素基本占领了市场，动物胰岛素逐渐退出了。2009 年，瑞士罗氏制药花了 467 亿美元把基因泰克公司买下来，但还是让他们独立运营。毕竟这个公司对科学家很够意思，你在这个公司取得的成果，你可以发论文，没必要藏着掖着。过去，其他的公司都很怕泄露公司的研发机密，这儿倒好，一点儿不拦着，所以在这个单位工作的科学家们是有机会名利双收的，一下子就赢得了科学家们的心，人家够聪明吧。

能用基因技术来生产人源胰岛素，这事儿是不是就完了呢？早着呢！人体是有非常灵活的血糖控制机制的，血糖水平并不总是不变的。靠人工打针来控制胰岛素的释放量，当然是不可能比人体自动调节来得精确、来得及时。比如说吃完饭以后，血糖会飙升，你这儿一针下去，先把血糖压下去。等到肚子里食物消化完了，血糖高峰过去了，这一针打进去的胰岛素剂量大了点儿，还剩下好多，继续发挥作用。血糖就像过山车一样，直接从高峰冲向低谷，人眼前一黑，就开始感到天旋地转，这可麻烦了。低血糖比高血糖还麻烦，万一低血糖出现在半夜，人睡着的时候直接昏过去，那可就危险了。

所以，科学家们开始修改胰岛素的结构，研发出短时间快速起效的胰岛素，还有延缓起效的胰岛素，时效长短不一，可以更加灵活地搭配组合。未来还可能开发出更多的种类。能不能别打针了，怪麻烦的，口服行不行呢？这都是科学家们努力的方向。当然，现在也有胰岛素泵，可以随时随地灵活调节胰岛素药量。也就是说，本来是人体该干的事情，现在可以靠机器来调节。

到此为止，好像问题解决了，糖尿病不再可怕了。在 1897 年，被诊断为糖尿病的 10 岁患者的平均生存期是 1.3 年，30 岁和 50 岁的糖尿病患者生存期分别是 4.1 年和 8 年。而到了 1945 年，胰岛素被广泛使用以后，平均下来，10 岁查出糖尿病的患者可以再活 45 年，30 岁查出糖尿病的可以再活 30.5 年，50 岁被查出得了糖尿病，大概可以再活 15.9 年。当时的欧美人均预期寿命也就在 70 岁左右，这个结果似乎还不错。

且慢且慢，糖尿病是糖尿病，胰岛素是胰岛素，这是两码事。从班廷他们搞出胰岛素开始，医生们就见证了胰岛素的神奇，很多糖尿病人的病情得到了控制。他们形成了一个印象，只要按时打胰岛素，病情就会得到控制，人就会好起来。很多孩子不就恢复正常的生活了吗？很多医生忘记了糖尿病是有不同类型的，不分孩子还是老头儿老太太，不管三七二十一，先开了胰岛素再说。

但是，很快医生们就发现，人对胰岛素的敏感程度是不一样的。1936年，哈罗德·西姆斯沃斯医生在《柳叶刀》上发表了论文，描述了两种不同的糖尿病。他做了一个实验，给人喝一杯糖水，这人的血糖水平马上就飙上来了。然后打一针胰岛素，接下来不断地测这个人的血糖水平，把血糖情况绘制成图表，看看下降的曲线。

就这么一次一次地测试，西姆斯沃斯医生发现糖尿病可以非常清晰地分成两类：一类是对胰岛素非常敏感的，叫作 I 型糖尿病；还有一类是不敏感的，叫 II 型糖尿病。前者是孩子比较多，后者是老头儿老太太比较多。尽管前人也有类似的发现，古印度的医生就已经知道有这么回事儿了，但是，靠严格的实验来进行研究，西姆斯沃斯是第一个。凭经验是远远不够的，要落实到数据上，这才是科学规范。

现在，科学家们已经逐渐搞清楚是怎么回事儿了。我们人体的基本能量来源就是葡萄糖，葡萄糖是一种非常简单的糖类。我们吃的各种碳水化合物都要在消化系统的作用下，变成葡萄糖才能被人体利用。那么多的细胞要协调行动，当然要靠血液循环系统，靠分泌各种物质来发出调节信号。

胰岛里有两种细胞，一种叫 α 细胞，分泌胰高血糖素，负责升高血糖；另一种是 β 细胞，分泌胰岛素，负责降低血糖。这两者是互补关系，而且这两种细胞靠得很近，互相之间是有协调关系的。汽车油门和刹车踏板离得也很近对吧。

当血液里葡萄糖太多的时候，可以通过一种叫 GLUT2 的转运蛋白把葡萄糖运进 β 细胞的细胞膜。这些 β 细胞就开动起来了，生产出 ATP（三磷酸腺苷）。然后引发了一连串的化学反应，生产出了大量胰岛素，胰岛素进了血液以后传播到了全身。

肌肉和肝脏细胞接收到这些胰岛素以后，另一个化学过程就开启了。一种叫 GLUT4 的转运蛋白把葡萄糖运进了肌肉和肝脏细胞，储存起来变成了糖原，血液里的葡萄糖含量立刻就下降。当下降到一定水平的时候，β 细胞接收不到葡萄糖了，也就停工放假了，不再生产胰岛素，血糖也就稳定下来了。这是一套非常灵敏的自动化调节系统，具体细节我们就不费口舌了，总之很复杂。我们不得不感叹人体的精密。

但是，如果自身的免疫细胞认错了人，把 β 细胞给杀掉了，那么人就无法分泌胰岛素了，也就失去了调节血糖的能力。这种病往往是青少年时期就已经出现，所以看起来就是孩子比较多。这种病只能靠外部提供胰岛素。小伊丽莎白就是这种类型，因此她需要打一辈子胰岛素。这种病人往往是对胰岛素很敏感，毕竟其他部分都没坏，只是监测血糖的 β 细胞没了。这就是所谓的 I 型糖尿病。

反过来讲，有些人 β 细胞是好好的，可以继续分泌胰岛素。但是命令发下去，压根儿没人听，是胰岛素的受体太少了，或者是 GLUT4 不管用了吗？情况就比较复杂了，每个人可能都不一样。结果就是让那些肌肉和肝脏的细胞赶快收纳葡萄糖，人家理都不理。这也会造成血糖过高，也就是 II 型糖尿病。所以，你哪怕打了胰岛素，身体仍然是不太敏感，笼统地说就是"胰岛素抵抗"。到底是怎么抵抗的，为什么抵抗，现在还众说纷纭。

有些情况是 β 细胞消极怠工了，不分泌胰岛素了，这又是一种情况。所谓 II 型糖尿病，其实原因很复杂。总之，这涉及监测血糖的细胞和负责收放葡萄糖的细胞两边配合的问题。有一边不听话，或者是配合上出了问题，都会造成糖尿病。有些孕妇的血糖也会升高，这叫妊娠糖尿病。所以，糖尿病要是细分的话，还可以分成很多类型，I 型和 II 型只是一种大略的分法。

I 型相对少，只占了 10% 的比例，II 型占了 90%，而且在逐渐年轻化。本来老头儿老太太居多，现在年轻人得 II 型糖尿病的也不少。主要还是跟肥胖有关系，如今大城市里的胖子越来越多，含糖饮料摄入太多。

为什么老头儿老太太多呢？人衰老了，控制血糖的能力本身就在下降。当然，有些药物也导致人容易得糖尿病，但是为了治疗别的病，这些药又不能不吃，这是个两难的问题。还有遗传因素，同卵双胞胎，其中一个得了糖尿病，另一个十有八九是跑不了的，一般的兄弟姐妹概率就低了不少。另外，据说空气污染也有关系。

糖尿病会造成一连串的麻烦，严重的视网膜会出问题，腿脚也会出问题。反正糖尿眼、糖尿足、糖尿肾……一大堆毛病都找上门了。1997年，全球大约有1.24亿人得了糖尿病，2014年就涨到了4.22亿人。这是个大问题了。联合国把每年11月14日定为"世界糖尿病日"，可见对这事儿有多重视。

既然有些糖尿病患者对胰岛素并不敏感，那该怎么办呢？能不能提高人体对胰岛素的敏感度呢？道理上说得通，但是有哪种药物能起到提高人体对胰岛素敏感度的作用呢？人类在这方面纯属是瞎猫碰死耗子。不过，人类这只瞎猫的运气还真不错。

20世纪20年代，也就是班廷他们搞胰岛素的时候，美国的牧民发现自己家的羊出问题了。一个个肺水肿、低血压、头昏脑涨、四腿打晃，有的没挺过来，腿一蹬就死了。查来查去，发现这些羊都吃了一种叫法国紫丁香的草。这种草原产于亚洲西南部和非洲北部，学名叫"山羊豆"。19世纪，这种草作为牧草被引进美国，因此才引起了美国的羊吃了以后血糖剧烈降低的情况。这种杂草是有毒的，于是羊也就一只只地挂了。

能降血糖的东西可是个不可多得的宝贝啊！中世纪的时候，已经有人用这种植物来缓解多尿症，其实就是糖尿病。于是，科学家开始分析山羊豆之中的化学物质，发现有大量的胍类物质。但是胍类物质毒性比较大，因此他们转向了山羊豆碱。山羊豆碱也有降血糖的功效，但是山羊豆碱的毒副作用也很厉害。想法子改造山羊豆碱，去掉副作用才是最重要的事儿。

德国的先灵公司合成了十烷双胍，后来又合成了十二烷双胍，但是始终无法完全消除毒副作用。1922年，爱尔兰人合成出了二甲双胍，但是当时胰岛素风头正劲，一时间也没人关心二甲双胍的疗效了。等到大家发现，原来糖尿病还分不同类型，Ⅱ型糖尿病用胰岛素并不理想，这才想起了二甲双胍。1957 年，法国的斯特恩才把它当作一种降糖药。

等到二甲双胍时来运转的时候，又被猪队友给坑了一把。美国维生素公司推出了苯乙双胍，一时间大出风头，到处都在卖。到了 1968 年，大家发现苯乙双胍能增加心血管病的病死率。70 年代，大家又发现苯乙双胍会导致乳酸中毒，1973 年，销量就开始下降；1976 年，开始退市；1978 年，彻底退出美国市场。

同门师兄弟苯乙双胍引起了严重的不良反应，连累到了二甲双胍。二甲双胍还纳闷儿呢，怎么就牵连到我头上了？难道是因为都是双胍类化合物？你们也太不长眼了，这能是一码事儿吗？

真正拯救二甲双胍的是循证医学的兴起。1976 年开始筹备，1977 年开始实施一项针对 II 型糖尿病的长达 20 年的随机双盲大样本对照实验，研究样本达到了 5000 人，发表的报告上写了 3867 人。最后得出结论，二甲双胍能降低血糖，而且对心血管有保护作用。至此，二甲双胍才成了治疗 II 型糖尿病的一线药物。距离二甲双胍被发现，已经过去 70 多年了。

二甲双胍提高了细胞对胰岛素的灵敏度，刚好是针对 II 型糖尿病的。到底是怎么干的，那就太复杂了，人类并没有完全搞懂是怎么一回事儿。要是那么容易搞定，糖尿病就不会这么难对付了。

还有好多奇怪的事儿呢，比如说你喝一杯糖水下去，胰岛素马上就被调动出来了，身体已经感知到摄入了大量的糖。但是你把葡萄糖直接注射到人的血管里，胰岛素上升得却非常慢，这是怎么回事儿呢？与从消化道走一遭有什么不同吗？

原来是这样的，糖分经过小肠的时候，小肠分泌出一种激素进入血液，刺激胰岛 β 细胞分泌胰岛素。这比胰岛细胞等着感知血液里的血糖浓度增加要快多了。最后追踪到这种激素就是 GIP 和 GLP-1 两种蛋白质。但是这两种物质的寿命太短了，很快就被人体分解了。能不能延长这两种物质的寿命呢？GLP-1 是一种蛋白质，只要在分子结构上挂一个脂肪链就能延长它的寿命。长效胰岛素也是这么干的。按照这种思路，在 2000 年，诺和诺德公司研发出了利拉鲁肽，这个药可以和二甲双胍配合使用。

大家感觉到现代制药是怎么干的了吧。现在医学界已经开始逐渐地摆脱那种"神农尝百草"式的海选了，开始走向有目的地设计和改造分子结构。

到了 21 世纪的今天，对付糖尿病已经不是只靠胰岛素这一件兵器了。科学家们还在寻找更好用的控制血糖的药物。当然，将来克隆技术过关了，是不是可以复制一个肾脏，然后移植上去呢，这是另外一套思路。

对于 II 型糖尿病，往往并不孤立地存在，高血糖只是众多"高"之中的一个罢了，这只是冰山一角。你血糖那么高，你的血压能低？你的血脂如何？尿酸高不高？查出来都是一大串，只盯着血糖一个指标是远远不够的。

如今医学界都已经达成共识，饮食干预和运动是 II 型糖尿病的首选应对方式。只有这种干预手段无效的时候，才需要采取药物手段。最近很流行低碳水饮食，还有生酮饮食。我不是专业人士，不知道这些饮食方式对健康人作用如何。有关生酮饮食干预 II 型糖尿病的问题，最近刚出了《生酮饮食干预 II 型糖尿病中国专家共识（2019 年版）》，有兴趣的可以去看看。总之，不管是吃饭还是吃药，任何有关治疗行为都必须有专业人士的指导，我就不再瞎叨叨了。

如今的饮食干预和艾伦时代的饥饿疗法有所呼应。"历史不会重复，但是常常押韵。"糖尿病的治疗最终还是落实到了吃上。艾伦医生是一个糖尿病专科医生，他开了个专业的理疗诊所。但是随着胰岛素的普及，任何全科医生都可以治疗糖尿病了，艾伦迅速从糖尿病权威被边缘化。后来他开始研究低盐饮食改善高血压，一直不怎么顺利，理疗中心门可罗雀，也就关了门。他不断奔波于各个医院之间。1964 年，他去世了，享年 88 岁。

至于那位班廷医生，他可是加拿大的国宝。英王乔治五世册封他为爵士。当时加拿大人已经不能接受这种爵位了，但是加拿大总理破例允许班廷接受这个爵位，班廷也就成了"弗雷德里克爵士"。后来他对航空医学感兴趣，帮助澳大利亚人弗兰克斯研发了第一款抗荷服。当时战斗机的速度越来越快，转弯的时候产生极大的加速度，飞行员往往是承受不住的。因为身体的血液会被甩向腿部，头部缺血会造成昏厥。因此，必须用打气的办法箍紧下肢，把血液挤向上身，尤其要保证脑袋不缺血。很多英联邦国家的飞行员就是穿着他们研发的抗荷服上战场的。

1941 年，班廷坐飞机从纽芬兰去英国，因为途中飞机失事而丧生，享年 50 岁。为了纪念他，在安大略省的伦敦市，也就是他最早开诊所的地方建立了一座班廷广场。在班廷广场上有一盆长明火，那是 1989 年 7 月 7 日，由伊丽莎白二世女王的母亲老皇太后亲自点燃的。什么时候人类攻克了糖尿病，什么时候熄灭这盆长明火。让我们共同努力吧，我们一定会迎来火焰熄灭的这一天的，我相信这一天不会太远了。

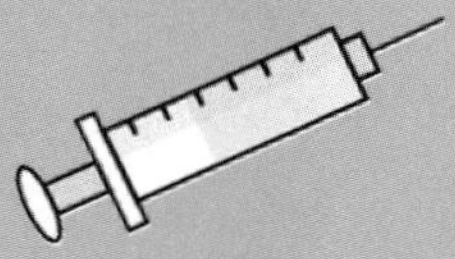

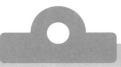

第五章

大海捞针和不可思议的治愈

手术的禁区：在心脏和脑子上动刀

　　孩子得病，就显得特别可怜。如果孩子得了先天性心脏病，很有可能出生不久就夭折了。早年间这个病根本没法医治，1777年荷兰医生桑迪福德就描述和记录了这种病：孩子出生的时候，看上去挺不错。但是不多久就变得嘴唇青紫，很容易疲劳，在12岁的时候就夭折了。孩子的父母眼睁睁地看着孩子死去，却没什么办法，当时的医生也做不了什么。好在这对父母还是很开明的，要求医生给孩子的尸体做解剖。这在18世纪末，要突破宗教伦理的限制是很不容易的。

　　医生解剖了孩子的尸体，发现孩子的心脏是严重畸形的。他公布了这个结论，这也是孩子的父母所要求的。孩子的父母也把孩子发病的过程给公开了，这才引起了大家的警觉。原来还有这种病呢。

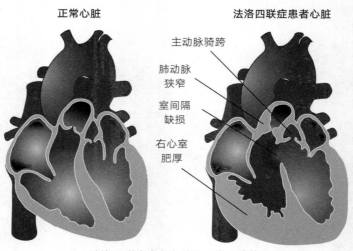

正常心脏　　　　　　　　　　　法洛四联症患者心脏

主动脉骑跨
肺动脉狭窄
室间隔缺损
右心室肥厚

▲ 法洛四联症患者心脏和正常心脏的区别

又过了110年，法国的医生法洛对这类病症做了一个总结，常见的包括室间隔缺损、肺动脉狭窄、主动脉骑跨、右心室肥厚，所以这也被称为"法洛四联症"。19世纪末，这些一出生就带着心脏缺陷、嘴唇发紫的孩子也被称为"蓝婴"，也就是蓝色婴儿的意思。这些孩子基本上没救了。

当时人们对于这些先天的心脏缺陷患者根本没有治疗方法，面对有心脏缺陷的孩子，医生只能大眼瞪小眼。这种情况哪怕到了20世纪初也没有好转。19世纪末以来是外科手术突飞猛进的时代。起码麻醉问题解决了，医生可以完成非常复杂的手术了。但是有些基本限制并没有改变，比如说不能血丝糊拉地打开一看，一腔子全是血，里边什么都看不清楚，这不行。还有，病人不能乱动，否则你让医生怎么下刀啊？别的地方还都好办，心脏上怎么动手术呢？这两个条件一条都不满足。

首先，心脏就是个"血泵"，你把它清理得干干净净，一滴血液没有，这样医生看得清楚。是啊，大夫是看清楚了，病人挂了。病人的血液还流不流啊？血液循环能停吗？心脏一直在跳，这大夫过去拿手一按，你别动啊！它听你的吗？

美国有一所著名的约翰斯·霍普金斯大学医学院，这所学院创建于1893年，是最早倡导男女平等的医学院校之一，所以在这儿能看到一些女医生。比如说塔西格就是一位出色的医生。她父亲是哈佛的著名教授，母亲是个植物学家，但是在塔西格11岁的时候，母亲死于肺结核。从此，这孩子铆足了劲儿要学习医学。考哈佛医学院，人家不收女生。她爹在哈佛当教授，这也不能通融吗？没辙啊！破例收女生？当时哈佛全是"秃小子"。校方不想惹出麻烦。

好在约翰斯·霍普金斯大学医学院是收女生的，塔西格后来就在约翰斯·霍普金斯医院当了医生，是她一手开创了小儿心脏病专业。所以大家也能想象得出，她接触了多少得先天性心脏病的孩子。可是这种病当时是没法治的，她作为一个儿科心脏病专家，心里该有多痛苦啊。

她接触法洛四联症的孩子特别多，她发现这些孩子并不是一开始就发病的，而是要等一段时间。孩子的动脉导管闭合了，才会出现嘴唇发紫的

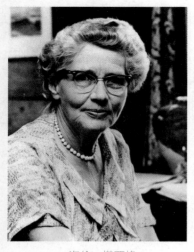

▲ 海伦·塔西格

现象。所谓动脉导管就是连接肺动脉和主动脉的一根导管，在胎儿时期是连通的。

普通人的血液是从下腔静脉流进右心房，右心房和右心室之间有个单向阀门，也就是三尖瓣。血液进了右心室，然后被挤进肺动脉，这里也有单向阀门肺动脉瓣。从肺动脉进到肺里，然后和氧气结合变成鲜红色的血液，从肺静脉流回到左心房。从左心房流进左心室，中间有个防倒流的阀门二尖瓣。最后血液从左心室挤进主动脉，流向全身。说白了，心脏就是两个捆在一起协调工作的水泵。心肌自己就会跳，一缩一张就完成了人体的血液循环。

胎儿在妈妈肚子里时，肺还不起作用。所以，必须有根管子暂时把肺给绕过去，借用电学的术语叫"短路"，也就是在肺动脉和主动脉之间连了一根动脉导管。但是孩子出生以后，肺已经开始工作了，这东西也就用不着了，逐渐也就堵了，也就是动脉导管闭合。

先天性心脏病要么是这些生理构造出了毛病，要么是搭错了线路。靠吃药是改变不了的，这儿漏了个洞，你吃什么也堵不上。动脉导管要是该关闭的通道不关，那么就要出问题了。这就是所谓的"动脉导管未闭"，只能靠手术解决，人工给结扎了不就 OK 了吗！

哈佛大学下属波士顿儿童医学院的格罗斯很擅长这种手术，这也算是少有的敢在心脏附近下刀子的人。塔西格就去找了格罗斯。塔西格认为要是加大肺动脉的血液供应量，应该就能解决孩子们嘴唇青紫的问题。所以她觉得要是把肺动脉和主动脉给连上根管子，那说不定就能解决问题。塔西格认为，格罗斯能拆，估计也有办法重新给搭一根管子，道理都是一样的。格罗斯把脑袋晃得跟拨浪鼓一样，他只管拆，不管搭。两个人没能合作，结果格罗斯就错过了一个重要的荣誉。

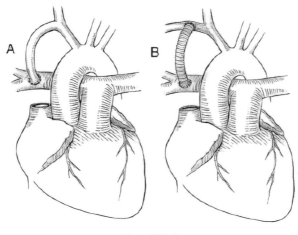

▲ B-T 分流术

后来塔西格和布莱洛克合作研究出了"B-T 分流术"。先是在动物身上做了实验，后来在一个叫萨克逊的孩子身上做了首次人体 B-T 分流术，当时主刀的布莱洛克可是赌上了自己的荣誉和地位。孩子的病情往往是瞬息万变，一发病就很凶险，嘴唇紫得可怕，孩子的父母也没有退路，只好拼死一搏。好在手术获得了成功，这不仅仅是萨克逊的幸运，也是现代医学的幸运。

现代医学的特点就是这样，一个点出现突破，就能挽救一大批病人的生命。虽然心脏的缺陷没有办法修补，但是医生们可以打个补丁改善病情。所以 1944 年 11 月 29 日是心脏外科历史上值得纪念的日子。原来心脏上也不是不能动刀子，虽然还只是在外边的管子上做文章。

B-T 分流术之中的 B 是指布莱洛克，T 是指塔西格。创意是塔西格想出来的，但是她不擅长手术，动手术的是布莱洛克。2004 年的一部电影《神迹》描写的就是这段历史，2004 年是 B-T 分流术发明 60 周年。因为 B-T 分流术的突破，很多人都到约翰斯·霍普金斯医院来学习这项技术，主要就是来找布莱洛克的，其中就有加拿大的比奇洛。那是 1946 年的事儿，B-T 分流术刚发明了 1 年多。

大家在约翰斯·霍普金斯医院见识到了这种技术，患病儿童的状况大为改善。但是大家心里也都清楚，这不是真的在心脏里边动刀子，孩子们心脏本身的缺陷并没有被修好。要想动心脏，那就碰到我前面所说的那些障碍了，心脏是一刻都不能停的。

早在1934年，有个叫吉本的人就开始鼓捣人工心脏。但是心脏和肺是紧密相关的，要做你就做全套，连肺的功能也全做了算了。这又谈何容易呢？所以这条路走得很艰难。比奇洛躺在床上睡不着觉，怎么才能让心脏停止工作，但是又能保住人命呢？

比奇洛有没有好办法呢？我们不能忘了比奇洛的背景，他是加拿大人，老家是曼尼托巴省。大家知道有一首加拿大民歌《红河谷》，那条七拐八弯的红河就是从这个省流到南边的美国的。

比奇洛出生在布兰登，这个地方还是蛮冷的，有记录以来的最低温度到了零下40℃。平均下来一年有30多天会下雪，从10月到第二年4月都有可能。所以，比奇洛自然而然地想到了冷冻上。而且他在多伦多总医院的时候，遇到过很多冻伤的病人，肢体冻坏了，只能截肢，所以他对低温症是很有研究的。在低温下，人的新陈代谢会放缓，那么让心脏暂时歇会儿好像也不是不能忍受。

但是，当时的医学界是反对这个设想的，因为低温会损害人体，而且，温度不是想降就能降下来的。人体会哆嗦，哆嗦是身体为了对抗寒冷而采取的一种加倍产生热量的自然反应。但是比奇洛用动物模型解决了这些问题，经过仔细的麻醉，可以消除人打哆嗦。而且人体耗氧量和体温呈现了一种比例关系，温度越低，耗氧量就越小。

1950年，比奇洛公开了他的研究成果。在20℃的体温下，狗的心脏可以停跳15分钟，死亡率为51%。这是第一次在动物活着的情况下，心脏被打开观察了几分钟，要马上恢复狗的心跳，否则狗就真挂了。但是，起码很多快速的手术就可以做了。这也算是心脏手术方面的一个巨大的进步。

比奇洛拍摄了手术的过程，大家可以从电影胶片上看到是怎么回事儿，因此也就透露了很多的细节。很多人也开始研究这项技术，其中就包括明尼苏达大学医院的医生刘易斯。刘易斯改进了这项技术，他做实验的死亡率被压到了10%。也就是说，这种低温下给心脏做手术的技术已经成熟了。到底是谁先完成第一例低温下的人体心脏手术的呢？这个要看机缘巧合。因为也不是什么病人都能做这种手术，要等待合适的病人，这就是个运气问题了。

最好是在孩子身上完成这第一例心脏手术，但是比奇洛工作的单位是多伦多总医院，主要面对成人。其实不远处就有一座儿童医院，你倒是跟那边的医生联系联系啊。比奇洛大概是不认识儿童医院的人，结果在竞争之中慢了一步。

刘易斯这边就好多了，有人介绍了一个小病人，她就是才5岁的女孩杰奎琳。她的心脏被诊断出了房间隔缺损，医生是靠听心脏的杂音听出来的。心脏分左右，两边是隔离的。所谓的"房间隔缺损"，就是左右心房之间漏了，所以血液流动起来就出了问题，有了杂音。

血液是携带氧气的，心脏和肺紧密相关，有先天性心脏病的孩子很容易出现呼吸道感染。这个小女孩别看才5岁，从小反复生病，再不治疗，说不定哪天就顶不住了。1952年9月2日，杰奎琳上了手术台，主刀的医生正是刘易斯。他的两位助手，一个是介绍这孩子找刘易斯的维克，一个是李拉海，他是刘易斯在医学院的同学，也是睡在上铺的兄弟，这时候缺不了好兄弟帮忙。

孩子躺在变温毯上，体温逐渐下降，降到28℃的时候，心跳从120下降到了60。刘易斯打开孩子的胸腔，阻断了大血管，切开了心房，果然是房间隔缺损。这时候已经过了4分钟，要是在正常体温下，孩子的脑子早就不行了。好在现在是低温，能撑得久一点儿。所以做低温下的心脏手术，动作必须快。这不由得让我们想起了100年前"飞刀李斯顿"的时代。刘易斯果然是手脚麻利，仅仅用了5分半钟就缝好了缺陷，开始让孩子恢复血流和心跳。一般来讲，超过6分钟，人就撑不住了，时间真的是太紧迫了。

当然，这个小女孩杰奎琳也很争气，第11天她就出院了，心脏杂音消失了。她作为正常的孩子长大，后来还结婚生子。这就是世界上第一例"医生拿眼睛直接看着，在心脏里边动刀子的案例"。刘易斯成功了，别的医生也是有样学样。20世纪50年代，这种低温心脏手术方法拯救了很多

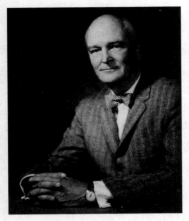
▲ 约翰・海舍姆・吉本

有心脏缺陷的人。

但是当大家向更加复杂的心脏手术发起冲击的时候，遇到了极大的困难。因为时间太短了，那些复杂的缺损根本来不及修复。刘易斯本人在尝试修复室间隔缺损的时候，连续两次失败，两个孩子死在了手术台上。左右心房之间会漏水，左右心室之间当然也会漏，这都没准儿。

当时谁也没注意到一个叫吉本的医生正在研发人工心肺机，也就是用机器代替人的心脏和肺来完成血液循环和氧气交换，也叫"体外循环"。当时医学界都认为他的想法太疯狂了，都说他是"儒勒・凡尔纳式的想法"，你跑这儿玩科幻来了。

他的导师丘吉尔医生都觉得这孩子算是走火入魔了。好在老师为他提供了职位，提供了实验室，还给他配备了一个女助手，后来女助手就成了他的妻子。20 年来，只有他们两口子在孤军奋战。

按理说，狗的心脏和孩子的心脏差不多大小，应该用狗来做动物实验。但是，他们当时用杂七杂八的零件拼凑的机器供应不了狗那么大的动物，供应一只猫倒还凑合。于是，他们就到处去抓流浪猫。

终于，他们的部分成果得到了美国国立卫生研究院的认可，给了他们一些经费。后来，他们认识了 IBM 的老总沃森，沃森也愿意掏钱给他们做研究。有钱以后，第一件事儿就是改用狗做实验，还是别用流浪猫了。

有了 IBM 的技术力量，很多工程问题都可以得到比较好的解决。到了 20 世纪 50 年代，也就是刘易斯他们搞低温心脏手术的时候，人工心肺机也开始逐渐成熟了，动物实验的死亡率从 80% 下降到了 10%，也开始有实用性了。

当然，研究人工体外循环的人不止吉本一家，只是大家都不知道还有别人也在干这种异想天开的事儿。明尼苏达大学的丹尼斯碰到吉本的时候就非常激动，因为他终于找到同路人了，原来天底下不止他一个人在做白日梦。

丹尼斯曾经尝试用体外循环来代替人的心肺功能，给人做手术，但是两次都失败了。一次是因为诊断失误，打开心脏才发现原来缺陷要比丹尼斯诊断的病情复杂多了，临场措手不及。第二次倒是没出现这个问题，但是出现了空气栓塞。这两次都是心脏停止跳动了。刀子也动了，但是再也没能恢复心跳。

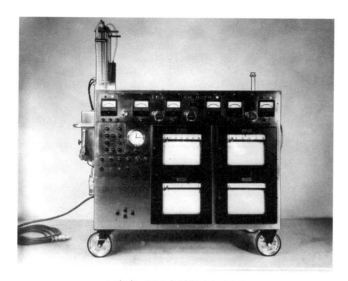

▲ 吉本 -IBM 心肺机 Model 2

丹尼斯栽跟头栽得很惨，吉本又怎么样呢？他也栽进了坑里，这次是给一个 15 个月的婴儿做手术。他诊断孩子得了房间隔缺损，结果打开心脏一看，房间隔是好的，没有缺损。吉本当时脑子就蒙了，正打算看看别处有没有问题的时候，孩子死了。后来才发现，孩子是动脉导管未闭。前面我们就讲过这个病了，1938 年，格罗斯医生就能轻松搞定，这事儿不需要打开心脏。

也就是说，这几次都不是人工心肺机的问题，都是其他原因造成的。1953 年 5 月，吉本获得了少有的成功，人工心肺机代替人的心肺功能，足足顶了 26 分钟，吉本做完了房间隔缺损修补。过了一个礼拜去检查，发现心脏缺陷的确是修好了。到 20 世纪 80 年代，有人去探访这个患者，人家还活得挺好的。

吉本这一次成功了，但是这样的成功没有引起什么反应，都被当时的低温心脏手术给抢了风头。当时治疗房间隔缺陷用低温的方法就够用了，大家的注意力都不在这儿。

后来吉本又出了几次麻烦。有的是刚上手术台，切开了胸腔，还没碰心脏呢，心脏自己停了，吉本手忙脚乱地去恢复心跳。后来给孩子上心肺机，孩子的心跳就恢复了。心肺机一停，孩子的心脏也跟着就停了。来来回回地折腾了 4 个小时，孩子还是死了，孩子的心脏缺损并不像吉本诊断的那么简单。

从 1951 年到 1954 年，一共做了 13 次用心肺机完成体外循环的心脏手术，但是仅有一次成功，也就是 1953 年 5 月的那一次。这个手术成功率太低了，这事儿远不是发明一台机器就能搞定的。

那该怎么办呢？比奇洛的办法是想法子延长冷冻时间，所以他就开始研究土拨鼠的冬眠。土拨鼠 10℃ 以下就开始冬眠了，天冷的话可以睡半年呢，它是怎么做到的？但是研究了半天，也没什么结果，这事儿也就不了了之了。现在似乎是走进死胡同了。

转折点来自李拉海，我们说到过，刘易斯医生做低温心脏手术的时候，他在场当助手。李拉海见到过不少心脏有缺陷的孩子。他也知道，心脏间隔不过是有个小洞，他几针就能缝合。但是偏偏当时就是无法在心脏上动刀子，只能眼看着一个个幼小的生命就这么夭折了。所以他才积极参加了刘易斯的那一次低温心脏手术。

李拉海也知道人工心肺机，他对此有所耳闻。但是他没见过，也没条件去搞这么个高科技的玩意儿。在偶然的聊天之中，李拉海知道了助手科恩的妻子怀孕了。这当然是好事儿啊，所以他俩就聊开了有关胎儿的问题。娘胎里的孩子是没办法自己呼吸的，全靠母亲提供富含氧气的新鲜血液，孩子赖以生存的营养和氧气

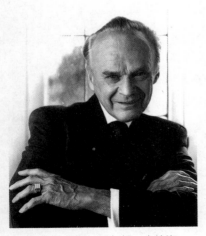

▲ 克拉伦斯·沃尔顿·李拉海

都是由母亲通过胎盘提供的。

李拉海灵光乍现，既然母亲可以给胎儿提供氧气和养料，那么是不是可以玩个"一拖二"，一个人的心脏带动两个人的血液循环？说白了，就是拿人当作心肺机去使用。

李拉海用动物做了实验，效果很好。用活体当作心肺机，毕竟比死板的机器要强多了。生物体是有自动调节机制的。但是，他的这个创意在伦理学上是有麻烦的。因为他把一个健康人给牵扯进来了，这个健康的人平白无故要承担一定的风险，谁愿意承担这样的风险？

毫无疑问，就是那些先心病儿童的家长嘛。对于有些家长来讲，他们是没有退路的。1950年的夏天，小女孩朵拉和雪莉在床上睡着了。第二天，朵拉没起床，雪莉还以为她贪睡。没想到，母亲进来以后才发现这个12岁的孩子已经死了。两年前医生诊断这孩子有先天性的心脏病，孩子的父母也没在意。这孩子能吃能睡，身体不错，只是容易感冒咳嗽。就是从1950年开始，孩子身体明显变差，经常呼吸困难，所以住进了明尼苏达大学医院。通过血管造影术，医生发现这孩子的病是室间隔缺损。这病当时没法治，只能回家静养。父母虽然有心理准备，但是没想到死神来得这么快。

1952年，这两口子又怀孕了。第二年，生下了孩子格雷戈里。这个孩子慢慢长大，父母惊恐地发现，这个孩子也很容易"感冒"。难道这家人运气这么差，这个孩子也有先天性心脏病吗？他们趴到孩子的心口听心跳，果然听到某些杂音，跟朵拉的心跳杂音很相似，当时这两口子就慌了。

听说明尼苏达大学医院能够治疗房间隔缺损，他们就带孩子来看病。检查结果下来，这孩子得的还是室间隔缺损，当时靠低温心脏手术是没办法治疗的。这对夫妻的希望瞬间破灭了。好在有人告诉他们，李拉海正在实验新的办法，要么你们去找他试试看？李拉海的机会来了。

李拉海有个好老师欧文。他给李拉海撑腰打气，你放手去干吧，出了事儿我扛着。这样的领导真是难得啊！

手术室里的场面是很感动人的，孩子他爹和孩子两个人都躺在床上等着麻醉，两个人对望了一眼。不知道麻醉以后，他们还能活着再见面吗？对父子俩来讲，这都是未知数。

在麻醉以后，李拉海领着助手迅速用管子和流量泵把两个人的血管给连在了一起。确定父子二人的生命体征都很平稳，李拉海阻断了孩子自身的血管，孩子的心脏不参与维持生命了。李拉海切开心脏，发现果然是左右心室之间有缺损，漏了。

李拉海很平静，因为这次他不用着急忙慌地赶时间，他用 12 针缝好了这个缺损，这个心脏算是被修好了。下一步就是让这颗心脏重新接入循环系统，重新开始工作。父亲和孩子之间的管子可以关掉了，孩子完全靠自己的心脏驱动血液循环。

李拉海来不及擦掉手上的血迹，就跟助手握手庆祝。他们创造了历史，这天是 1954 年 3 月 26 日。从这一天起，室间隔缺损这种戕害小儿生命最多的先天性心脏病，不再是不治之症。

这个孩子恢复得不错，一开始一切都变得好起来。但是过了几天又不行了，李拉海认为是肺部感染，开了抗生素，最后还是没能挽回这个孩子的生命。4 月 6 日上午，这个孩子看了这个世界最后一眼，心脏停止了跳动。

孩子的父母哭得泣不成声，他们已经死了两个孩子了。李拉海提出了一个看似过分的要求，他要解剖孩子的尸体。这两口子强忍悲痛，最后还是同意了。只有找到孩子的死因，他的死才是有意义的，否则就白死了。

李拉海解剖了孩子的尸体，发现那个缝合的心脏缺损已经长得差不多了。也就是说，修复心脏的手术是没问题的，孩子最终是死于肺部感染。那么，就可以说这个方法是没问题的。从 1954 年到 1955 年间，李拉海做了 45 例复杂心脏缺损的修复。其中 28 个心脏缺损的患者被治愈，45 个当生物心肺机的人一个都没出事儿。有个孩子血型特殊，不能用父母当生物心肺机。没办法，找了好久才找到一个跟孩子血型匹配的人。这个小伙子叫霍尔茨，二话没说，人家就答应了。他跟这个孩子非亲非故，但是他愿意这么做。

很多来观摩的医生都被惊到了，最头痛的法洛四联症居然也能动手术修复，手术居然能这么干，一个个都佩服得五体投地！

但是，李拉海知道，用人体当作心肺机来用是有风险的。从伦理上来讲，也不太合适，这只是个权宜之计。要想解决问题，还需要靠吉本的人工心肺机。到 1958 年，梅奥诊所的柯克林用改进以后的心肺机完成了 245 例心脏手术。梅奥诊所的强大实力把这种技术推向了成熟，改进后的设备叫作"梅奥－吉本"，两家都有份。接下来就是对手术方法的各种改进了，起码心脏不再是手术的禁区了。

随着心脏手术的大面积开展，一些意想不到的问题就冒出来了。整个心脏是在有规律地协调统一地跳动，要想协调统一，肯定是有人发号施令，有人负责传递信号，然后才能协调统一。窦房结就是这个发号施令的部分，它发出电信号，沿着特殊的传导途径，传递到整个心脏。你要是做手术的时候切坏了某些部分，那就要了老命了。说不定，人家不做手术还能多活几天，做了手术反而不行了。所以李拉海想到了另外一个东西，这东西叫作起搏器。

人很早就在和电这个现象打交道，天上打雷不就是放电现象吗？只是那时候的人不懂这是什么玩意儿罢了。后来伽伐尼发现了青蛙腿居然对电有反应，大家这才知道，原来生物和电是有关系的。那时候科学家造出了莱顿瓶，可以保存电荷，其实就是个电容器。有好事者就拿这东西去电击小猫小狗，某些人就是虐待狂，看着猫狗被电得全身炸毛，他们特别开心。

但是，有些动物心脏停止跳动了，你去拿莱顿瓶电它一下，说不定还能给电活了。18 世纪末，有个 3 岁的孩子从楼上摔下来了，这孩子当时就没气儿了。各种医疗方法全都不见效。有个医生叫凯特，决定拿莱顿瓶试一试。对着孩子的心脏就是一下，孩子当时就一哆嗦。电了几次以后，这孩子居然活过来了，心脏开始跳动了，呼吸也逐渐恢复。凯特医生无意之中制造了世界上第一台除颤仪。

当然，这孩子绝对不是死而复生，可能只是出现了"室颤"。说白了，就是心脏的电信号传导出了问题，造成心脏无效颤动，在那里乱抖，没办法有规律地输送血液。用电刺激给他来几下，正好给心脏完成了除颤，这纯属是运气。

到了 1862 年，时不时传来消息，说是某人没气儿了，然后用电来了那么一下，居然活过来了。到了 1875 年，法国人李普曼用毛细管静电计对动物的心电信号进行了测量。人类开始一点一点摸到门儿了。

1929 年，澳大利亚医生里德维尔自己做了个电动起搏器，据说很有效。但是当时的人对往身上通电感觉怕怕的，电刑不就是用高压电来电死犯人吗？他们怎么也不相信电还能救人命。所以，里德维尔也就没有对外宣传这事儿，具体设计方案也就没留下记录。

1932 年，美国医生海曼做了手摇电动起搏器。但是他被医学界打压，医学界根本就不接受这东西。他连愿意生产的厂家都找不到，最后这位医生是郁郁而终。不过"起搏器"这个名字是他起的，一直用到今天。

加拿大的比奇洛团队在研究低温心脏手术技术的时候，发现温度恢复以后，狗的心脏会停跳。比奇洛实在是没辙了，拿镊子戳了一下左心室，这一下不要紧，居然引发了心室的有效收缩。后来进一步研究，发现用电刺激也是有效的，这就是起搏器的原理。

后来比奇洛的研究成果给了美国的佐尔，佐尔在 1952 年用自己研发的起搏器，让一个病情严重的心脏病人心跳维持了 50 个小时。这个老头儿毛病不少，有心绞痛、充血性心力衰竭、阿－斯综合征。最后，这个 65 岁的老头儿还是缓过来了，痊愈出院了。起搏器这东西是真的管用啊！20 世纪 50 年代是心脏起搏器技术开始突飞猛进的时代。

但是，佐尔的起搏器电压高达 50V，电极贴在胸口，要是电压低了，没办法穿透那么厚的肉。大家都知道，36V 是安全电压，摸上去没什么感觉，超过 36V，那就不一定了。50V 的电压有些人没反应，但是有些人的皮肉能感觉到电流的刺激，挺不舒服的。当时的起搏器非常笨重，要想移动，起码你要弄个小推车推着走。而且没办法用电池来供电，需要用插头接交流电。也就是说，病人戴着起搏器，基本也就别想出门了。

李拉海医生当然知道这些弊端，他想要缩小起搏器的体积，但是电压低了又不够用，怎么办呢？要不，直接在心脏上接两个电极？离得近，很少一点点电流就够用了。不得不承认，李拉海的脑子里奇思妙想真的很多。他在病人身上做了测试，效果不错。但是起搏器那么重的重量，他没办法改变，他也不是搞电子仪器的。病人要下楼去做 X 光，起搏器插着电呢，电线也不够长，下不了楼啊。所以李拉海也发愁这事儿。

他找了一个给医院里 DIY 各种仪器的年轻人来帮忙。这个家伙叫巴肯，他妻子是学医的，他学的是电子工程。他发现医院里的人修理高级电器不灵，这倒是个商机。于是，他就成立了一家叫美敦力的电器公司，专门给医院提供服务。他在明尼苏达这几个州的业务开展得还不错。医生要定做或者改造点儿啥东西，都来找他。

这个巴肯倒是做过类似的研究。其实，他不是为了研究起搏器，而是当年在学校的时候，他自己造电棍玩儿，这东西一电就一个跟头，多好玩儿啊！巴肯正好碰上了好时候，晶体管正在逐渐取代电子管，电子设备的体积大大缩小。没几个月，巴肯拿出了一个肥皂盒大小的起搏器，是用电池的，和李拉海医生的心脏电极配合使用，效果很好。美敦力公司就此开始快速发展，如今已经是这方面的巨头了。

这是 1957 年的事儿。转过年来，1958 年，瑞典的奥克·森宁完成了第一例起搏器的植入工作。后来，心脏起搏器就变得五花八门，体积越来越小，用电越来越省，功能也越来越多。而且，也早就不限于用来对付先天性心脏病，毕竟普通的心脏病才是最常见的情况。

美国人做过统计，年轻的运动员如果发生了猝死的情况，肥厚型心肌病占了 1/3。所以，现在有人做出这样的猜测，也是有道理的。有些人是直到发生了猝死，才被发现原来心肌特别厚，小时候没能检查出来。要是小时候查出来了，及时做手术解决了，倒也就消除了隐患。对于心脏这种肉长的东西，超声波是个不错的检测手段，X 光倒未必看得清楚。

当然，先天性的心脏缺陷毕竟概率不高，大部分还是后天的原因。比如天气过冷的情况下运动量过大，很有可能造成血管痉挛，也就是血管的平滑肌强烈收缩，血管一下子就被捏细了，人当然是受不了的。特别是冠状动脉要是这么来一下，当时人就完了。熬夜和压力大也会造成类似的效果。

当然，冠状动脉堵塞的原因，最重要的还是所谓的"三高"，这个大家都懂。某个血管不通畅，有可能在周围生出一些新的血管缓解压力。老年人的身体是个缓慢积累的过程，而且老年人活动量小，压力也没那么重，往往冠心病犯了还有机会救过来。很多年轻人反倒是要么就碰不上，要遇上就凶险无比。

冠状动脉疾病目前基本上是全球最常见的死亡原因，16% 的人是因为这个毛病而死亡的，这个病也是导致病人住院的主要原因之一。冠心病是指冠状动脉粥样硬化性改变，引起心肌供血不足，造成心肌缺血缺氧的疾病，是现代社会严重威胁人类健康的常见疾病之一。冠心病临床表现为心绞痛、心律失常、心衰、心肌梗死，甚至猝死。尽管冠心病的问题现在比较突出，但是这个病古人也会得，长沙马王堆出土的那位"辛追夫人"，她就有冠心病。当然，古人对这个毛病也没什么好办法。

大概是在 19 世纪中期，有人吃了硝酸甘油以后会头疼，后来发现原来这东西会扩张血管，看来这是个好东西。经过不断地实验，发现小剂量的硝酸甘油可以缓解冠心病。好多有冠心病的人都随身带着硝酸甘油，以备不时之需，但是这东西只能缓解冠心病，不能根治。

到了 20 世纪 20 年代，出现了用手术治疗冠心病的尝试。当时在心脏上动刀的技术还没发明呢，上一次我们讲到心脏上动刀子起码要等到"二战"结束以后。那么，20 世纪 20 年代的时候，医生们是怎么干的呢？说白了，就是切断胸口的交感神经，这样即便是心脏病犯了，疼痛的感觉也不明显。这不是废话吗？神经都让你切了，还疼个屁啊，这就是糊弄人的。

当时还有一种论调，那就是减少基础代谢可以改善心绞痛的发作。听起来好像是有道理哦。但是不知道哪个大夫开了个脑洞，要减低基础代谢，把甲状腺切掉一半不就 OK 了吗？这一切，心绞痛倒是少了，其他毛病全来了。甲状腺在整个内分泌系统之中是有重要作用的，影响涉及方方面面，哪能这么干啊？

说白了，当时对冠心病的认知还不到位，而且也不能在心脏上动刀子。因此想出来的办法都跑偏了，而且偏得有点厉害。但是，你面对病人的时候也不能什么都不做吧，这也属于病急乱投医。

当时大家也都知道，血管狭窄会造成一系列的问题，冠心病就是这样的。本来冠状动脉就是给心脏本身供血的，其实也没多粗，有 3~4mm 的样子，就跟电线差不多。要是堵了，心脏缺血，那就没办法好好工作了。但是，到底有多窄？在哪里发生了堵塞？医生上哪儿知道去啊？难道先把胸腔打开看看？这可不行哦。

那么，拍片子、照 X 光行不行呢？X 光对肉的器官没多少反应，直接就当是透明状态穿过去了。骨头的密度倒是大，会挡住 X 光。因此，你看 X 光照片，骨骼可清晰啦，其他的结构就很难分辨。当然，有经验的医生是可以一眼看出有没有问题的。不过对于很纤细的血管来讲，还是不太好分辨。

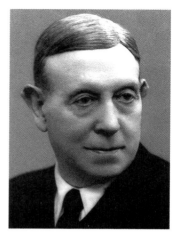

▲ 莫尼斯

做胃部透视的时候，需要吃钡餐，也就是吃进一种 X 光无法穿透的东西。这东西进入消化道，我们用 X 光就能看到消化道的情况了。那么这一招对血管管不管用呢？还真的有人这么干了，不过首先是在脑部实现了突破。1929 年，葡萄牙医生莫尼斯用 25% 的碘化钠溶液注入了患者的脑动脉，然后通过 X 光拍到了患者脑部的血管影像。现在在照片上可以看到清晰的血管阴影，因为血液之中的造影剂是不透 X 光的。

这个莫尼斯的故事很多，以后我们会重点提到这个人。他是个医生，后来还进军政坛，当过葡萄牙驻西班牙大使，又带队参加过巴黎和会。后来回到医学界，发明了血管造影术，鼓捣出了脑叶白质切除术。还拿了葡萄牙的第一个诺贝尔奖，不过这也成了诺贝尔奖历史上最大的乌龙事件，甚至差点儿毁了诺奖的名誉。具体的事儿，我们还是放到讲精神疾病的时候再讲，现在按下不表。

莫尼斯当时遇到的困难也很多。首先就是选择造影剂，他选了溴化锂，后来改成了碘化钠。溴化锂有刺激性，会造成患者的不适。还有一个麻烦，那就是打进去的任何造影剂都会被血液所稀释。所以，要是药水太浓了，容易糊成一大片；要是稀了，要分摊到那么长的血管里，最后也看不清楚什么东西。所以试来试去，选择了 25% 浓度的碘化钠。

总之，造影剂对人体多多少少有点儿影响，应该是打得越少越好。要想给冠状动脉拍照，最好是直接把造影剂送进冠状动脉。否则的话，把造影剂打进主动脉，最后能进入冠状动脉的少之又少。莫尼斯当时没这个能力，但是莫尼斯不知道，就在这一年，一个德国医生福斯曼干了一件匪夷所思的事儿。那就是用一个导尿管，插进自己的血管里。而且一寸一寸地往前推，一直推到了心脏部位。

其实这种往血管里插管子的想法由来已久。前人伯纳德做出了非常突出的贡献，那就是往动物的血管里插管子。他甚至把温度表都插进了动物的血管，一直推到了动物的心脏里，直接测量了温度和血压。不过这个伯纳德承受了太大的压力，因为动物都还活着，这是活体实验。你敢虐待动物，这就是残忍。就连他的家人都鄙视他，老头儿临死前，自己的女儿都不愿意进他的房间门。不过，伯纳德因为在医学方面巨大的贡献，还是享受了法国的国葬待遇。

所以，你就知道福斯曼承受的是什么样的压力。他把自己的计划告诉了同事和领导，领导施耐德倒吸了一口凉气，万一，这根管子插进去，你心脏罢工了怎么办呢？这太危险了。在活体动物身上做实验都挨骂，你在活人身上做实验，这不是找死吗！

但是，福斯曼还就真干了，他真的用导尿管插进了自己的肘部静脉血管，然后慢慢推进去。他还带着这根管子，下楼去放射科照 X 光，看管子插到哪里了。管子插到了右心房，他还想再捅进去几厘米，干脆插到右心室算了，但是管子不够长，只有就此作罢。他的领导施耐德差点儿气疯了，好在没出什么危险，看来管子插进心脏不会引起多大麻烦。这个福斯曼还插上瘾了，前后他插了有 9 次之多。

不管怎么说，福斯曼的研究引爆了舆论，他被骂得狗血喷头。后来，他就当了一个普通的泌尿科医生。直到 20 来年以后，他获得诺贝尔奖，大家才想起他。就连他的孩子也没想到，老爹当年干下了这么惊天动地的事儿。

福斯曼插管子的举动有这么重要吗？当然啦。他这个举动直接导致了两大心脏治疗技术的诞生，一个是冠状动脉造影术，一个是微创介入治疗。

1958 年，克利夫兰医院的弗兰克医生正打算给一个病人做心脏造影。按常规，需要用一个导管从动脉插入，一直推到心脏附近，然后释放出造影液。动脉血是往外流的，你要是把药直接打进动脉，肯定不会奔着心脏那边去，而是去了反方向。必须用管子把药送到更靠近心脏的地方。弗兰克医生让病人翻了个身，这一翻，导管歪打正着，捅进了冠状动脉。

弗兰克哪知道这事儿啊？等到造影液打进了冠状动脉，X 光上看得那叫一个清楚。弗兰克冷汗都冒出来了，万一造影剂引起患者的心梗或者是停跳怎么办啊？好在病人屁事儿没有，心率正常，其他指标也正常。X 光的照片冲洗出来一看，这叫一个清晰啊，右冠状动脉看得清清楚楚。弗兰克又在第二个病人的身上试验了冠状动脉造影。随后，他花了 3 年时间去完善各种细节，做了几百例检查。人类终于完成了一个突破。过去诊断病情总是凭着患者的口述："哎呀大夫，我心口堵得慌。"到底有多堵？这只能凭病人描述判断。堵在哪儿了？病人要是知道还要医生干什么？现在好了，X 光照片拍出来清清楚楚。

以前不知道到底堵在哪儿了，但是也有比较粗暴的办法。加拿大的医生温伯格发明了一种办法，把胸腔里的内乳动脉给弄过来，然后直接插进心肌。管你哪儿堵了，我们新建一条公路，这不就完事儿了吗！不过在 20 世纪 60 年代，大家还是没有太关注。要证明一个疗法是有效的，需要花不少时间。不过，这个疗法已经接近日后的心脏搭桥术了。

等到冠状动脉造影术实用化以后，就很容易检验手术效果了。弗兰克接待了两个来自加拿大的病人，他们都按照温伯格的方法做过手术。弗兰克仔细观察了 X 光片，发现移植过去的血管产生了丰富的侧支血管。说白了，就是生根了。效果实实在在地得到了证明，这个技术也就逐渐推广开了。

弗兰克是个内科医生，所以他是从内科的角度去考虑问题的。那位说了，往血管里插管子算内科？是啊，这又不是什么大手术，这算是微创。不过弗兰克有个同事倒是外科医生，这位来自阿根廷。正是他开创了冠状动脉旁路移植术，这个阿根廷医生名字叫法瓦洛罗。

这位法瓦洛罗医生实在太有个性了。当年读医学院的时候，正好碰上阿根廷庇隆正义党在执政。他们当时号称走不同于美苏的"第三条道路"。医学院学生要去实习，那就必须签字效忠庇隆正义党。一般这都是例行公事，也没人当回事儿，但是这位法瓦洛罗就是不干。

没办法，他无法在大城市行医，去了潘帕斯草原上的一个村子里当了乡村医生。这一干就是 12 年，他把弟弟也拉来一起干。一点一滴地开始积累，从建立手术室到添置各种设备，基本上就是白手起家，还时不时地给村民来个健康科普教育，干得别提多辛苦了。但是这也是一种锻炼，这哥儿俩内科外科妇科儿科全干，是标准的全科医生。

当然，法瓦洛罗不甘心在村子里待一辈子。1962 年，他把医院交给了弟弟，自己拖家带口去了美国克利夫兰。他本来在阿根廷学医的时候考试就是第一，成绩没的说，到了美国他仍然是学霸，很快过了语言关，考到了医师资格，在克利夫兰的医院当了医生，也就成了弗兰克的同事。当时冠状动脉血管造影术刚发明没多久，他每天都抱着一大堆 X 光片子回家研究，凡是有不懂的就去问弗兰克，人家经验比较足。

1966 年，法瓦洛罗在克利夫兰医院成功地完成了世界上第一例利用大隐静脉的冠状动脉搭桥手术，他还确立了正中开胸、血管端侧吻合等技术细节。大隐静脉是腿上的一条血管，人体中有一些血管不那么重要，可以挪作他用。

有了冠状动脉造影术的加持，搭桥变得有可能了。从主动脉上接一根管子，连接到堵塞地点的下游，这就完了吗？那个堵塞地点不就被去了吗？这条血管就是从身体部位取出来的。

1970 年，世界心脏学召开，法瓦洛罗的学术

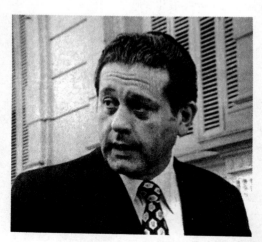

▲ 勒内·法瓦洛罗

场的多数学者和医生。他们开始相信冠状动脉搭桥手术可以预防冠心病人的心源性猝死，延长病人的寿命。好多人都跑去克利夫兰医院学习这种手术，逐渐，搭桥手术开始在世界范围内普及了。

法瓦洛罗在 1970 年达到了事业上的最高峰，但是，他马上就回了老家阿根廷。在阿根廷，他建立了一个以自己名字命名的基金会，还有一家私立医院，专为穷人服务，他觉得穷人看不起病的社会是可耻的。切·格瓦拉不就是学医的吗？比法瓦洛罗还小 5 岁呢。

这位法瓦洛罗可以说是为这些事儿操碎了心，培训大量的医生，建立研究所和实验室。他还经常亲自给穷人动手术，全都是他自己的基金会掏钱。2000 年的时候，阿根廷碰上经济危机，整个经济崩溃，他的基金会也欠债 1800 万美元。美联储还敦促阿根廷央行资助他，但是这事儿根本就没人管。

2000 年 7 月 29 日，77 岁的法瓦洛罗开枪自杀。这个拯救了无数病人心脏的人，用 38 毫米口径的左轮手枪打碎了自己的心脏。他在给侄子的遗书里说，他非常失望，他觉得自己就像要饭的叫花子，在政府面前乞讨，他受够了。那么多的医疗机构都没钱维持下去，他为穷人付出的太多了，这本来应该是政府的责任。

人们常说，性格决定命运。这话用在法瓦洛罗身上，应该还是恰当的。当然用在另外一位心脏介入治疗技术的开创者身上也是非常合适的，这位医生叫作安德烈斯。他是德国人，后来去了瑞士。当时他得到了美国医生多特尔发明的一种导管，这种导管来自一个意外发现。

1963 年，多特尔医生正照常对病人进行血管造影术，需要用一根管子插进病人的血管。没想到，这根管子硬是把血管狭窄的地方给豁大了，血流一下就变得很通畅。这次是纯属意外。

1964 年，一个 83 岁的老太太的脚出了坏疽。说白了，就是这块肉血脉不通，已经坏死了，造成了腐败或者感染。眼看保不住了，只能截肢。老太太死活不肯啊，医生没辙，只好去找多特尔。这位多特尔三下两下就把老太太脚上的血管给弄通了，老太太的脚逐渐好起来了。尽管第二年老太太还是因为别的病去世了，起码腿脚完整，算是没有残缺。

多特尔就沿着这个思路开始鼓捣各种利用管子能操作的事儿。清理血管里的东西，不需要麻醉和拿刀切开，用介入治疗更方便、更快捷。这种操作实在是有点儿四不像，内科看着像外科，外科看着像内科。但是，这是一种全新的突破，原来除了吃药和开刀以外，还有其他的治疗方法。

1974 年，安德烈斯在多特尔的基础上研发出一款叫作双腔球囊的东西。说白了，就是管子的头部可以用打气的方式膨胀起来，然后扩张血管。原来狭窄的地方给撑大了，那不就不狭窄了吗！1975 年，他在美国心脏病学会的会议上展出了成果。在当时，没人相信这个玩意儿能对付血管的狭窄和堵塞。

好在事实胜于雄辩。1977 年 9 月 16 日，在大家的质疑声中，安德烈斯顶着压力为一个叫巴赫曼的人做了冠状动脉的扩张术。也就是用管子前面的那个球囊撑开了血管狭窄的地方，这一刻被载入了心脏病学的史册。这一年，安德烈斯再到美国心脏病学会做报告，等待他的是热烈的掌声。他终于成功了，从此治疗冠心病又多了一个手段。

但是安德烈斯自己是冷静的，他知道用球囊撑开的那些血管里，有30%~50% 会慢慢缩回来，血管是有弹性的。也就是说，这种方法虽然创口很小，操作比较方便，病人也不需要大动干戈开膛破肚，但是远不如搭桥手术那样板上钉钉。搭桥嘛，通了就是通了，没通就是没通，那是不会打折扣的。

1978 年，西格沃特做了 7 例冠状动脉扩张。当时这种技术还很原始，有诸多的弊病。最要命的是，每 20 个做了冠状动脉扩张的人之中就有 1 个会发生栓塞，导致血管急性闭塞，需要马上做搭桥手术。西格沃特就在考虑如何去改进这个技术，毕竟这项技术还是很有希望和手术分庭抗礼的。

隧道修建工程给了西格沃特很大的启发。不管是挖地铁隧道还是穿越高山的隧道，都需要用钢结构加固，也就是每挖出一段，马上就用钢板把周围的墙壁撑起来。现在的盾构机干这事儿都是一体化的，前边挖，后边就在贴钢板。所以，西格沃特就想到必须有个什么东西，血管在撑大了以后能保持住，不会缩回来。

经过一段时间的头脑风暴，他们做了一个金属网，有点儿像有线电视那种电线的屏蔽层，一旦撑开就不会缩回来。西格沃特用动物做了很多组实验，但是还没有在人体上用过。1986 年在洛桑大学进行血管扩张的演示，病人是一个 56 岁的心绞痛患者。当时操作效果还是不错的，大家都很满意，于是都去吃饭了。西格沃特医生倒是喜欢和患者聊天，聊着聊着，患者的脸色不对了，表情非常痛苦。西格沃特暗叫不好，马上把病人送回手术室。按照常规，应该是马上动手术，做搭桥。但是，西格沃特和他的助手们决定上支架试试看，这是第一次给活人上支架。

果然，支架撑开了血管以后，就那么挺住了。很通畅，效果不错。6个星期以后，这个患者另外一边的冠状动脉也上了一根支架，效果也很不错。这个患者最后活到 84 岁。支架技术经过不断地发展，材料不断地改变，成了治疗心脏病的一种有力武器。

第一个做球囊扩张的巴赫曼 2007 年的时候还活得好好的，我没查到他现在的情况。当时他做手术的时候才 38 岁，主治医生安德烈斯也是 38 岁，可惜安德烈斯 1985 年驾驶私人飞机出了事儿。所以，他没看到支架技术的诞生，这未免是个遗憾。

至此，造影、搭桥、支架，三大技术全都齐了。2017 年，我国安放了 75 万个支架。美国更狠，美国人安放了 100 万个支架。美国人口只有我国的 1/3，这个数量太吓人了。所以美国人也在讨论，对于没什么症状的人是不是就先别放了。这和我国的情况是不一样的。

不管怎么说，冠心病是很常见的一种病。尽管有了治疗技术，但是对待这个病仍然是不能掉以轻心的。如今很多病都开始年轻化，过去老头儿老太太容易得的病，现在年轻人也很多。心脏病跟"三高"密切相关，空气污染也有负面作用，会加大心肺的负担。雾霾天，您就别出去锻炼了。万一在哪儿碰上有人心脏病突发，马上打 120，一切听医生的。要是发生猝死，必须马上做心肺复苏。因为脑子一旦长时间缺血，那就出大事儿了。人脑对于缺氧是非常敏感的。

在心脏上动刀子是很难的一件事儿，出现很晚。但是在脑袋上动刀子反倒是源远流长，在世界各地都发现了早期人类打开颅骨的举动。从考古现场挖出一个头骨，发现天灵盖上有个圆圆的脑洞。这个洞肯定不是自然原因造成的，十有八九是人类开的，否则不会这么圆。看来，古人早就已经掌握了环切术。

古人相信有鬼魂附身。这个人怎么口吐白沫啦，抽羊角风啦？他们不认为这是病，他们以为是鬼神附体。因此想打开头颅，让里边的东西跑出来。古代巫医不分家，医生想到开脑洞也不意外。华佗就想劈开曹丞相的脑子治疗偏头疼。好在他没干成，要是真的一斧子下去，我不知道他怎么收场啊。这个洞，你打算怎么补上呢？现在发现的那些头顶被开了个洞的头骨，边缘上有生长的迹象。这说明开了这个洞以后，这个人没有马上死，起码还活了一段时间。但是，他们活的这点儿时间不够这个脑洞愈合。要是华佗真的给曹操来一下，估计最后也就是这个下场吧。

从早期人类开始，一直到 19 世纪末，这个状态没有改变。开脑洞的固然不少，但是能活下来的基本没有。直到外科手术技术有了大的进步，这才有了改观。

1879 年，英国的威廉·麦克文在格拉斯哥做了一例开颅手术，切除了一个脑膜瘤。1881 年，他为脑脓肿的病人开颅引出脓液。至此，人类开始小心翼翼地打开颅腔，人还能活下去。对于心脏，医生们很清楚是怎么回事儿。心脏的功能虽然很重要，但是相对简单，因此制造一个心肺机来代替心脏似乎没有那么难。但是脑子太复杂了，医生们只能慎重再慎重。脑细胞数量堪比银河系里恒星总数，达到上千亿的级别。谁知道一刀下去会引起啥后果呢？

更要命的是，颅骨是硬的，哪里出毛病了，你根本无从得知。你摸也摸不出来，看也看不见。你该在哪儿下刀呢？人脑袋不是西瓜，不能切开半个晾着。最好是在患病部位开个小洞，越小越好嘛。即便是后来有了 X 光透视，这件事仍然是很难的。因为脑子是软组织，X 光是很容易穿过去的，在影像上还是看不太清楚。

尽管从麦克文开始，大家都在尝试打开人的颅腔，但是效果始终很差，病人死亡率高达 80%。脑部实在是太复杂了，而且太脆弱。要不然，为什么外边弄这么硬的头骨来保护呢？

第一个实现突破的是哈维·库欣，这个人被称为"神经外科之父"。当然我们听了这么多，都应该知道，凡是这种"×××之父"，往往是一个新时代的开创者。但是，库欣并不是第一个干这事儿的，起码麦克文就比他早得多。麦克文和霍斯利这两个英国人应该算是神经外科奠基人。那么这个库欣比前辈们强在何处呢？

1991 年，耶鲁医学院的几个学生喝酒聊天，谈起大楼地下室里神秘的地方，据说摆满

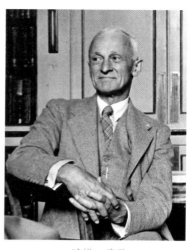

▲ 哈维·库欣

了大脑的标本。哪个大学没有点儿神秘的传说？其他院校估计口头传一传也就罢了，但是耶鲁医学院的这几个学生可不是吃素的，人家胆子大。几个人到了地下室，穿过旧管道，还搬开了不少冷战时期储备的铁桶，一路上杂七杂八的障碍物很多。前边一间小黑屋的门锁着，拿曲别针把锁给捅开了，打开了破房间的大门。找到电灯开关，打开了灯，这灯泡看来是有些年头儿了。里面架子上摆着一排又一排的大玻璃罐子，里边泡的全都是大脑和肿瘤的标本。

库欣留给世人的遗产，"肿瘤登记所"就此重见天日。库欣所切除的所有肿瘤，他都保存下来了，而且病人每个手术的周年都要向他汇报情况。好多病人死了以后，都把遗体捐赠给了库欣。库欣从哈佛医学院退休以后，带着他收集的标本和 7000 册书籍回到母校耶鲁，建立了这个图书馆。可惜这些标本和图书就放在地下室，逐渐被人遗忘了。库欣留下了上万张病人的照片，现在学校对这些照片进行整理，大概有 2500 张已经进入数据库，大部分还在等待处理。所以我们看得出，库欣自己建立了一个庞大的资料库。他就是凭借这些资料，找到了脑瘤的规律。

库欣发现，脑子和身体是有某种对应关系的。医生只要发现身体哪个部位患病，就能知道大脑的什么部位有肿瘤。在这些研究的基础上，他最先提出了颅内肿瘤的诊断、分级和分类方法。

库欣发现巨人症、侏儒症等现象都和脑垂体有关系。他对脑垂体的

研究特别深入，趁着老婆不在家，他还召集了一大群侏儒到家里做实验。1912 年，他发表了《脑垂体及其病症》一书，论证了豌豆大的脑垂体就是人类成长机制的主要腺体。

库欣还是神经外科学史上一位杰出的手术技术革新家。早在 1917 年，他就首先提出神经外科手术操作原则：必须手法细腻，止血彻底，要尽力保护脑组织等。所以，他与其他人相比，脑手术死亡率为 7.3%，而同期内其他统计则为 37%～50%。有一种夸张的说法，库欣之前脑部手术的十有八九是活不成的，在库欣之后，十有八九是能活下来的，可见他对神经外科所做的贡献。

退休以后，库欣转向医学史研究，所以他收集了那么多的古代医学书籍。70 岁的时候，他在搬动一大堆古书的时候心脏病突发而去世了。

以当时的技术手段，能做到的也就是库欣这个程度了。说到底，医生们对脑子里发生了什么还是一无所知，只能靠外部的某种症状来猜测脑瘤发病的部位。靠这样的办法来精确地打开头骨，精确地下刀切除表面的肿瘤，是无能为力的。要想解决脑子深处的问题，就必须等待医学影像技术的突破了。20 世纪的 60—70 年代，影像医学的爆发期终于来临了，医生们终于有一双能看透人体的慧眼了。

读图时代：我要一双透视之眼

　　在脑子上动手术，最大的麻烦是不知道毛病出在哪里。因为人的大脑被颅骨严密地包裹着，根本看不透。你又不能像开核桃一样给砸开，这不行。当然是需要先确定位置，然后再下刀，尽可能减少手术带来的损伤。

　　库欣为什么被称为"神经外科之父"呢？就是因为他找到了一套发现脑部病变位置的方法。脑部的病变其实对身体的不同部位是有影响的，通过这些影响可以反推是脑子的哪一部分出了问题。这是人类第一次有办法了解到脑子里哪里出了毛病。

　　但是库欣的办法局限性很大，会出现错误判断，这只是一种间接判断的方法。说白了，还是因为脑袋瓜子是不透明的。当时唯一一种观察人体的影像技术就是所谓的 X 光，但是 X 光对于脑组织是看不清楚的，无能为力。

　　X 射线是伦琴发现的，因此他也就成了世界上第一个诺贝尔物理学奖的得主。人类第一次知道有这种能够穿透皮肉的射线。当时李鸿章李大人路过德国的时候，还拍了一张 X 光照片呢，他是第一个拍摄 X 光照片的中国人。你别说，这老头儿还挺赶时髦的。

　　当时伦琴是在研究阴极射线，其实就是电子束。一个玻璃管，一端是阴极，另一端是阳极。两边加上高电压，阴极上就会有电子流发射出来。当时大家不知道这是什么东西，这种射线会使得荧光粉发光。后来 J.J. 汤姆逊证明这就是电子，所谓的阴极射线就是电子流。

　　1897 年，布朗发明了一种新的阴极射线管，也叫"布朗管"，其实就是阴极射线管的一种变形。假如阳极是一个圆圈，不是一个金属板，那么电子冲过这个圈的时候会减速，但是仍然刹不住车，一直往前飞，最后打到荧光粉上，显示出一个亮点，这就是 CRT 显示器的雏形。老式电视机用的那种显像管就是典型的阴极射线管。

当时研究阴极射线管是一个热门，人类就这么误打误撞地撞进了电子学的大门。伦琴发现电子束打到金属上以后，会发出一种奇特的光，这种光就是 X 射线。

电子打在金属板上，有两种方法产生 X 射线。一种是电子束撞进了金属板，速度大大下降，动能损失了不少，这些损失的动能就变成了一个个光子发射出去了。光子的频率就取决于电子的动能变化。光子的能量等于普朗克常数乘以频率。电子的能量变化非常大，因此释放的光子频率也很高，达到了 X 光波段。

还有一种情况是，高能电子把金属原子里的电子打跑了，导致空出来一个坑，自然有其他电子来回填。这个回填过程里会释放出能量，高能级的电子跳到低能级，会释放出光子，还是会以 X 射线的形式释放出来。这也是阴极射线管产生 X 射线的另一个来源。

有了 X 光，对于骨折这一类的问题，可以看得比较清楚。要是有根针扎到肉里，也能看得很清晰。所以，X 光在医疗方面是一个非常重要的突破。"一战"期间，居里夫人就把 X 射线透视机装到了汽车上，组织了战地流动放射车。而且她帮助组建了法国的军用放射中心，看得出居里夫人还是很爱法国的。当时的欧洲打成一团，某个士兵中弹了，拿 X 光一照，身体里有个弹片枪子儿啥的，全都能照出来。所以说，X 光引发了一场医学上的技术革命。由此，医学大家庭里又多了一个专门的学问，那就是影像医学。

当 X 射线刚被发现的时候，美国的发明大王爱迪生也开始研究 X 射线，他发现用钨酸钙来制作荧光屏，效果比伦琴他们用的材料要强得多。所以爱迪生开发的荧光屏后来成了放射科医生们的最爱。不过爱迪生的助手达利长时间暴露在 X 光照射之下，没做任何防护，年纪轻轻就得了癌症。所以，爱迪生马上放弃了对 X 射线的研究。他是最早认识到 X 射线有安全隐患的一批人之一。

当时大部分人都不知道 X 射线对身体是有一定伤害的。很多女性拿自己的 X 光骨骼照片当作一种时尚，还拿去送人。

美国骨科医师学会为了推广骨骼健康的概念，还搞过选最美的"脊柱小姐"。

反正当时 X 射线已经到了滥用的地步。你买双鞋，只要在 X 光的台子上站一下，人家给你拍一张脚底的 X 光照片留档案，以后买鞋不用量脚，直接看 X 光照片了。

当时有很多准妈妈，肚子里怀了小宝宝了，她们想看看宝宝到底长成啥样了，用 X 光一照，骨骼看得清清楚楚。当妈的开心了，然而孩子就悲催了。伦琴刚刚发现 X 射线不久，就有人用 X 光拍摄了胎儿的照片。但是，很快，大家发现 X 射线有可能造成胎儿的缺陷，比如说小头症和发育迟缓，严重的甚至会造成流产。当时 X 光机的灵敏度不太行，因此需要很大的剂量。现在的 X 光机要灵敏得多了，剂量也小得多。至于在现代条件下到底需不需要照 X 光，一切还是听医生的吧。

X 光作为一种电离辐射，对人体是有一定伤害的。但是，毫无疑问，X 光又是一种诊断的利器。我们当然要趋利避害，尽量减少 X 射线带来的伤害，没事儿就别照着玩儿了。X 光成像其实反映的主要是密度信息。X 光穿透金属很困难，骨骼的密度比较大，因此 X 射线穿透也很难，所以这些东西都会在胶片上留下清晰的影子。皮肉基本挡不住 X 光，所以只会留下很淡的痕迹。

你想想看，皮肉的影像本来就很淡，而且是一层一层叠在一起的，即便是你想看也没法看，这就是 X 射线的缺陷。比如血管，X 射线就看不见；比如肠胃，X 射线也是看不见的。因此，才有了血管造影剂和钡餐。只有采取这样的办法，才能看清楚这些结构。但是，这些仍然是拍扁的图像。血管就像层层叠叠的树枝，哪个在前，哪个在后？对不起，分辨不出来。

那么，这个问题如何解决呢？说来也奇怪，解决这个问题的并不是医学界，而是物理学界和设备厂商。更让人意想不到的是，1979年的诺贝尔生理学或医学奖就颁发给了两个标准的"圈外人"。这二位一个叫科马克，来自塔夫斯大学；另外一个叫豪斯费尔德，来自英国电气与音乐工业有限公司，他是个工程师。

这家英国电气与音乐工业有限公司可了不得，英文缩写就是"EMI"，大家听着耳熟是吧。他们生产了大量的无线电广播方面的设备，在"二战"期间还研究立体声录音，研究雷达信号处理，还研发了光电倍增管。当然，他们也曾经是世界上发行音乐唱片的霸主，不过现在EMI已经被收购了。

尽管这家公司是很厉害的，但是，说到底也就是一家设备公司。因为这二位都不是医学界的人，所以这个消息宣布的时候，大家都一脸蒙圈，这二位是谁啊？找来他们的英文个人简介，翻来翻去也没看到有博士字

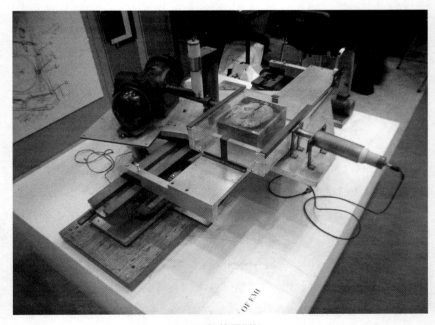

▲ CT机的原型机

样。这二位都没拿过博士学位，这在诺奖得主里是很少见的。

颁奖词里倒是把他俩的贡献写得清清楚楚：他们搞定了断层扫描技术，俗称 CT。这是自伦琴发现 X 光以来，影像医学领域最大的一个发明。CT 可以呈现出人体的三维结构，这是过去的医生们想都不敢想的。

我们打个比方来讲，比如一片树林，你从树林的外面看过去，那就是枝枝杈杈重叠在一起的一幅图像。要想看出谁远谁近，以及被遮挡的部分，你只要绕着树林走一圈就行。在绕圈的过程中，你总有机会看到那些被遮挡的部分。你的脑子也会自动去拼合这些信息，于是我们就在脑子里构建出了这片树林的立体印象。

CT 扫描也是一样的道理。X 光透视，身体的皮肤、组织、骨骼等结构都被压扁了，变成了一张二维照片。没关系，绕着圈多拍几张，就可以用数学算法把立体结构拼出来。有关算法其实 1917 年就被提出了，但是没人往这儿想。

所谓的"CT"是个缩写，展开了就是"电子计算机断层扫描"，扫描出来的照片其实就是人体的一个截面上的图像。就像切黄瓜一样，一根黄瓜可以切成无数个断面，把这些断面拼起来，就能组合出一个三维的人体透视结构。断层扫描的思路不仅可以用在 X 射线上，用在其他探测手段上也是好用的，毕竟算法是通用的。

科马克出生在南非，在 1957 年搞出了 X 光在人体内衰减的数学算法，算是给 CT 技术奠定了一个理论基础。但是他没钱，没办法去自己制造一台原型机。1963 年，科马克移居到美国，在美国制造了第一台 CT 原型机。1966 年，科马克拿到了美国的国籍。

豪斯费尔德是英国人，他 1951 年进了 EMI 当工程师，完全不知道科马克的存在。他自己研究断层扫描技术，1968 年，他拿到了专利。1971 年，豪斯费尔德研发出了第一台实用的 CT 机。当时还叫 EMI 扫描机，毕竟这是 EMI 公司的产品。

产品研发出来了，你总要做测试吧。为了不泄露技术秘密，他们找了伦敦郊区的一家小医院。10 月 1 日这一天，一位脑部患有肿瘤的女士接受了 CT 检查。这台机器只能扫描头部，最后处理出来的图像模模糊糊

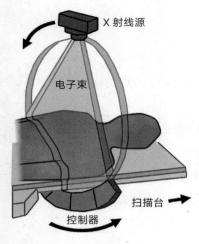

X射线源

电子束

扫描台

控制器

▲ 断层扫描原理

的，但是这已经创造历史了。

1972 年，豪斯费尔德在英国放射学年会上公布了这个成就，当场引起轰动。一大群公司冲进了 CT 这个领域，那么一大群聪明的脑袋在推动着 CT 技术的进步。很快，CT 机就从只能扫描脑部到全身都能扫，前后发展了五代技术，空间分辨率和时间分辨率大大提高。CT 技术也存在一个摩尔定律，每 18 个月指标翻一倍。不过这个趋势到 2007 年已经停了，技术发展进入了比较平缓的时期。

不过话说回来，尽管 CT 断层扫描技术实现了 X 光照片的 3D 化，很多过去叠在一起没法看的结构现在可以看见了，但是说到底还是 X 光拍照。X 光的缺点，CT 仍然是有的，比如密度相差很小的一些软组织就无法分辨开，特别是人的大脑。就在 CT 技术诞生之后的两年，另外一项非常重要的医学影像技术诞生了，这就是核磁共振技术。核磁共振很好地解决了密度接近的物质无法分辨的问题。当然，也就造就了一大批诺贝尔奖。

核磁共振从原理上来讲，比 X 光要复杂多了，我们尽量通俗化地来讲。一开始，有关磁共振的研究还是个纯粹的物理学科目，最早研究这东西的是斯特恩。他给爱因斯坦当过助手，1919 年到了哥廷根大学玻恩手下工作。后来因为研究质子的磁矩和分子束方法而获得了 1943 年的诺贝尔物理学奖，他发现质子是有磁性的。

他和盖拉赫两个人完成了一个著名的实验：用高温把金属银气化，变成了一束分子束，通过非均匀的强磁场，看看会在屏幕上留下什么痕迹。按理说，即便是原子核有磁性，磁性方向也是杂乱无章的，通过强磁场以后应该在屏幕上留下一大片痕迹。但是，奇怪的是，银原子在屏幕上留下的痕迹不是一大片，而是分离成了几条线。这说明银原子的磁矩只能取几个有限的值。这就验证了索末菲的预言，空间的磁矩也是量子化的。其实银原子的磁性来自最外层的那一个电子，电子是会自旋的。

那么斯特恩的发现和核磁共振有半毛钱的关系？这个发现告诉我们，原子是有可能在磁场的作用下整整齐齐地排好队的。没这个特征，核磁共振也就玩不了了。曾经在斯特恩的实验室工作过的拉比把斯特恩的实验方法带回了美国。他发现，用强磁场可以让原子核的磁矩方向排列得整整齐齐，然后再叠加一个快速变化的电磁场，也就是无线电波，原子核的磁矩方向会被翻转。

简而言之，拉比的发现也就意味着我们可以用强磁场和无线电波去操控原子核。1944 年，拉比拿到了诺贝尔物理学奖。当然，当时是在"二战"期间，好多科学家都在为军方服务。布洛赫和珀塞尔在麻省理工的辐射实验室认识了拉比，从拉比那里学到了有关核磁方面的很多知识。战争是高新技术的催化剂，"二战"期间的三大技术——雷达、原子弹、青霉素都深深地改变了人类社会。当然还有一些技术被低估了，比如声呐探测潜艇的技术，这个我们暂且按下不表，后边再说。

"二战"一结束，这二位马上就开始了核磁共振方面的研究。他们发现，在强磁场之中，原子核就像是个小磁针，排列得整整齐齐。施加某个频率的无线电波，原子核就会吸收这些电磁波的能量，这就是所谓的"共振"。原子核与无线电波发生共振了。1952 年，这二位也拿了诺贝尔奖。跟这事儿沾边的已经有四个人拿了诺奖了。

1946 年 7 月，帮助军方研究微波雷达的拉塞尔·瓦里安也回到了斯坦福，和布洛赫成了同事，他敏锐地意识到核磁共振技术在化学分析领域的广泛应用前景。所以瓦里安和自己的兄弟一起组建公司，研发出了一台商用核磁共振波谱测定仪。1965 年，开始利用核磁共振技术来测定物质的结构。1971 年，美国的雷蒙德发现肿瘤的核磁共振信号和普通的组织是有差别的，这也就意味着核磁共振技术是可以用于医学的。

1973 年，保罗·劳特伯和彼得·曼斯菲尔德分别独立地发表文章，阐述了核磁共振成像的原理。他们都认为用线性梯度场来获取核磁共振的空间分辨率是一种有效的解决方案，因而为核磁共振成像奠定了坚实的理论基础。后来，他们拿了 2003 年的诺贝尔生理学或医学奖。

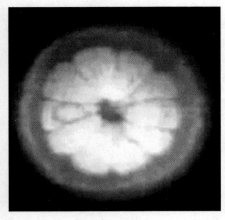
▲ 诺丁汉橙子

1974 年，荷兰科学家赫洛尔和他的同事们获得了一张二维的核磁共振断层扫描图像。这张图片外号叫"诺丁汉橙子"，其实就是扫描了一只橙子。这张图片也就意味着核磁共振生成二维图像已经不成问题了，甚至构建 3D 立体模型的理论都已经准备好了。1980 年，他们获得了第一幅人类脑部的核磁共振图像。放射科的医生们这一回可算是心满意足了，脑子里面的组织结构可以看得清清楚楚，过去从来就没这么爽过。

到了 1983 年，美国、苏联两国的核竞赛愈演愈烈，美国老百姓听见"核"这个字就脑仁疼。核磁共振本来缩写是 NMR，"核＋磁＋共振"嘛，怎么也要三个字母代表。为了避免刺激群众情绪，把"核"字拿掉了，缩写也就成了 MR——磁共振成像技术。

说了这么多，很多人可能还是云里雾里的，到底核磁共振是咋回事儿呢？我们打个比方，广场上有一群大妈，都是杂乱无章的，脸朝着哪个方向的都有。大喇叭一响，要开始跳广场舞了，一大群人立刻站得整整齐齐，脸都朝着大喇叭方向。人体里也有大量的原子，氢离子特别多，毕竟这是水的主要成分。氢的原子核就是一个质子，这个质子有磁性，就像一个小磁针一样。外界一施加强磁场，氢离子就排列得整整齐齐的。

这时候给这些质子施加一个特定频率的无线电波，恰好和这些质子产生共振，质子被拉升到了高能态。就好比大喇叭开始放音乐了，大妈们一个个都开始跳了，而且跳得都很 high。等到音乐一断，大妈们全都泄了气了，都开始慢下来了，又开始变得自由散漫，脸朝什么方向的都有。核磁共振跟这个过程差不多，一旦外界的电磁信号撤了，氢离子也就逐渐恢复到自由散漫的状态，从高度整齐划一到变得乱七八糟，这个过程会释放出能量，也就是光子。这些光子，我们是能探测到的，这些光子携带着身体内部的信息跑了出来，我们可以根据这些信息，恢复成一张图像。

你也许会说，大脑里面那么多的氢原子，那么多的质子，即便是有光子释放出来，也都全混在一起了，你怎么能分得清呢？这是个好问题哦。其实这是有办法的。就拿给人脑部做核磁共振为例，首先是在周围产生一个不均匀的磁场，从上到下，磁场强度是不一样的。为什么要不一样呢？其实就是在给每个氢原子核拉弦，我们把每个氢原子核都理解为一根琴弦，拉得紧，共振频率就高；拉得松，共振频率就低。那么人往核磁共振仪器里一躺，从上到下，每一层拉弦的松紧都不一样。

我们发出一个频率的无线电波，并不是所有的氢原子核都跟着共振，只有某一层频率匹配的开始共振起来了，然后电磁信号撤销，这一层上的氢原子核开始释放光子，外边的传感器马上开始记录。然后，改变频率，该下一层了。就这么一层一层地来，最后就能拼出一幅完整的图像。

所以，核磁共振和 X 光不是一码事，因为核磁共振并没有用到 X 光做外部照射。医学核磁共振主要依靠的是氢离子，也就是氢的原子核，也就是质子。这都是一码事。水多的地方效果就好，没水的地方就差一些。这个特征恰好和 X 光以及 CT 是相反的：骨骼反而效果不佳，但是骨骼上的那些肌肉、韧带，还有软组织，都可以看得清清楚楚。所以运动员受伤了，还是要用核磁共振去看的，看看是不是有韧带拉伤，看看肌肉是不是出了问题。骨头还是用 X 光或者 CT 去看吧，这二者是互补的。所以啊，医生让你两个都做可不是为了多收钱啊！

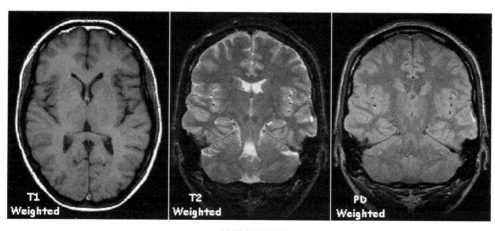

▲ 核磁共振图像

有了现代化的 CT 技术和核磁共振技术，现在的医生检查脑部的病变已经比哈维·库欣那个年代方便得多了，也精确得多了。因为现在的医生有了一双透视眼，能看穿人的颅骨，看穿大脑结构，这就是医学影像技术。医生们现在可以借助 CT 和核磁共振的数据汇总起来生成脑部的三维图像，可以去慢慢地研究、慢慢地确定手术方案。然后，在仪器的监控之下，给脑部动手术。

现代脑部手术用的工具是双极电刀，形状像个长长的镊子，顶部是电极，要通电的。脑子其实跟豆腐的质地差不多，比豆腐还要细腻。下家伙的时候需要小心加小心，能少切就少切。土耳其的医生亚萨基尔发明了利用专用显微镜辅助，顺着大脑结构的缝隙深入到脑子内部切除病变的技术，这就是所谓的"神经显微外科"。这种手段在库欣那个年代是无法想象的。

当然，能不切最好是不切，对付帕金森或者癫痫，可以在脑子里安装电极，用人为的电脉冲来纠正脑子里错误的电信号。该在哪儿安放电极呢？还是要靠影像手段来确定。这种变革用"天翻地覆"来形容是一点儿也不为过。

核磁共振以及 CT 技术不仅对神经外科有巨大的推动作用，还对人脑的研究发挥了巨大的作用，所以说，这种医学影像技术是人类技术史上的一个里程碑。核磁共振不仅用在医学诊断上，在制药方面也有很大的作用。20 世纪 80 年代，在约翰·芬恩、田中耕一和库尔特·维特里希这些科学家的共同努力下，成功地解决了生物大分子的核磁共振波谱测量技术，这对于生物学和医学基础理论研究都有不可估量的意义。他们的成果几乎立即就对生物制药领域产生了深刻的影响，特别是在 20 世纪 90 年代对艾滋病药物的研制是有突出贡献的。他们也因此拿了 2002 年诺贝尔化学奖。核磁共振这个领域简直是拿奖拿到手软啊！

当然，核磁共振也有麻烦。因为有强磁场，所以金属千万不能往里带的。曾经有不听话的，强行把轮椅带进去，结果被吸在机器上弄不下来了。这个磁场强到你没法想象。清理机器的时候能打扫出不少的金属物品，比如发卡别针之类的，还有不少硬币。

医用的核磁共振磁场强度大概分几档，一般是 1.5T 和 3T 的版本，单位是特斯拉。这个单位是非常大的。冰箱贴大概是 5 毫特斯拉，也就是 1/200 特斯拉。小号的核磁共振也比冰箱贴强 300 倍，你自己掂量掂量。

不光是强磁场会对铁磁物质造成拉扯，强烈的电磁信号也会使得体内的金属感应出电流。要是装了个心脏起搏器，恐怕就要出麻烦。但是现在也在逐步解决这个问题，比如骨折打钢板，其实现在用的都不是钢板，而是钛合金的。钛合金是抗磁性的，问题不大。心脏起搏器也有抗核磁共振的型号。反正有需求嘛，肯定有人会在这方面下功夫，问题总会解决的。

核磁共振的机器往往都是庞然大物，动辄就好几吨。早期的机器起码有 10 吨重，后来变得轻了一点儿，起码也有 2 吨。因此，这东西是死贵死贵的，1000 万都算是便宜的了，比最贵的劳斯莱斯还要贵得多。不过这和正电子发射断层成像相比，那就是小巫见大巫了。这东西和 CT 结合起来，叫作 PET-CT，机器贵得不得了。

CT 只管形态学。说白了，这地方长了个瘤子，已经长出来了，我看见了。到了核磁共振，相对来讲，好一点儿。这个地方看上去密度没啥变化，但是好像元素的成分含量有变化，MR 也能看出点儿端倪。PET 就更厉害了，这个地方要长瘤子了，还没长出来，但是大量的营养正在往这儿送，这都能看出来。

这东西需要借助一种特殊的制剂，叫作氟代脱氧葡萄糖。就是说，用一个氟原子代替了氧原子。其中的氟元素不是一般的氟，而是带放射性的氟 -18。如果发生了放射性衰变，这个氟 -18 就会衰变成普通的氧原子，这个氟代脱氧葡萄糖分子就变回了普通的葡萄糖。

这种东西跟葡萄糖很类似，在普通葡萄糖里面掺一点儿，然后打进患者体内，这东西就会跟着葡萄糖一起走。氟 -18 是会发生 β 衰变的，也就是会不断释放出电子。一般的电子扔出来也就扔出来了，偶尔扔出一个正电子。这东西可是反粒子哦，走不了几步遇到正粒子就会发生湮灭，然后释放出两个光子。光子的频率很高，达到 γ 射线的级别，穿透力很强，根本不拐弯，直接穿透人体跑出来。

那么好了，我们在患者周围摆上一圈探测器，这两个光子一定是方向

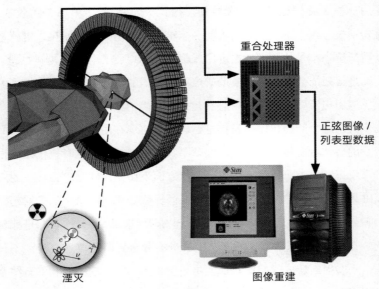

重合处理器

正弦图像 /
列表型数据

湮灭

图像重建

▲ 正电子发射计算机断层扫描（PET）原理

完全相反跑出来的。我们以前在讲量子的时候讲到过，假如探测器同时抓到了两个光子，我们就认为这应该是两个正负电子湮灭时产生的那一对，那么这两个传感器之间的连线中点大概就是正负电子湮灭的地方。我们用这种办法就能知道葡萄糖正在何处聚集、如何分布。用这招不仅能检查癌症，还能检测到早期的阿尔茨海默症。

氟-18 的半衰期是 109.8 分钟，也就是说，过几个小时，体内的氟-18 也就消失得差不多了。虽然要往身体里打进放射性的物质，还是有些麻烦的，不过辐射量还是要小于 CT。现在的 PET 都是和 CT 或者 MR 玩个一体机，合二为一，数据也是联合使用的，所以这东西还是蛮贵的。

有便宜的吗？有啊，X 光机便宜啊，几万块就能玩儿啦。你要是觉得 X 光机不安全，不能长期玩儿，没关系，还有一种相对比较安全的选择，那就是 B 超，这东西也不算贵。

超声波影像技术是 X 光和核磁共振之外的另外一种影像技术，这东西说起来话就长了。人类第一次发现超声波这种东西，是从蝙蝠那里。这时候人类才发现，原来 20000Hz 以上的声音人耳是听不见的。我自己用发声的 APP 测试过，16000Hz，我的耳朵就听不见了，但是有些人耳朵能听见，20000Hz 是绝大部分的人都听不到的。

后来电子技术有所发展，人类已经可以制造出振荡器，产生高频的正弦波。但是，人类却缺乏一种把高频交流电变成超声波的装置。

有人说，喇叭不就是把电信号变成声波的东西吗？没错，但是喇叭的振动频率是有限的，根本达不到超声波的波段。要想达到这个波段，靠电磁喇叭是够呛。这个问题被居里先生无意之中解决了，居里先生那时候还没见到居里夫人。1880 年，他和他哥哥两个人一起发现了"压电效应"。

如今的一次性打火机就广泛应用了压电效应。你按下按钮，会拉动一个弹簧，到最后一刻突然释放，重重地敲在一块压电陶瓷材料上。这一锤子下去，压电陶瓷产生了一个非常高的电压，爆发出一个电火花，点燃了丁烷气。这就是打火机的基本原理。压电效应就是说，特殊材料受到压力的时候，两端会产生电荷。

1881 年，他们又发现了逆压电效应。那就是压电材料的两端通电，这块材料会产生机械变形。这东西只要通上高频交流电，就可以把电信号转换成声音信号。利用压电效应也可以把机械振动变成电信号，于是收发超声波的器件基本解决。

1931 年，穆尔豪瑟开始用超声波探测金属内部的伤痕，一边发射超声波，一边接收回波，就可以探测到金属内部缺损。1935 年，苏联人索克罗夫走得比他更远，他完整地提出了超声波照相机的构想，用来探测金属内部的缺损。"二战"期间，大家研发声呐对付水里的潜艇，所以才会下功夫研究超声波技术。因此，早期的超声波诊断装置怎么看着都像是军用设备。

英国出生的约翰·怀尔德看到很多人被德国的 V-1 导弹爆炸的弹片击中，肠子被打坏了。他见过用超声波来诊断金属内部的缺陷，因此他才想把超声波应用到肠子的测量方面。他在 1949 年曾经用超声波来测量肠道组织的厚度。早期设备的分辨率是很差的。到了 1951 年，他获得了振动频率在 5 兆的超声波设备，这个频率相当高，分辨率很不错。他开始用这个频率的超声波来识别人肚子里的肿瘤，反正是在软的地方特别好使。尽管他不是第一个把超声技术用于人体诊断的，但是还是被推崇为"超声诊断之父"。

早期的超声波诊断一点儿都不直观，其实就是记录反射波的波形。比如说，拿个探头顶在脑袋上。看回波的波形，一开始就是一道高峰，声波出了传感器直接碰到颅骨上，这是碰上骨头了反射回来的；后边跟着一连串杂波，这是脑子里边的肿瘤反射回来的；后边再接一个峰尖，这是左右脑之间的空隙；然后再接一个高峰，这是撞到另一边的脑壳反射回来的回声。看来，你脑子里长瘤子啦！准备动手术。

这种设备就是所谓的"A超"，A超只能知道一条线上的回波，现在基本不用啦。现在怎么也得上个B超啊。1951年，B超被发明了。现在给孕妇做产前检查，经常会用到B超。B超就能知道一个横截面上的回波了，也就是一幅二维断层扫描的图像。要是选取的位置比较合适，就能看见胎儿比较完整的轮廓。

声波是有多普勒效应的。别忘了人血管里的血液在流动哦，要是声波碰上了这些流动的液体，反射回来的声波频率就会发生改变。通过频率改变的幅度就能知道血液流动的方向和速度。把这些信息叠加在超声波的图像上，额外用红色、蓝色标记出血流方向，这就是所谓的"彩超"，学名叫作"D型超声波"。有经验的大夫一看屏幕，哎呀不好，看这个胎儿的血流情况，脐带缠脖子了，赶快处理。

1957年，出现了相关论文。1959年，有人制造出了D型超声波仪器。1964年，开始用多普勒技术探测胎儿的血管状况。1973年，约翰逊开始用D型超声波来诊断心脏室间隔缺损。对于心脏这一坨肉，还就是超声波特别管用。到20世纪80年代，开始利用D型超声波技术来获取血管造影图，这种方式是不需要往血管里打造影剂的，毕竟造影剂有可能造成问题。这就是超声波技术的优点——伤害极低，你反复多做几次问题不大。

现在，超声波的三维成像技术也已经比较成熟了。利用这种技术，有很多小宝宝还没出娘胎就已经拍摄了人生第一张照片，留下了永久的

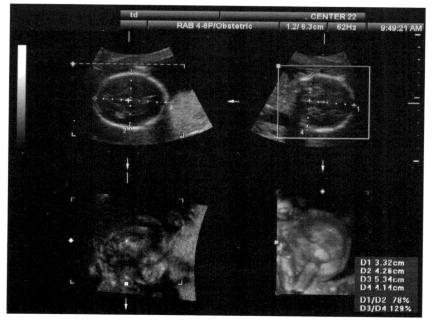

▲ 超声波医学影像

纪念。

现在这种技术主要是用来诊断胎儿缺陷的，拍照拍视频只是副业。

当然啦，也还有一些直接用肉眼观察的技术，比如内窥镜。在电子技术高度发达的今天，已经可以把摄像头做到火柴头大小，然后放进人体，医生就在外边看着这个摄像头发回的图像，这都不是很难的事情。

现代医学多多少少和古代有一点儿对照关系。古人吃药，现代人也吃药。古人动刀子、动手术，现代人也动手术，尽管水平天差地别，但是总还有点儿呼应关系。唯独医学影像这个学科是个完全的突破，这完全是因为影像医学是建立在现代工业基础之上的。没有现代发达的电子工业，没有现代信息技术的加持，就不可能有先进的影像医学。

我们现在就生活在一个工业社会之中，即便是有人想回到田园牧歌的过去，恐怕也是不太可能的。工业时代的好处我们享受着，工业时代的麻烦，我们往往始料不及。

"反应停"事件：不监管哪来公信力

水俣病是在战后恢复期的末段和高速发展期出现的。时间上讲，不是偶然的，跟那个时代紧密相关。不仅仅是日本，美国历史上也曾经有过类似的现象。在经济高速发展时期，各种问题层出不穷。外边看光鲜亮丽，经济上交出了一份耀眼的成绩单，可以说是黄金时代。可惜内部问题太多，各种矛盾凸显，里边根本不能看。所以马克·吐温管那个时代叫作"镀金时代"，一个"强盗大亨"的时代。

那个时代的商业竞争可以说是非常激烈，甚至有点儿野蛮。那帮商人几乎没有什么底线，造假成风，就连吃进嘴里的东西也不例外。

比如说，糖水加上一点儿褐色的色素，就做成了"蜂蜜"。还有各种掺假的"草莓酱""巧克力"，甚至还有掺进黏土或石膏的"面粉"。1854年，仅仅纽约附近就有大约1.5万头牛是用泔水当饲料的，这种牛产下的牛奶叫作"泔水奶"，每年都导致几千孩子死亡。

当时的欧洲也好不到哪里去，市场上出售的牛奶大部分都是掺过水的。这水也不是什么干净水，谁还管水干净不干净，就是污水也照掺不误。当时，牛奶低劣的质量甚至倒逼母乳喂养率的上升。

当时的报纸评论员甚至也说过，孩子们喝泔水奶，成年人喝泔水酒，谁也逃不掉。由此可见，美国当年食品安全也是个大问题。

1906年，辛克莱出了一本小说叫作《屠宰场》。小说描写了一个立陶宛家庭来到美国寻找"美国梦"，他们到了芝加哥的屠宰场打工。在当时那个弱肉强食的社会，这个立陶宛的移民家庭非常悲惨，可以说是快要家破人亡了。

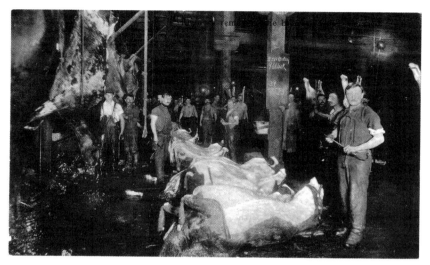

▲ 屠宰场的工人

　　这本书里描写了当时芝加哥屠宰场的很多细节。据说，当时的西奥多·罗斯福总统一边吃早餐一边看这本书，看到其中对屠宰场的描述，他大叫一声，恶心得连刚吃的香肠都吐掉了，他把整盘早餐扔出了窗外。可见当时美国的食品安全已经恶化到了什么程度。

　　老罗斯福总统是美国进入 20 世纪后上台的第一位总统。进入 20 世纪的美国也在酝酿着改变。1890 年到 1920 年的这 30 年被称为"进步时代"。美国经历了一场深刻的改变，最重要的三位领导人是老罗斯福、塔夫脱和伍德罗·威尔逊，开头的就是老罗斯福。

　　老罗斯福把这本书的作者请到白宫，仔细询问书里写的到底有多少是真的，然后派人暗中调查。结果走漏了风声，工厂连夜大扫除。即便如此，检查人员进入工厂的时候，还是被工厂里令人作呕的状况给震惊了。

　　也许，正是这件事儿，促使总统支持食品药品监管立法。在各方的呼声与压力下，1906 年 6 月 30 日，国会通过首部《纯净食品与药品法》，西奥多·罗斯福总统签字批准。不能再搞什么"小政府大社会"了，该管的事儿，政府就应该责无旁贷地管起来。

　　在这个过程之中起到重要推动作用的就是当时农业部的首席科学家，

他叫威利。1906年通过的《纯净食品与药品法》也被称为"威利法案"。别看这部法律不厚，仅有13条，但是这是对食品和药品监管的开端。所以，1906年也就成了美国食品药品管理局诞生的年份，食品药品管理局的简称就是"FDA"。

不过当时FDA还不叫这个名字，它的前身是农业部下属的化学局。首席化学家就是威利，是他开始对食品添加物进行调查，开始对市场上的食品进行调查。他到处发表演讲，呼吁建立食品的质量标准。他还做了大量的实验室研究，甚至动员志愿者做化学防腐剂的毒性实验，完成了一系列报告，详细描述了食品造假的各种手段。

威利法案的通过使得化学局有了监管权，但是当时对于药品的监管仅限于标签。19世纪是"假药的黄金时代"。当时市面上销售的很多药品配方都是不公开的，医生和使用者都不知道这些"药品"里边到底有啥东西。这都是"祖传秘方"，一般人不告诉。

但是，商人为这些药申请了专利。再加上当时不禁止药品做广告，报纸上经常出现大幅的药品广告，比如某地某人吃了大力丸，然后就能刀枪不入，腰不酸了，背也不疼了，吃嘛嘛香……反正就是靠包装和宣传推销假药，就跟现在某些保健品差不多的架势。

所以当时监管的重点是"祖传秘方"。如果你在包装上老老实实地把成分和含量写出来了，那么就没事了。法律并没有规定上市前的审批程序，不需要审批。所以，当时的监管措施不是针对夸大疗效的，所以这就存在不少的漏洞。1911年，最高法院判决，威利法案不适用于错误的疗效声明。也就是说，即便是药品宣称的成分和疗效对不上，不符合美国药典，也不需要负任何责任。

显然，最高法院的这个判决和政府监管的初衷是不一致的，威利法案其实是不够用的。政府内部的改革也势在必行，农业部化学局分管食品和药品的部门独立出来了。1927年，成立了"食品、药品和杀虫剂组织"。3年以后的1930年，这个机构被改成了食品药品监督管理局。到这时候，FDA这个名字才正式出现。不过这个时候，FDA还是隶属于农业部的。

FDA在当时面临的一个任务就是修改法律，而且也得到了小罗斯福总统的支持。在 20 世纪 30 年代，消费者权益保护组织开始崭露头角。这股新兴的力量对政府有很大的影响力，揭黑记者、FDA 官员、关心消费者的国会议员以及律师开始了长达 5 年的立法斗争。

消费者权益组织当时注意到了一些事情，比如，放射性制剂被到处滥用。镭元素具有放射性，而且会激发其他物质发出荧光。在硫化锌荧光粉里掺杂一点镭元素，就能造出夜里发光的荧光粉。在手表指针上涂上荧光粉，就能在夜里看清楚现在几点。当时给手表指针涂荧光粉的都是一些女工，她们用细细的毛笔去涂荧光粉，时不时地就需要把笔尖放进嘴里舔一下，防止笔尖开叉。就这样，她们摄入了大量的镭元素，导致口腔癌的发病率极高。

当时很多人把镭元素当作灵丹妙药，几乎是包治百病。一般人哪里搞得懂？甚至推出了针对运动员的含有镭元素的饮料。镭元素对于人体是没有用的，但是镭元素的化学性质跟钙元素接近，哪里长骨头，镭元素就会聚集在哪里。偏巧下巴颏的骨头是全身长得最快的，于是下颌骨就聚集了大量的镭元素，造成了癌变，好多人的下巴颏不得不切掉。那基本上就是毁容了，即便如此也保不住性命。人死了好久，开棺验尸的时候，还能检测到强烈的放射性，毕竟镭元素还在里边。

镭元素的滥用是当时的一大社会问题。当时还有一些其他的问题，比如，致盲的化妆品，对糖尿病无效的一些疗法。消费者权益组织开列了一张大清单，推动国会立法监管，但是国会一直通不过。直到 1937 年出现了"磺胺酏事件"，我们讲青霉素的时候提到过这件事儿，主任药剂师瓦特金斯上法庭之前自杀了。正是这件事儿促使国会通过了药品监管的法案。这都是拿人命换来的，大家都希望以后不要再付出这样高昂的代价了。

1938 年 6 月 25 日，《联邦食品、药品和化妆品法案》经小罗斯福总统签字生效。从那时起，这部法律就成为美国的药品生产和销售的基本框架。这部法律的通过是一个标志性事件。

从政府监管看，FDA 的权威性大大增强。

1. 监管范围扩大到化妆品和医疗器械。

2. 药品在上市前必须证明产品的安全性，禁止向食品中添加有毒物质，同时规定有毒物的安全允许量。

3. 可以对制造商进行检查。

1906 年，化学局仅有 28 名雇员。到了 1938 年，这部法律通过，FDA 开始进入了快速发展期。30 年代人员发展到 200 人，50 年代达到 3000 人，现在快要到 10000 人了。

有这么多人盯着厂商，厂商当然也会做出改变。一开始药厂全都是化学家，你只要把药给造出来就行了。现在就不够用了，要聘请医生和其他学科的科学家。这就逼得药厂进行升级，要做各种药物的安全性实验，成本大大提高。大公司扛得住，小作坊就受不了了，纷纷被淘汰。现代化的制药业开始出现了。

青霉素的工业化生产可以算是一个标志，现代制药业进入了大发展时期。原来一种新药能赚这么多钱啊！看来科技领域的投入是值得的，还能做到一本万利。于是，各大药厂也就加大了对科研的投入，全世界范围内掀起了研发抗生素的热潮。

1953 年，瑞士的 Ciba-Geigy 药厂在研究抗菌药的过程之中得到了一种新东西，这东西叫沙利度胺，是一种谷氨酸的衍生物。本来人家 Ciba-Geigy 药厂是打算寻找抗菌药物的，这个东西对细菌没有半点儿杀伤力。所以呢，也就放弃研发了。这家 Ciba-Geigy 药厂是现在著名的瑞士诺华公司的前身之一，诺华是好几家公司合并而来的。欧洲人在这方面也是蛮厉害的。

既然 Ciba-Geigy 药厂对沙利度胺没兴趣，那么就由一家德国的公司格兰泰接手了。美国人搞定了青霉素的大规模生产，但是当时是不允许德国引进的，毕竟是战败国嘛。等到解禁以后，这家格兰泰获得了生产青霉素的许可，也就赚得盆满钵满。所以，他们也盯着抗菌方面的产品。他们把沙利度胺和阿司匹林、奎宁、维生素 C 等药物混起来，当作一种治疗呼吸道感染的药物往外卖。

但是，他们偶然发现，沙利度胺是一种具有中枢神经镇静作用的药物，能够显著改善孕妇的呕吐和失眠等症状，这就是所谓的"抑制妊娠反应"。而且这个药不会成瘾，动物实验也没发现有任何毒性。只要你不是一下子吃进去二斤半，估计就不会有啥危险。想吃这东西自杀，那是想都别想。这比当时常用的苯巴比妥要强啊。

药厂当然看到了这种药的市场潜力，开始专门对沙利度胺进行研究。1957 年 10 月，他们把沙利度胺作为抗妊娠反应的药物推向了欧洲市场。不久以后，就进军日本、澳大利亚、新西兰等国家，在全球 46 个国家都很畅销。准妈妈们一听说这东西没有副作用，当时就喜欢上了这玩意儿。

这种药在全世界注册了很多的商品名，中文就叫作"反应停"。一般是以药片或者药水的方式出售，不需要医生开处方，这是非处方药。可见当时大家都对这个药太放心了，认为这东西不会对人产生伤害。事实上所有人都错了，而且错得离谱。那个遭受伤害的人没机会发表意见，人家正在娘胎里呢。

史上最大药害事件背后的女英雄，顶住上亿人的压力，她拯救了一个国家。

世界人口大国之中，只有两个国家，"反应停"没能撬开市场的大门。一个是中国，这好理解，20 世纪 60 年代初，中国正遭受围堵呢。另外一个人口大国，也是世界药物的主要消费市场——美国，"反应停"也没能撬开大门。不是经销商不努力，以往 FDA 的大门也没有这么严格，都是走个程序、走个过场也就差不多了。但是，他们就是被一个弱女子活生生地拒之门外。

说实话，弗朗西斯·奥尔德姆·凯尔西是一个普普通通的 FDA 工作人员，也是个普普通通的妻子和母亲。她从来没想到自己会成为英雄，但是医药史上最著名也最重要的《科夫沃－哈里斯修正案》，是注定要和她联系在一起的。

凯尔西 1914 年出生在加拿大，她的父母倒是挺开明的，允许她像男孩一样读书，接受良好的教育，而且读的是医学专业，一直读到麦吉尔大学硕士学位。接下来，她准备去读博士学位。但是，她碰到了一个非常困扰她的问题，那就是性别歧视。即便是现在，社会上对女博士还存在一些刻板印象，别说当年那个环境了。

她的导师建议她写一封信给芝加哥大学药理学系主任盖林教授。出乎意料，盖林教授很快回了信，但是信封上写的却是"奥尔德姆先生收"。说白了，盖林以为弗朗西斯是个男生。男生也有名字叫弗朗西斯的，拼写也差不多，盖林教授搞错了。

等到凯尔西一下子出现在盖林面前，盖林才知道搞错了。那也没辙啊，将错就错吧。1937 年，美国爆发了"磺胺酏事件"。作为盖林的助手，她也参与了调查。1938 年，她 24 岁，拿到了药理学的博士学位，毕业以后留在了芝加哥大学任教。

1939 年，也就是欧洲打起来的这一年，她开始研究疟疾。当时凯尔西并没有什么具体的研究成果，但是她得到了一个经验，那就是有些药物是能够通过胎盘这个屏障的。胎儿的全部营养都是由母亲供应的，但是胎儿和母亲之间也不是完全互通有无，胎盘就是一个"防火墙"，起到隔离的作用。但是这个防火墙不是没有漏洞的，某些物质能穿透这层防火墙，进入胎儿的体内。作为一个女性，凯尔西对这事儿特别敏感。

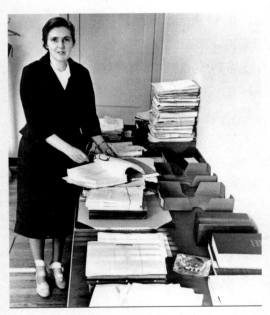

▲ 弗朗西斯·奥尔德姆·凯尔西

总体来说，凯尔西的生活很普通，她在大学里遇到了自己的老公。后来就结婚了，生了孩子，重心也就转移到了家庭。1960 年，她去 FDA 当了公务员，工作很稳定，待遇也不错。如今我国想当公务员的人多的是，大家都懂的嘛。

凯尔西刚去了一个月，就接到一项审核任务。一个名为"凯维顿"的药物需要审批，其实这就是"反应停"在美国所用的商品名称。梅里尔公司从德国的格兰泰拿到了授权，成为反应停在美国的总代理。人家正准备大干一场呢，结果这份申请到了凯尔西这儿就被毫不留情地踢回去了，弄得梅里尔公司的人一头雾水。不是走过场吗，怎么玩儿真的了？

没办法，人家凯尔西是一位女性，她对孕妇用药特别敏感。梅里尔公司提交的报告里面压根儿没有提到任何怀孕妇女使用以后副作用的实验数据。当时这个药得到了广大准妈妈的交口称赞，说这个药如何有效，但是看看动物实验数据，发现这个药对中枢神经的抑制作用并不明显。这是怎么回事儿？

凯尔西觉得不对头，难道这个药对动物和人体的作用是不一样的？如果动物实验和人体使用下来的结果是不一致的，凭什么相信从动物身上获得的安全结论就能移植到人的身上？你凭什么这么说呢？

凯尔西再往下看，发现申请里面也没提过口服吸收和排泄的数据。不行啊，踢回去重新补充材料吧。按照规定，审批期限是 60 天。踢回去补充材料，就得再等 60 天的时间，这可就好几个月了。人家梅里尔公司也着急啊，人家想圣诞节前上市呢。这倒好，9 月提交的审批，60 天、60 天这么拖下去，看来是赶不上圣诞节了。

如果不是这 60 天的缓冲期，美国人可就要倒大霉了。就在 12 月，英国医学杂志刊登了一封医生的来信，说有些长期服用反应停的女士出现了周围性神经炎，手脚像针扎一样疼。凯尔西看到这封信以后，立刻要求梅里尔公司的医药代表提供更多的资料。她怀疑反应停会损害女性的健康，而且会影响到胎儿。

反正凯尔西和梅里尔公司的人进行了六次攻防战，凯尔西就是没让反应停过关。在此期间，凯尔西是承受了极大压力的。首先人家找 FDA 的领导去投诉，领导也承受着不小的压力。而且，那些消费者也站在了药厂一边，这样一种抑制孕妇妊娠反应的灵丹妙药，这个凯尔西为什么就非要作梗不可呢？为什么就不让反应停过关呢？好在凯尔西自己也是女性，否则当时狭义的女权主义者的大棒是肯定要砸下来的。

凯尔西不管这些外界干扰，她要的就是两个字——安全。这事儿足足拖了一年。一次两个月，六次可不就是一年吗？

欧洲的一些医生已经发现不对劲儿了，最近好像患有海豹肢症的小宝宝越来越多。所谓的海豹肢症，就是孩子胳膊腿发育不全，就好像是手脚直接长在了身体两侧。胳膊和腿不见了，那可不就像是个海豹的形态吗？这样的畸形儿日后可怎么生活啊？很可能一辈子都是没有自理能力的，这简直是作孽啊。

不仅仅是胳膊腿的问题，还有一些婴儿出生的时候内脏器官没长全，或者眼睛和耳朵有缺陷。还有好多的死胎或者流产的，这就很难统计了。1961年11月，德国的一位医生发现，至少有50%出现这些情况的孩子的妈妈在怀孕的头3个月都服用过"反应停"。10天以后，德国的药物管理机构就下令"反应停"立刻退出市场，不许卖了。

澳大利亚1961年4月就已经发现这种畸形的婴儿跟"反应停"之间有强相关关系，但是格兰泰公司不承认。现在这个问题越来越多，他们也掩盖不住了。11月27日，英国也下令，"反应停"从英国市场撤离。1961年12月16日，英国的老牌医学期刊《柳叶刀》上发表了一篇重要的报告，挑明了反应停和海豹肢症之间的相关关系。

1961年年底到1962年年初，很多医学杂志上都出现了相关的报告。当时全球已经有8000多名海豹肢症患儿了，反应停迅速从市场宠儿变成了人人喊打的过街老鼠。

1962年3月，梅里尔公司从FDA撤回了申请。在这之前，他们联系了1200位美国医生，要在美国做实验，药已经发下去了。尽管反应停没能在美国正式上市，但是因为做实验，或者是有人私下通过某些渠道搞到了反应停，自己吃了，美国还是出现了17例海豹肢症的病例。但是，这已经比其他地方强得多了。

后来发现，沙利度胺对灵长目动物特别管用。也就是说，你拿老鼠做实验是看不出问题的。而且沙利度胺对怀孕早期的影响很大，要是孕妇在末次月经以后35～37天内吃了反应停会导致胎儿耳朵畸形和眼睛缺失，39～41天吃会导致上肢畸形，43～44天吃会导致海豹肢症。长期服用对妈妈也有伤害，比如会出现周围神经炎症。

法庭调查表明，格兰泰公司只是用大鼠做了实验，人体实验选的都是怀孕中晚期的女性，所以安全实验是存在漏洞的，这些问题一个都没能发现。在波恩大学做的实验非常不正规，当时已经发现，可能对儿童尤其是婴儿的神经系统有副作用，但是这些迹象也没得到重视。任何一起重大事故，你要去深究，就会发现这都不是偶然蹦出来的，而是某些人的麻木，对很多迹象视而不见造成的。

到现在为止，科学家们对沙利度胺造成胎儿畸形的根本原因也只是知道个大概。沙利度胺是一种有机分子，这种物质有两种同分异构体。说白了，就是原子的排列方式是不一样的。就像人的左右手，看着形状是对称的，按理说，应该是效果差不多的，可是这两种互为镜像的分子进了人体，产生的作用完全不一样。左手分子可以抑制妊娠反应，右手分子就是导致畸形的罪魁祸首。

美国是幸运的，好在 FDA 有个凯尔西，凯尔西也想不到自己的坚持竟然避免了这么大的一场灾难。1962 年 7 月 15 日，《华盛顿邮报》的一篇文章报道了凯尔西的事迹。这个默默无闻的公务员一下子成了美国家喻户晓的名人，她也获得了肯尼迪总统的嘉奖。凯尔西的行为大大拉高了FDA 的声望，公信力就是这么建立起来的。监管体系要是跟筛子一样，千疮百孔，谁还信得过你呢？

凯尔西一直在 FDA 工作。2005 年，她退休了。2010 年，FDA 以她的名字设立了凯尔西奖。她成了美国国家妇女名人堂中的一员，在老家有以她名字命名的高中。2015 年 8 月 7 日，凯尔西在加拿大逝世，享年101 岁。

1962 年 10 月，《科夫沃－哈里斯修正案》在国会两院全票通过，经总统签字正式成为法律。这个法案已经争论了 5 年之久，在反应停事件的催化之下，国会终于高票通过了这个法案。如果没有反应停这件事儿闹得这么大，国会还会无休止地扯皮下去。所以说，医学的进步、监管体系的完善，都是拿一条条命换来的。

《科夫沃－哈里斯修正案》又叫《HK 修正案》，可以说对药品的监管达到了空前严格的程度。重点说来就这么几条：

·每一种药品上市之前，都要向 FDA 提交安全性和有效性的实验报告；

· 要求 FDA 对 1938 年之后上市的所有药品的功效进行评估;

· 对药品的临床测验进行更严格的控制,包括参与测验患者的知情同意;

· 要确定制药业的良好生产规范;

· 授予 FDA 更大权力检查企业生产和管理记录。

而且新法律封堵了一个漏洞。就拿反应停来讲,在美国还没上市,总代理就已经联系了 1200 位医生,发了几百万片药了。他们完全可以用做实验的名义发放这些药,还没有审批通过,就开始细水长流了。所以到了 1962 年法案修正后,这个漏洞就被堵上了,任何人身上的实验都需要 FDA 同意。

从 20 世纪 60 年代开始,至少花了 20 年时间,新法案确定的原则、规定,逐渐形成了现在为国际公认的一整套程序、专业标准和指导原则。FDA 的权威性也就是这么来的。如果药品监管不严格,要闹出多少人命来就不好说了。

药品有副作用,政策也是有副作用的。正因为有这个法案,FDA 在审核药品的时候变得小心翼翼,新药上市的数量和速度都明显下降。而且各大药企提供安全性和有效性的实验报告是要花费大量时间和金钱的。所以啊,目前研发一个新药,要通过 FDA 的审批,没个 10 亿美元您免谈。要是把那些研发失败的也算上,大家平摊一下,一个新药弄不好要花上百亿,这都是绿票子美元哦。

果然,到了 80 年代,麻烦来了。当时艾滋病开始在美国泛滥,当然,这种病当时是遭到歧视的,患者会遭受很深的道德压力。艾滋病患者往往还有其他遭人鄙视的身份,比如吸毒者、同性恋等。很多人觉得这帮人就是活该,所以他们也就处于鄙视链的最底层。药厂不重视艾滋病药物的研发,外加上 FDA 审批程序的冗长缓慢,很多人就眼巴巴地等着救命药上市,可惜 FDA 就是审不过。欧洲那边已经上市了,美国就是买不到。

有兴趣了解这段历史的,可以去看一部电影《达拉斯买家俱乐部》。主人公被查出得了艾滋病,医生告诉他只能再活 30 天,他该怎么办?当时有一种抑制艾滋病的药 AZT 正在达拉斯的医院做双盲实验。但是双盲实验就意味着你不知道自己吃的是药还是淀粉丸，给你发药的医生也是不知道的，所以叫双盲。

所以说，即便罗恩参加了实验，吃到药的概率也只有 50%。对主人公罗恩来说，他不想碰运气。他不想要 50% 的概率，他想要 100%，于是他买通了医院的清洁工帮他偷药，这肯定不是淀粉丸。

可是好景不长，柜子上了锁，清洁工再也偷不到药了，罗恩断药了。为了活下去，罗恩想尽办法，去墨西哥找一个被吊销了执照的医生开了一些美国没有上市的治疗艾滋病的药，足足带了好几大包回了美国。得了艾滋病的人又不是他一个，于是很多人聚集过来形成了一个圈子，毕竟罗恩这里有救他们命的药。

虽然这些药在美国是不合法的，但是你自己吃，救自己的命，政府倒也不管，但是你不能买卖。你要是买卖，那性质就变了。于是，罗恩就组织了一个俱乐部，收会员费。会员吃药免费，这不算买卖，其实这就是个擦边球嘛。一切都是为了活下去，人活着有什么错呢？

罗恩是个真实存在的人物，他就靠这么倒腾，硬是把自己的生命延长了 2557 天。在这 2557 天里，他倒腾回来的那些药又延长了多少人的命，这就难以计算了，尽管这是不合法的。

后来，FDA 给这类救命药开了快速通道，加快完成审批程序。说到底，FDA 也是一个个活生生的人组成的，他们也是有感情的，也有同情心。所以说，一方面要坚持原则，另一方面也要有灵活性，不能认死理儿，需要就事论事，一码归一码。

比如说吧，对于沙利度胺这种造成了 1 万多新生儿畸形的药，也是不能一棍子打死的。1965 年，以色列的医生就发现反应停对麻风病患者的自身免疫症状有一定的疗效。80 年代初的一些研究发现，反应停对免疫系统有调节作用。

1998 年 7 月 16 日，FDA 批准反应停作为治疗麻风结节性红斑的药物在美国上市。美国是第一个让反应停重新上市的国家，现在每年的销售额也能到两亿美元。反应停尤其对于多发性骨髓瘤疗效不错，而且反应停的衍生物也开始进入 FDA 的Ⅲ期临床测验了，用于治疗多发性骨髓瘤。

　　为什么大家对这种老药这么看重呢？说白了，还是为了省钱。对老相识毕竟了解更深，好多测试以前都做过了，就不必再做了。从头开始研发一种完全新的药是非常非常烧钱的，FDA 的测试越严格，周期越长，药品研发的成本就越贵。其中的分寸拿捏，还真耐人寻味。

发现青蒿素：只能靠草垛里寻针吗

前面我们讲到了 FDA 对新药的严格监管，要是太松了，就会留下大量的安全隐患。要是太严了，新药研发的速度太慢，导致的问题就是救命药迟迟上不了市，病人迟迟用不上。反正是时间拖得越长，药的价钱越贵，这对病人也是很不利的。

如今的新药研发是非常贵的，往往是真金白银花得像淌水一样，很重要的一个原因就是，现在研发药物走的仍然是"神农尝百草"的模式，这个模式简直就是没头苍蝇乱撞。抗疟疾药物的研发过程就是一个典型的案例。

人类对于疟疾这种疾病一点儿都不陌生，这是一种热带病，俗称"打摆子"。疟疾的英文单词来自意大利文，本意是"坏空气"。古代欧洲人就已经意识到，这种病多半出在温暖潮湿的地方，那里到处都是山岚瘴气。我国古代大致也是这么认为的。

汉武帝南征闽越的时候曾经碰到过疟疾的大范围流行。历史上记载："瘴疠多作，兵未血刃而病死者十二三。"东汉伏波将军马援征交趾，也碰上了疟疾的流行，所谓"军吏经瘴疫死者十四五"。清朝乾隆年间和缅甸发生了好几次战争，都因为疟疾的大面积流行而受到重创，有时竟会"及至未战，士卒死者十已七八"。好多病人出现了阵发性的战栗、发热、冒冷汗，而且是一阵一阵的，有明显的周期性。用不了多久，人就死了。

马其顿的亚历山大大帝可以说是雄才大略，当年是统一希腊，征服埃及，横扫中东，一直打到印度河流域，最后就是因为得了疟疾，死在了前方军营里。

同样是雄才大略的帝王，康熙皇帝1693年也得了疟疾，而且病情严重，什么丸散膏丹，吃下去全不管用。据说高手在民间，张榜招贤也没能找来几个管用的。来的医生倒是不少，听说要经过四位大臣亲身试药，吓跑了一大半。民间的大夫们也不傻啊，万一哪位大人吃出了问题，小命不保啊。

最后还是靠法国传教士洪若翰进献金鸡纳霜，治好了康熙帝的疟疾。法王路易十四的王子得了疟疾，就是靠金鸡纳霜治好的，传教士们心里有数。康熙管这种药叫"圣药"，可见有多重视。

后来，康熙皇帝自己经常给大臣开金鸡纳霜，他自己在宫里做实验，掌握了给药的剂量。

康熙五十一年（1712年），江宁织造曹寅得了疟疾，当时搞不到金鸡纳霜。苏州织造李煦是曹寅的大舅子，他给康熙皇帝上了密折，曹寅快病死了，请求皇上给点儿圣药救命。曹寅是康熙的"发小儿"，从小一起长大。得到消息以后，康熙马上派六百里加急带着金鸡纳霜往江宁一路狂奔。

但是，金鸡纳霜送到江宁织造府的时候，曹寅已经去世了，这药没赶上。打开康熙在密折上的批复，康熙皇帝把这种药的详细使用方法以及对应的症状都写得很清楚。特别叮嘱，万一症状不对，不是疟疾，那是千万不能服用的。而且特别叮嘱，别乱吃补药，那都是骗人的。在批复的末尾连写了四个"万嘱"，可以说是千叮咛万嘱咐。看来康熙皇帝是了解金鸡纳霜的副作用的，也了解民间医生们的真实水平。当然，这也是他的真情流露，他对这个儿时的伙伴还是非常关心的。

那么这种金鸡纳霜到底是个什么东西呢？这种药物的具体起源已经不可考了，可能来自南美的印第安人。印第安人用金鸡纳树的树皮来治疗高热，其实也就是疟疾。疟疾病人会浑身颤抖，金鸡纳树皮也有缓解的效果。因为这种树皮非常苦，通常都要掺进糖水喝下去。

传说是西班牙驻秘鲁总督的夫人得了疟疾，眼看命保不住了。打听到当地人有一种祖传秘方，从大老远的地方弄了一点儿金鸡纳树的树皮，磨成粉。只是这东西太难吃，不泡在酒里根本没法往下咽，于是就混在葡萄酒里给夫人喝下去。很快，夫人的病就好了。

1640 年，总督的保健医生跟着总督夫人回西班牙，带着一大箱树皮回了欧洲，准备卖个好价钱。后来这种树皮在欧洲很流行，要么叫"伯爵夫人粉剂"，要么就叫"耶稣会士粉剂"。反正名字是五花八门，谁也不知道有效成分，名字一片混乱。

好在这个情况引起了分类学家林奈的注意。1742 年，林奈以总督夫人的姓氏命名了这种植物，这就是金鸡纳树这个名字的由来。有人考证，林奈拼写人家姓氏的时候，漏掉了一个"h"，闹了半天是个错别字。现在也有人考证，总督夫人这个故事不可靠，其实在 1571 年，耶稣会的传教士们就已经知道有这种神秘的树皮了。

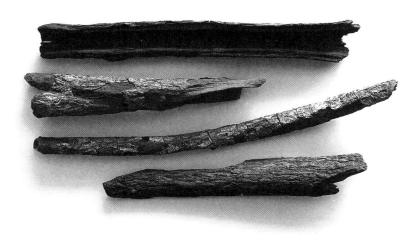

▲ 耶稣会士的金鸡纳树皮

不管怎么说，名称上的各种混乱被林奈终结了，但是医学上的滥用并没有结束。当时欧洲人几乎把金鸡纳树皮当作治疗发热的万能灵药，其实金鸡纳树皮仅仅对疟疾引起的发热是有效的，对其他的病不管用。

现在我们知道，金鸡纳树皮之中有很多的生物碱，占 7% ～ 10%。1820 年，法国药剂师卡旺图和佩尔蒂埃合作，从金鸡纳树皮之中分离出了奎宁。后来发现，奎宁才是金鸡纳树皮之中唯一能对付疟疾的有效成分，但是并不是每一种金鸡纳树皮都含有奎宁。1865 年，英国人偷偷摸摸地从秘鲁运了一批奎宁含量非常高的树种子。后来，这批树种子被荷兰人高价收购，在爪哇殖民地大量栽种，爪哇就成了全世界主要的金鸡纳霜的产区。

那么人为什么会得疟疾呢？1880 年，拉韦朗在阿尔及利亚的帐篷里用显微镜观察疟疾病人血液的时候，发现了一种非常小的虫子，这是一种单细胞生物，疟疾正是这东西在捣鬼。人体里怎么会有这东西呢？他确定这东西不是由人传给人的，他没有找到真正的传播途径。

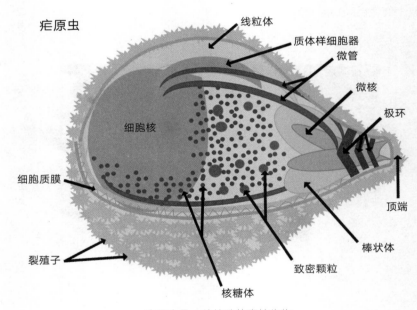

▲ 疟原虫是一种特殊的真核生物

解开这个谜的是"热带医学之父"万巴德和罗斯。罗斯从 1892 年开始研究疟疾，万巴德告诉他，法国的拉韦朗在疟疾病人的血液里发现了一种单细胞的疟原虫，应该是这种虫子导致了疟疾，但是不知道这个虫子是怎么传染的。1895 年，罗斯开始在印度研究疟疾的传播。他一直在寻找蚊子和疟原虫之间的关系，但是一直没成功。直到 1897 年，他成功地在蚊子的肚子里找到了疟原虫。1898 年，罗斯在鸟类的血液里发现了着色胞囊，而且在蚊子的唾液里发现了疟原虫。1902 年，罗斯拿到了诺贝尔生理学或医学奖，拉韦朗 1907 年也拿了诺贝尔奖，都是因为对疟疾的研究。

疟疾是依靠一种叫作按蚊的蚊子传播的，所以疟疾从热带到温带都有分布。温带的夏天是疟疾高发时期，这个时期降水多，天气热，适合蚊子生长繁殖。到了冬天，蚊子们就销声匿迹了。疟疾的传播也就呈现出周期性。但是在热带地区，蚊子常年都可以生存，疟疾也就一年四季不停地传播，所以疟疾疫情在热带地区更严重。

其实，疟原虫不止一种，也分不同的类型。康熙皇帝得的疟疾是属于"间日疟原虫"，隔天就来一次，每次两个小时，难受得康熙皇帝要死要活的。这还不算最厉害的，最厉害的叫"恶性疟原虫"，这家伙是没完没了地折腾。这也是死亡率最高的一种了。稍微轻一点儿的是三日疟原虫，72 小时来一次，死亡率比较低。不管是轻还是重，反正都不好对付。

疟疾为什么有这种周期性，也就是一阵一阵地"打摆子"呢？主要跟疟原虫的生活史有关系。疟原虫潜伏在蚊子的嘴里，蚊子嘴就像是一根针，扎进人的皮肤吸血，于是疟原虫就这么进了人体。随着血液循环进入肝脏，在肝细胞内快速地分裂繁殖，这个过程叫分裂生殖。

疟原虫是个单细胞生物，内部有细胞核。分裂生殖首先是细胞核分裂成了好多个，细胞还没分裂，这个时候就叫作"裂殖体"。然后，每个细胞核带着一部分细胞质分家单过，这时候就叫"裂殖子"。裂殖子大量进入血液，一个个儿地都钻进了红细胞里。进了红细胞，人就稍微舒服一点儿。疟原虫在红细胞里发育生长，继续分裂繁殖。大量裂殖子从红细胞里钻出来，这一出来，人体就会发高烧，浑身战栗。然后，这些裂殖子会再次入侵更多的红细胞，藏起来了，于是人就感觉稍好一点儿。就这么循环往复，人也就不断地"打摆子"。它们这么折腾，病人受得了吗？

疟原虫不仅会无性生殖，还会有性生殖。在蚊子体内就是有性生殖的，兜兜转转，最后进入了蚊子的唾液，做好了入侵人体的准备。所以疟原虫的行为模式非常复杂，而且它会躲在细胞里避免被免疫系统发现，这就是疟疾很难对付的原因。

在 20 世纪初，奎宁几乎是对付疟疾的唯一手段，化学合成技术要等到 1944 年才取得突破。即便如此，化学合成奎宁还是很麻烦、很贵，所以，从植物中提取才是主流。荷兰控制了金鸡纳树资源，英国人在印度也种了一些，但是效果不好。荷兰没有大规模生产奎宁的能力，于是和德国人进行合作。但是"一战"开打以后，德国人就断了来源。协约国逼着荷兰对德国搞禁运，德国奎宁产业全都完蛋了，逼得德国去找替代品。

我们发现，人类抗击疟疾的历史是跟战争紧密联系在一起的，每次突破都和战争有关系。因为疟疾在军队中大范围流行是会严重影响战斗力的，所以军方往往是特别重视。德国的拜耳药厂承担了开发抗疟药物的任务。他们研发出了阿的平，这是一种黄色的小药片，是从染料之中筛选出来的。德国的染料工业发达，简直是一招鲜吃遍天，好多染料转行变成了药品。

到了第二次世界大战，金鸡纳树的主要种植区印尼被日本占领，欧洲各国就断了原料来源，于是纷纷开始研发新的抗疟药物。美国人主要还是依靠阿的平，每人都带着这种黄色的小药片。但是美国人通常都不爱吃这玩意儿，因为这东西本来是种染料，吃了以后，皮肤会变黄，脸上不好看。所以，太平洋战区疟疾疫情特别严重，麦克阿瑟对此有过形容，三分之一打摆子，三分之一在治病恢复，三分之一上战场。非战斗减员太厉害了。日本人也好不到哪里去，他们虽然掌握大批原料，但是造不出奎宁，也是干瞪眼没办法。瓜岛战役，疟疾就没少扯后腿。

美军一度以为是士兵不愿意吃药导致的，但是，后来发现士兵们还是老老实实地把阿的平吃下去了。医生们在病人的血液里同时发现了阿的平的成分和疟原虫，这说明什么？说明人家疟原虫根本就不怕阿的平，耐药性疟原虫出现了，这可就麻烦了。

在欧洲战场，美国在抓到的德国俘虏身上发现了一种白色的小药片。这种药好像是对付疟疾的药物，这东西吃下去人不会变黄。这到底是什么成分呢？送回去化验，发现这东西叫氯喹，可以通过化学方法大规模生产，不需要金鸡纳树皮。德国人作为祖传秘方保护起来，秘而不宣，毕竟是在打仗嘛。美国人也在1944年独立发现了氯喹，研究者伍德沃德和德林不知道德国人1934年就搞出了这玩意儿，他们还花了不少的力气。

我国当时也在坚持抗战，大量人口撤退到了四川、云南、贵州这些地方，也会遇上疟疾暴发的情况。当时从中药常山里提取了六种常山碱，其中三种对疟原虫有强烈的抑制作用，可惜副作用太大了，人吃了以后会剧烈呕吐，所以这东西没办法当作抗疟药物来使用。

1947年，氯喹开始大规模投放市场，这种药的作用比奎宁强8～32倍。加上DDT开始作为一种杀虫剂被广泛使用，蚊虫们有了灭顶之灾。在"二战"以后的50年代，疟疾被迅速地压下去了。当时人们以为战胜疟疾已经不远了，但是他们完全没有认识到疟原虫这种古老的微生物有多顽强。

1957年，在哥伦比亚和泰国相继发现耐受氯喹的恶性疟原虫。氯喹的作用是进入疟原虫的消化泡之中，在疟原虫排出氯喹之前就把疟原虫给杀死了，但是经过基因突变的疟原虫排出氯喹的速度是过去的50倍。人家能挺过来，死不了。那些不耐受氯喹的个体都死了，等于是给耐药的个体留出了充分的生存空间，于是耐药的个体开始大泛滥。

越南战争开打，一切全都乱了套，基本的生活设施都被打烂了。北越方面的人员要穿越山高林密的胡志明小道运送人员和物资，当然就经常会与蚊虫相遇，疟疾高发就一点儿也不意外了。1200人的一个团，经过一个月行军，能打仗的就只有10%了，剩下的全都病倒了。美军方面为了打仗，也少不得钻进深山老林，当然也就把疟疾给带回了军营，还在美国本土引起了一些疫情。好在奎宁可以对这种耐药的疟原虫起到一定抑制作用，也还不是完全束手无策。可是北越怎么办呢？他们啥都没有啊！

氯喹一出现，奎宁的市场就开始快速萎缩，种树不如化工厂生产来得快嘛，所以奎宁不太好找。美国对北越进行封锁，北越只能派人去中国香港黑市上收购奎宁，那才能买到多少呢？根本就不够用。

北越方面只能向中国求援。我国国内当时疟疾患者也不少，奎宁也不够用，只能在新药上下功夫了。说是新药，其实也不新。当时国内对中药还是有一定信心的，总能找到一些管用的药方吧。美国人也在化学药品之中寻找抗疟疾的新药。所以，不知不觉之中，这事儿就变成了中美两国的竞赛，尽管当时双方都不知道另外一个国家也在全力以赴地寻找抗疟的药物。

当时处在"文革"之中，大量的科学研究已经陷入瘫痪。但是，抗疟药物的研制是国家大事，不能受干扰，所以动用了全国的力量进行大协作。1967年成立了"全国疟疾防治研究领导小组办公室"（简称"523办公室"）。老专家、老教授都靠边站了，中青年研究人员就成了挑大梁的骨干。

1969年屠呦呦进入了523项目。那时候她还不是屠奶奶，只有39岁。当时中美两国都在筛选新的药物，美国人筛选了25万种化学制剂。我国虽然科研实力没那么强，但是靠着全国的大协作，也筛选了4万多种药物和中药提取物。双方都在依靠海选的方式来寻找治疗疟疾的办法。

所以，屠呦呦所在的北京中医研究院立即开始搜集各种中医和中药的典籍以及民间的方剂，就连人民来信都不放过。同时，还走访了各地的老中医。能找的资料全都搜了一个遍，攒了2000个药方子，从中选出640个号称能治疗疟疾的药方，这算是缩小了包围圈，其中就包括了青蒿。

中医研究院大部分人员都是学的中西医结合，因此他们也都有现代医学的功底。他们要完成的任务就是从植物之中提取出真正有效的抗疟疾成分。青蒿的提取物效果并不好，甚至还比不过胡椒，乙醇提取物只有40%甚至12%的抑制率，所以屠呦呦一开始甚至放弃了青蒿。

当时的思路还是沿用中医的思维。古代煎汤熬药，要么就是拿水煮，要么就拿酒泡，所以离不开水和乙醇这两种浸取方法。按照现在官方的说法，屠呦呦本人也曾经是这么说的，说她是从东晋葛洪的《肘后备急方》里面看到一段话"青蒿一握，以水二升渍，绞取汁，尽服之"，是这段话启发了屠呦呦。"绞取汁"，就是拧出汁液来，人家可没说煮啊，难道是高温破坏了有效成分？于是屠呦呦他们用乙醚低温提取，终于提取出了有效成分。

其实，从屠呦呦这个灵光乍现到用乙醚还有一段路。如果单纯是温度的因素，那用冷水浸泡不就OK了吗？何必动用乙醚呢？国际上经常用乙醚来提取植物中的有效成分。有些东西是脂溶性的，并不能很好地溶解在水或者乙醇里面，但是可以溶解在乙醚之中。屠呦呦自己也曾经提到过这个因素，她猜，可能青蒿之中的有效成分是脂溶性的。

1972年，屠呦呦报告了自己的发现，青蒿的提取物对疟原虫的抑制率可以达到100%。她后来获得诺贝尔奖，就是因为这个发现。也是她证明了除了奎宁之外，存在另外一类药物也能对付疟原虫。这是一个从0到1的飞跃，诺贝尔奖最喜欢的就是这种从0到1的转折。至于从1到100甚至1000，那就是水到渠成的事情了。

这个发现立刻就引起了523办公室的重视。屠呦呦是在老鼠身上做的实验，523办公室立刻安排在北京的解放军302医院和海南岛的医院进行临床测验。青蒿的提取物成分很复杂，北京中医研究所提取出了一个抗疟单体，起名字叫作"青蒿素Ⅱ"，这个药物在海南做实验的时候发现了问题。青蒿素Ⅱ被发现存在心脏毒性，抗疟效果也不明显。青蒿素的研究陷入了困境。

好在抗疟药物的研发是全国一盘棋。1973年年初，云南药物研究所发现在云南有类似青蒿的野草，当地叫作"苦蒿"。4月，云南药物研究所用汽油作为有机溶剂提取出了一种单体，暂时定名为"苦蒿结晶Ⅲ"。用这个苦蒿结晶做动物实验，本来红细胞里面有好多疟原虫，用药以后，四个小时内，疟原虫数量就出现了大幅下降，八个小时以后就杀得干干净净了，效果出奇地好。而且这种苦蒿结晶对心脏没什么副作用。山东省那边也从一种叫作黄花蒿的植物里面提取出了类似的结晶体，也对疟疾有良好的疗效，而且没有多少副作用。

那么麻烦来了，青蒿、苦蒿、黄花蒿之间到底是什么关系？这就是我国古代典籍的一大问题，同一种植物可能有五花八门的名字，同一个名字也可能对应着好多种完全不同的植物，这对研究造成了很大的麻烦。最后请植物学家来辨认，这三种植物其实都是黄花蒿。中医典籍里把青蒿和黄花蒿看作两种不同的植物了。

那么，这个新药的名字该怎么起呢？叫黄蒿素？这不是打古人的脸吗？给祖宗留点儿面子吧。药名字叫"青蒿素"，保持跟中药的某种关联。

但是药典上写得清楚，中药青蒿素对应的植物只有黄花蒿一种，这是来不得半点虚假的。

从发现有效成分到变成一个实实在在的药，中间的路还长着呢。523办公室要求云南药物研究所采购大批黄花蒿来制药。但是云南黄花蒿的花期已经过了，叶子已经枯萎，根本没法提取。青蒿素主要存在于叶子之中，秆子里是没有的。好在有老家是四川的人提醒大家，四川的花期比云南要晚，四川应该能找到合格的黄花蒿药材。

一句话点醒梦中人，我国地大物博真的不是盖的，各地气候的差异也是重要的资源。在四川的一个中药材仓库里，找到了大量合格的黄花蒿原料。一般来讲，植物中青蒿素的含量在0.3‰左右，但是这批黄花蒿药材的含量居然为3‰，差不多高了10倍。查来查去这批药材来自重庆酉阳，后来重庆酉阳就成了青蒿素很重要的一个原料生产基地。

等到青蒿素生产出来一批，准备做临床测验的时候，高温湿润的天气已经过去了，我国大部分地区都是温带，没有多少地方还有疟疾病人，做实验都没处做去。但是我国国土辽阔，气候多样，在云南的耿马县暴发了疟疾疫情，523办公室的人马上就去了云南耿马。

第一个接受青蒿素治疗的病人是个13岁的孩子，他得的是恶性疟疾，高烧不退，经常呕吐。给他服用了青蒿素，到了第四天，人就救过来了，孩子退烧了。在观察了18例病例以后，大家认定青蒿素具有治疗恶性疟疾的作用，而且副作用小。

青蒿素完全是我国独立研制的一种新药，所以青蒿素具有里程碑的意义。1979年，青蒿素通过了国家鉴定。

美国人在寻找化合物的路上走得也不顺利，他们发现奎宁的分子式之中有个含有氮原子的杂环结构，就认定这个杂环在起主要作用，所以寻找的药物都是带这个杂环的。一直找到第142490号，才发现了管用的成分，那就是甲氟喹，1975年投入使用，已经赶不上越战了，战争打完了。

世界卫生组织非常重视在全世界范围内消除疟疾，也就开始大力推介甲氟喹。但是大家都清楚，甲氟喹出现抗药性是早晚的事儿。从氯喹的大规模使用到出现抗药性，间隔了12年。出现对甲氟喹的抗药性，恐怕用不了这么长时间，因为甲氟喹的结构和氯喹是相似的。人家疟原虫不傻，是很容易适应的。

所以，大家就明白青蒿素的意义了吧。这是一种结构上和奎宁毫无相似之处的药物。疟原虫们压根儿没见过，也不认识，所以根本对付不了青蒿素的攻击。之后又出现了青蒿琥酯、双氢青蒿素和蒿甲醚这类的衍生物。

后来，大家听说南斯拉夫也有人在研究青蒿。那个时代，国内的思路完全没有知识产权的概念。当时觉得谁能有新的科学发现，谁就光荣，纯粹是为国争光的思想。于是，在我国医学期刊的英文版上就刊登了青蒿素的化学结构。被眼尖的美国人看到了，美国人吃了一惊，因为这个药物的分子结构和奎宁类完全不是一码事。

美国军方让植物学家们去找找看，看看美国有没有类似的植物。结果他们发现青蒿遍地都是，美国也是有的。他们花了两年时间，按照中国人公布的方法提取出了青蒿素，的确是有抗疟作用。于是，美国人就把成果发表在了著名的《科学》杂志上。他们说青蒿素就像一颗炸弹，下手快准狠。疟原虫还没反应过来，就被炸死了，这是一种高效率的抗疟药。

世界卫生组织当然也就知道这事儿了，马上召集专家在中国开了一个青蒿素的会议。所以，这东西作为科学成就发表，已经不再可能搞什么知识产权了。当时国内甚至连知识产权这个概念都没建立，也不懂什么叫作专利权。不仅如此，国际上新药上市是需要做随机双盲大样本对照实验的，有着严格的要求。可是国内呢？开个专家鉴定会就完事了，两边的流程完全不匹配。

所以，在世卫组织的眼里，青蒿素只是化合物，不算是个正经八百的药物。后半截没走过的流程，还得走完。这个过程是极其痛苦的，有大量的课要补。第一关 GMP（良好生产规范）认证就通不过。新药上市前，先要有一个认证机构对药厂进行考察，看看你的药厂是不是符合生产规范。结果桂林第二制药厂花了好大力气，还是没能通过检验。这一下，整个程序都停下来了。世卫组织推荐中国和美国的华尔特里德陆军研究院合作，争取利用国外药厂符合 GMP 规范的设备来生产符合注册标准的青蒿素药物，最后这个合作还是不了了之。

青蒿素本身是没有专利权的，谁都可以生产。这个药对世界人民大有好处，拯救了上百万人的性命。原创者中国是"爱的奉献"，没赚钱。

通过青蒿素的研发过程，我们也了解了一种全新药物研发的基本模式，基本上还是沿用神农尝百草的模式。说白了，就是去不断尝试，广撒网大海选。5年就能发现青蒿素，已经是运气好到爆表了。美国人花了更长的时间，也只找到一个甲氟喹，甲氟喹的成效还不如青蒿素呢。

但是，到现在为止，还是依靠奎宁和青蒿素这两大类药物来抗击疟疾，很久没有全新的抗疟药了。现在青蒿素不是单独地使用，而是两种药物联合使用，争取把疟原虫杀个干干净净，哪怕留下一点儿都是个巨大的祸害，会逼迫疟原虫适应这些药物，产生抗药性。新药研发的速度能否赶上疟原虫产生抗药性的速度？我们人类的抗疟之路仍然很严峻。

所以，关键就是新药开发的速度要跟上。这种广撒网海选的方式已经越来越不够用了。更悲催的是，到现在也没弄清楚奎宁为什么能够对付疟原虫，说法有几种，但是还没最终确认。这种事儿在医学史上是很常见的。大家听到这种消息，是不是有点儿泄气啊？仅仅从这一点上来讲的话，我们真的并不比古人强多少。

所有研究医药的科学家也都想改变这种局面，能不能根据靶点来直接设计某种物质呢？你别说，还真有这样的药物。

《我不是药神》这部片子里面提到了一个药，能够保住慢性粒细胞白血病病人的生命，只要有药吃，那就死不了。这种叫"格列宁"的药非常贵，于是主人公不得不从印度购买仿制药，还做起了海外代购的生意，为病友们提供格列宁，结果惹出来一大堆的麻烦。大致就是这么个故事。这部电影是有真实原型的，电影里叫"格列宁"，对应现实中的药物叫"格列卫"，生产这种药的就是大名鼎鼎的瑞士诺华。

我们都知道，细胞都是有寿命的，比如说一个红细胞的寿命大概是4个月，到时候就死了，由新的细胞来代替它。要是有个细胞永远不死，玩命地分裂复制，谁也受不了，这就是癌症嘛。慢性粒细胞白血病就是人体骨髓中的主要粒细胞不受管制地增长，并在血液中积累而形成。少则三年，多则五载，病人就去世了，一般都是这个结局。

1960 年，宾夕法尼亚大学的彼得·诺维尔发现慢性粒细胞白血病病人的 22 号染色体居然短了一截，和一般人的染色体不一样，每个细胞都带着这个变异。这个变异应该是和慢粒白血病相关的。这个异常的 22 号染色体被称为"费城染色体"，宾夕法尼亚大学就在费城嘛。

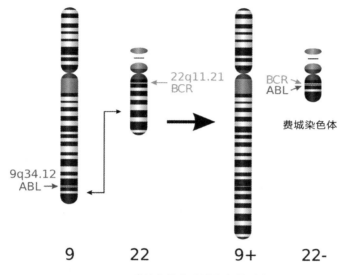

▲ 正常染色体和费城染色体对比

到了 1973 年，芝加哥大学的珍妮特·罗丽发现费城染色体其实是有一部分长错了地方，9 号染色体上的一段长到了 22 号染色体上，22 号染色体上的一部分长到了 9 号染色体上，这显然是属于"搭错了筋"。

又过了 10 年，1983 年，美国国立癌症研究所发现，这个搭错筋的现象与慢粒白血病是紧密相关的。9 号染色体上的 ABL 基因，恰好与 22 号染色体上的 BCR 基因连到了一块，拼凑出了一条融合基因。基因就是制造蛋白质的模板嘛，结果就制造出了一种异常的蛋白。带有这种蛋白的细胞，就会玩命地分裂复制，就像油门被卡死了一样，停不下来了。

研究人员把这条基因导入小鼠体内，小鼠果然得了慢粒白血病，这下实锤了。距离当年费城染色体被发现，已经过去 30 年了。

慢粒白血病是一个非常单纯的病，致病原因就是染色体搭错了筋导致的，错误地生产了一种 BCR-ABL 蛋白质。只要废掉这种蛋白，就能抑制慢粒白血病。这种蛋白的分子结构，科学家们都已经搞清楚了，下面就是寻找一颗打中靶子的子弹了。

瑞士汽巴－嘉基制药公司的研究员尼古拉斯·莱登的团队和俄勒冈健康与科学大学的布莱恩·德鲁克合作，通过高通量筛选技术来找寻 BCR-ABL 蛋白抑制剂，发现了 2- 苯胺基嘧啶这种化合物。接着，通过增加甲基和苯甲酰胺等基团的修饰，使其药性增强，最终获得了一种专门针对 BCR-ABL 蛋白的药物伊马替尼。

高通量筛选技术，说白了，就是机器来替代人工，高效地完成化合物的筛选，机器筛选的速度比人快得多。然后对分子进行修饰和改造，增强药性，最后得到了一种化合物叫"伊马替尼"。

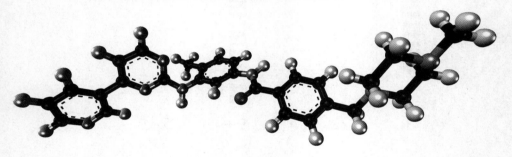

▲ 伊马替尼的分子结构

1992 年，伊马替尼开始申报。到了 1996 年，汽巴－嘉基和山德士公司合并成了诺华公司，诺华对伊马替尼下了好大的功夫。直到 1998年，伊马替尼终于熬出了头，进入人体实验阶段。Ⅰ期测验中选取了 54名经过治疗但是病情仍然很严重的患者，每人接受 300mg 剂量的药物，结果有 53 名出现了血液学上的完全缓解，也就是血液和骨髓检查基本正常，可谓一场令人震惊的奇迹！

1999 年，伊马替尼进入了Ⅱ期临床测验，效果好到爆表。治疗一年半后，患者的 5 年生存率仍高达 89.2%，临床测验成功的结果发表于《新英格兰医学杂志》。因为效果太棒了，诺华在美国申请了快速审批。2001年，FDA 批准伊马替尼用于慢粒白血病的一线治疗，格列卫是伊马替尼的商品名称。从申请到获批仅仅花了 72 天，这是截至目前，FDA 审批史上速度最快的一次，也是少有的仅通过 Ⅱ 期临床测验，就直接获批的实用一线新药。

这种药简直是开了挂了。过去，确诊为慢粒的患者中能活过 5 年的仅有 30%。在格列卫出现之后，提高到了 89%，效果比过去采用的手术、放疗、化疗等手段都要强得多。这主要是因为这个病的病因很单纯，其次是药物的研发不再是过去漫无目的地海选，而是针对标靶设计药物的分子结构。这种方法称为"理性药物设计"。所以这个药的主要研发人员莱登、德鲁克、索耶拿到了 2009 年的拉斯克奖。拉斯克奖是仅次于诺奖的医学界最高奖，因为很多评委和诺奖的评委重合，所以拉斯克奖又号称"诺奖风向标"，屠呦呦 2011 年拿到拉斯克奖，2015 年就拿到了诺奖。

如果从直接拯救生命数量的角度来讲，无疑青蒿素的贡献是要超过伊马替尼的，青蒿素拯救了几百万人的生命。但是从制药方法论上来讲，伊马替尼超过了青蒿素，伊马替尼代表着一种新的药物研发手段，可以说代表着未来的发展方向。

我们常常听到一种论调，说古代留下的药方和典籍是个大宝库。这话不能说没有道理。很多药物都是从植物中提取的，有古代的资料作为参考，总是可以缩小包围圈的。但是这个大宝库的意义在逐渐地下降，一方面发掘一点儿就少一点儿，总有挖光的时候；另一方面，理性设计药物要是能越来越多的话，那么人类就会逐渐超越大规模海选的范式，谁还会去漫无目的地乱找呢？谁不想提高效率啊？我希望这一天早点儿到来。

不管研发药物的速度能不能加快，临床测验的速度肯定是快不起来的。为什么 FDA 要求的临床测验这么复杂、这么麻烦呢？其实这要归因于一个中国人，他本来想设计一套严格的测试方法来定分止争，没想到弄得老家来的中药几乎全军覆没……

循证医学：请拿出证据来！

针对靶点设计药物当然是一种理想的办法。但是，不是每次都能有这么好的运气的。慢性粒细胞白血病毕竟是一个非常单纯的病，致病原因早就被找出来了，就是基因上搭错了筋导致的。这就为伊马替尼的研发节省了不少的时间。要知道时间就是金钱，省时间就是省钱。即便如此，伊马替尼的药价还是贵得要死，所以瑞士诺华公司没少挨骂。

有时候，药价贵也不能完全怪药厂，FDA苛刻的临床测验要求也是一大原因。当然，我们知道FDA也是为了严把质量关，因此才会坚持要做随机双盲大样本对照实验，而且要做好几期，每次花费的时间都是旷日持久。

那么还有没有快点儿的办法呢？目前来讲，还真没有。随机双盲大样本对照实验是大家公认的金标准。这个金标准也不是一天炼成的，其实这种思维观念的建立历史很长。

要是一直追寻下去，对照实验的思想能一直追到中世纪，追到伊斯兰世界首屈一指的医生阿维森纳。当时阿维森纳为了验证他自己的理论，特地养了两只小羊。这两只羊的肥瘦差不多，喂养方式也是一样的。

阿维森纳把这两只羊分开饲养，一只还生活在原来的羊圈里，另一只弄去跟狼做邻居。虽然隔着个笼子，但是小羊还是吓得不轻，天天看着对面的大灰狼张牙舞爪的，渐渐就得了抑郁症。小羊日渐消瘦，最后一命呜呼了。

那么阿维森纳想说明什么问题呢？那就是环境对生命的影响有多大。阿维森纳强调了实验对象的可比性。

显然，阿维森纳不认为人与人不能做对照。对照的意义就在于剔除那些不相干的因素，阿维森纳在想尽办法剔除各种干扰因素。

　　比阿维森纳晚了 30 年，中国宋代的《本草图经》里面也描述了一个实验。两个人，一个人嘴里叼着一根党参，另一个人啥也不叼。跑上三五里路，必定是没叼着党参的那个家伙气喘吁吁，叼着党参的那位一定是脸不红气不喘。这段描述倒是有点儿对照的意思。但是，这并不是一个实验，而是作者的一个想象和揣测。

　　当然，不管怎么说，产生对照思想并不难，但是不管是阿维森纳还是宋代的《本草图经》，样本量都小得可怜。即便是做了对照实验，误差还是很大的。他们显然不知道什么叫"大样本"。这种对照的思想也没有作为一种通用的方法流传开来，因此只是昙花一现罢了。一直到 600 年之后，这种对照的思想才被英国的医生林德再一次发现。

　　林德医生研究对付坏血病的方法，我们以前讲到过。他把 12 个差不多状况的病人分成了六组，每一组两人。林德已经是尽量扩大参与的人数，起码他已经有了这方面的意识。他的研究为后来发现维生素 C 奠定了基础，而且这也是人类第一次人体对照实验。

　　后来，苏格兰的军医亚历山大·汉密尔顿搞了一次规模比较大的对照实验来研究放血疗法。他把 366 名患病的士兵平均分成三组，三组病人的病情严重程度大差不差，所接受的治疗也基本一样，这确保了几组人之间是具有可比性的。唯一不同的是两组病人不放血，一组病人接受传统的放血疗法。结果，不放血的两组分别有两个和四个病人死亡，而放血组死亡达 35 人。之间的差异是明摆着的，具有显著意义！这是人类第一个大型的对照实验，它所显示的数据和事实的可靠性胜于一切理论推演和经典记录。

　　再过 10 年，法国的路易发表了用同样方法进行的临床观察结论。这个实验可不简单，历时 7 年，对近 2000 名病人进行了观察，进一步证实放血疗法明显增加病人的死亡率。

　　到这时候，有了这么充足的证据，西方医学才宣判了最悠久、最博大精深的放血疗法的死刑。这可不是世界范围内，各种传统医学不包括在内。你要是去翻中文医学的资料就会发现，到现在还有人在研究用放血疗法治月经不调呢。

随着研究人群的扩大，统计学的介入显得尤为重要。统计学可不是简单地数人头这么小儿科。南丁格尔在统计学上就有独特的贡献。我们前面讲到过，她创造了一种叫作"玫瑰图"的统计图表。

我们也提到过约翰·斯诺医生，他建议维多利亚女王生孩子的时候用麻醉术来减少痛苦。这位斯诺医生即便是放到世界上，也算得上是一位伟大的医生。因为他发现了霍乱是如何传播的，拯救了无数人的生命。他依靠的就是统计学的方法。

霍乱在全世界有过七次大流行。1817 年开始，第一次霍乱大流行在印度暴发，主要局限在亚洲。1826 年，第二次霍乱大流行，很快就席卷了全球。1839—1856 年，世界范围内暴发了第三次霍乱大流行，也在全世界范围内广泛传播，欧洲各大城市基本都中招了。最早的源头是孟加拉，当时这也是印度殖民地的一部分。恒河就是从孟加拉入海的，当地的状况，你懂的。

霍乱袭击了伦敦城。当时这种神秘的病症根本就找不到病因。人染上霍乱以后，就开始上吐下泻，浑身变成吓人的灰色，很快就去世了，一般不超过 48 小时。1853 年霍乱就开始在伦敦肆虐，到了冬天，瘟疫似乎过去了。哪知道，第二年，1854 年的秋天，霍乱又一次卷土重来，就连埋葬死者都来不及，尸体只能停在家里，堆上洋葱掩盖尸体的腐臭。

伦敦的宽街附近疫情最严重，10 天之内死掉了 500 人。当时英国的公共卫生部门认为是瘴气所致。伦敦的空气太差了，熏天臭气混合着呛人的雾霾。当然，也有人提出异议，比如怀特黑德神父就认为问题出在水源上。但是当时各种声音都有，一时间也找不到具体的原因。

与此同时，霍乱的流行引起了一位医生的注意，他就是约翰·斯诺。他开始在宽街附近走街串巷打听各种情况，当然也得到了怀特黑德神父的帮助。神父对此地可是了如指掌，他觉得问题是出在水源上。斯诺医生这一次采用了一个新的统计方式，他用笔在伦敦地图上把出现过霍乱病人的门牌号码都给标记出来了，然后把所有的水井和水泵也在地图上标了出来。他发现宽街上那些得了霍乱的人都分布在一口水井的周围。人总是要喝水的，他们会去哪儿打水呢？当然是离得近的水井。

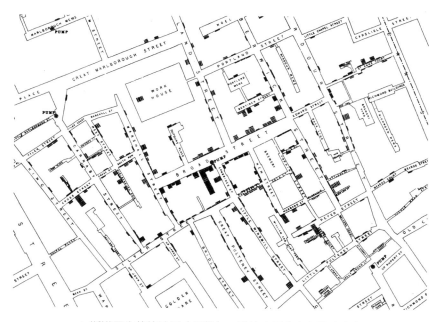

▲ 斯诺医生的统计图（局部），黑块表示此户有霍乱患者

斯诺医生挨家挨户地走访，果然，霍乱病人都曾经喝过宽街那口井里的水。但是也有例外，比如说附近的一个啤酒厂就没人得霍乱，另外一家工厂也没有人得病。但是伦敦城北却有一个老太太和她的侄女因为霍乱而死。这究竟是怎么回事儿呢？他仔细调查发现了原因，啤酒厂没人得病是因为大家都直接喝啤酒了，厂里允许，他们不喝井水。啤酒在酿造发酵过程之中已经把霍乱弧菌都杀死了。

另一家工厂是因为厂里有水井，因此也没人去喝宽街那口井的水。那么伦敦城北的那个老太太是怎么回事儿呢？她原来家住宽街，喜欢喝这口井里的甜水。后来她搬走了，但是她儿子每天打两桶水专门给老太太送去。

看来，宽街这口井就是罪魁祸首。主管部门将信将疑地把这口井给封上了。

斯诺在病人的地理分布和环境之中的水源分布之间建立起了相关关系。当这口井被封闭以后，这几条街就再也没有新的霍乱病人增加。这下，水源和霍乱之间的关系就彻底实锤，变成了因果关系。要建立一个因果关系是非常难的。

所以，约翰·斯诺的霍乱研究被视为临床流行病学的真正开端，他的地图标记法是空间统计学的源头，而临床流行病学是循证医学的基础。

循证医学其实也是一点一点儿地发展起来的，很多人都做了贡献。不过，大家还是愿意把科克伦看作循证医学的创始人之一。为什么科克伦能够获得这么高的评价呢？还得从他的经历说起。

科克伦出生在苏格兰，"二战"期间，他参加了皇家医疗队，去了希腊前线。1941 年 5 月，德国出动空降兵奇袭克里特岛。科克伦在这次战役之中成了德国人的俘虏，被关在了萨洛尼卡的战俘营里。

在这个战俘营里，科克伦是唯一的一名医生。当时战俘营里暴发了白喉，面对两万多战俘，他根本就做不了什么。科克伦手里根本没有什么治病用的药品，只能干瞪眼看着。他预计，这场白喉的大流行，起码要死掉好几百人。

但是，令科克伦震惊的是，最后只死掉了四个人，其中三个还是因为枪伤而死。按理说，科克伦应该高兴才对啊，但是科克伦简直是毛骨悚然。他对自己学习多年的医学产生了深深的怀疑。天哪！人体有如此强大的自愈能力，那么以前那些医疗行为，到底真的是医生的治疗发挥了作用，还是说是病人自己好了呢？自己过去到底在干什么？

这是人类第一次对医疗的有效性产生了怀疑。

如何分辨是医疗的效果，还是患者自愈呢？这的确是个很要命的问题。不经过对照测试，你是无法分辨的，这就是对照测试的重要性。

当时，科克伦并不知道有随机对照实验这么回事儿，可见当时的医学范式，其实跟古代差别并不大，无外乎是手段先进了一些，但是看病还是要靠医生个人的经验来进行判断，选择治疗方法也是依靠医生个人的经验。别说那年头，即便是现在，这似乎也是天经地义的，电视里某些养生节目请的专家无一不是道骨仙风、鹤发童颜。为什么？人们印象里，有经验的大夫岁数不会小嘛，神医就应该长这模样。

扯远了，我们继续讲科克伦，他的故事还没完呢。科克伦是战俘啊，他们后来被德国人挪到了德国萨克森州境内的埃尔斯特霍斯特。这里条件比在希腊的时候要好一些，起码生病的战俘可以集中居住，这样可以避免传染其他人。

科克伦在埃尔斯特霍斯特还是当医生，当时战俘营里又开始流行结核病。科克伦也非常头疼，因为当时治疗结核病的办法有很多，科克伦不知道哪一种治疗方法才是真正有效的。因为前一阵子在希腊战俘营的经历，他甚至怀疑治疗行为可能反而缩短了病人的生命。

战俘营的条件总是很差，有一段经历让科克伦刻骨铭心。一个垂死的苏联战俘因为胸口疼得要命而号叫不止，科克伦拿听诊器听了一下，发现这个苏联战俘有严重的胸膜摩擦音。很可能是因为干性胸膜炎，脏层胸膜和壁层胸膜之间有炎症渗出，随着呼吸，就像两块砂纸一般互相摩擦。这就是疼痛和摩擦音的原因。

科克伦听不懂俄语，不知道这个苏联人在喊叫什么。战俘营里也没有镇痛药，但总不能干瞪眼傻坐着吧。出于医生的本能，他坐到病床上，把痛苦的病人像孩子一样紧紧抱在怀里。奇怪的是，病人安静下来，好像不那么疼了！几个小时后，病人在科克伦的怀里平静地死去。

医生的关怀是最好的安慰剂，这就是所谓的"安慰剂效应"。我们没想到，安慰剂效应居然可以如此强大。一个治疗方法真的有用吗？你只看病人的反应是远远不够的。很可能一个完全无效的疗法也能起到安慰病人的作用，使得病人看起来好多了。所以，安慰剂效应就是阻碍我们发现真正有效治疗措施的一层迷雾。

怎么对付安慰剂效应呢？办法还是有的。

美国东部从马萨诸塞州到佛罗里达州一共 25 家退伍军人医院要合作进行一个大型癌症临床测验，目标是搞清楚几种癌症化疗药物在白血病和霍奇金淋巴瘤上的疗效。当然，更专业的说法是"大规模多中心临床测验"，请一个统计学家进行统计设计，以确保测验的客观性就变得很有必要。

这个实验小组找到一位专业的生物统计学家，他叫李景均。为什么选这个人呢？这个人名气大，他写的那本《群体遗传学导论》里面充满医生们看不懂的高等数学。

李景均是一位华人，20世纪30年代在金陵大学农学院读书，后来去了康奈尔大学留学，抗战时期回到了中国国内。他在生物统计学和群体遗传学方面有杰出的成就。他1948年出版了《群体遗传学导论》，是北京大学出版社出版的，在生物学界有着非常大的影响。再到后来，因为学术意见跟领导相左，他不同意当时从苏联传过来的李森科的理论，最后不得已，再一次远走美国。

他从罗湖桥来到了中国香港，在中国香港停留期间是没有任何身份的，一家人成了黑户，最后还是1946年的诺贝尔生理学或医学奖得主穆勒帮了他的大忙。要不是穆勒面子大，他还拿不到去美国的签证。到了美国，也是穆勒帮忙让李景均获得了匹兹堡大学公共卫生学院的教职。穆勒这个人还真够意思。

李景均以统计学家的身份参与了癌症化疗药物研究。作为团队的生物统计主管，李景均负责实验的统计设计工作，这项工作的一个重要内容是随机化，即每个病人一个编号，之后按照编号给药，医生自己也不知道自己的病人究竟吃的是实验药物还是安慰剂。

这种安排让很多医生火冒三丈，他们觉得自己被伤害了，自己居然没权知道给病人吃了什么！在这些医生看来，这是荒谬的、不道德的，是完全不能接受的。

所以，李景均承受的压力也是很大的。但是双盲是对付安慰剂效应最好的办法。不这样做，你就没办法知道这个药物是不是真的有效果。美国国立卫生研究院的领导倒是听懂了李景均为什么要这么做。

在实验设计的会议上，李景均遭到了医生们的炮轰，好在国立卫生研究院的领导力挺李景均。国立卫生研究院表示，如果不能按照随机和双盲的方法，他们将拒绝为这项研究提供经费。出钱的才是爷，惹不起啊。最后这帮医生才老老实实地照做了。

李景均特别重视两个原则，那就是"随机分组"和"双盲实验"。虽然最早的双盲实验是英国的希尔在验证链霉素药效的时候搞出来的，但是李景均对推广随机和双盲是做了很大贡献的。

英国的希尔最早开始做双盲实验是因为链霉素的样品太少了。链霉素是从美国进口的，对治疗结核病有特效，但是总共只有 50 克。而且这东西刚刚研发出来，比金子都贵。如何最大限度地进行测试，而不浪费这些药，这就是希尔头疼的问题。最后，他设计出了随机双盲的实验方法。

结核病人进入实验中心以后，会领到一个信封，里面写着患者到底是分配到 C 组还是 S 组。患者当然不知道这代表什么含义。其实 S 组才是治疗组，C 组是对照组。两组人生活的房间不一样，互相是不能串门的。否则一组吃药，一组不吃，很容易露馅儿。最后的测试结果是 S 组对比 C 组，效果很显著，链霉素是有效的。

逐渐地，随机对照实验就确立了自己的江湖地位，如今已经成了公认的金标准了。随机对照实验的测试规范是非常复杂的，也是非常严格的。反正越是严格，名词就越长，限定语就越多，大样本要加上，双盲要加上。实在太麻烦了，大家都用简称 RCT，还是简称省事儿。

其实循证医学的建立还有一个历史背景。英国在战后建立了国家医疗服务体系（NHS），这在发达国家之中是第一个。而且英国人喊出了一个颇为响亮的口号，叫"治疗全部免费"，英国人对此还是蛮自豪的。2012年伦敦奥运会开幕式上，600 多位医护工作者摆出流光溢彩的"NHS"（国家医疗服务）字母，引来全场欢呼。我当时还不太懂，怎么一群医生、护士上来又蹦又跳的？原来是这么回事儿。好多欧洲国家也是有样学样，国家把医疗给包下来了。

但是真正的免费是不可能的，羊毛出在猪身上，最后由狗来埋单。绕了一大圈，最后还是全体老百姓花钱。这钱如何花，如何才能花到刀刃上，就成了个大问题了。

所以，科克伦提出了一个新口号，"有效的医疗全部免费"。言下之意是很多医疗是无效的，这种无效的医疗怎么能让全体老百姓来埋单呢？这不是拿真金白银打水漂吗？不管是全民医保还是商业保险，谁也不愿吃这个亏，所以有效性就变得很重要。

可是，有效性并不是你说有效就有效的。真的有效吗？请拿出证据来。

科克伦在战后对最新的医学决策的思想做了分析和汇总，开始呼吁大家要重视证据。但凡是有点儿科学知识的人都知道要重视证据，但是哪些证据才是靠谱儿的呢？科克伦推崇 RCT，他说过，"随机化临床测验是重要的"。他自己就经常用对照实验的办法来解决问题。

科克伦对冠心病的治疗进行了研究，当时认为冠心病应该住院治疗，这在当时看来是天经地义的事情。相比于家庭治疗，大家还是喜欢住院。科克伦做了 RCT，最后发现，真正有好处的是家庭治疗。RCT 这种方法有点儿打破各种神话的意思，很多固有观念都是禁不起用 RCT 去捅的。

科克伦还测试了医生在疾病诊疗之中的一致性。啥意思？就是一个病人，让一堆医生来诊断，看看大家的诊断是不是一致的。比如说，他找了两位口腔科的医生给一个病人看病，结果这二位给出的诊断结论上除了牙齿数目是一致的，其他都是不一致的。这到底谁才是对的？这说明什么？大家都是根据自己的经验做判断，根本就没有做到踏踏实实依靠最可靠、最坚实的证据去做决策。

这也情有可原，医生们要花掉大量时间去面对一个个的病人。他们用来追踪最新前沿知识的时间和精力都是不足的，很多医生的知识会逐渐过时。最新的东西，他们可能不知道。

现在网上经常有人调侃："遇事不决，量子力学。"你别说，细想想，好像还真的有那么一点儿道理。假如空对空地讨论一个病该怎么治，医生可以讲出一大堆的办法，ABCD 地能排出一大串，仿佛一切皆有可能。等到面对一个具体病人的时候，一切可能性都坍缩掉了。针对这个病人，最好的疗法只有一个，医生的工作就是把这个疗法找出来。作为医生，必须提炼出一个具体的问题，然后再去找证据，回答这个问题。这就是循证医学。这不是一个具体的学科，而是一种思想。也不知道"循证"二字是谁翻译的，颇有点高大上的架势。

经过科克伦和费恩斯坦以及萨克特这些人前赴后继的推动，循证医学思想终于逐渐成熟。到了 20 世纪 90 年代，循证医学开始逐渐兴起。显然，这不是偶然的，而是有社会发展的因素在起作用，因为计算机和互联网开始兴起了。互联网时代，那就不是知识更新慢的问题了，而是知识量太大，根本无从筛选的问题了。那么，哪些证据是可靠的呢？这就要涉及分级体系。

分级体系也经历了几次升级，从老五级到新五级，到新九级，到GRADE。我们不是医学专业，了解个大致的思路就行了，就拿老五级为例：

Ⅰ级 收集所有质量可靠的 RCT 后做出的系统评价或 Meta 分析结果；大样本多中心随机对照实验。

Ⅱ级 单个大样本的 RCT 结果。

Ⅲ级 设有对照但未用随机方法分组的研究；病例对照研究和队列研究。

Ⅳ级 无对照的系列病例观察。

Ⅴ级 专家意见、描述性研究、病例报告。

Meta 分析也叫作荟萃分析，这个办法据说来自天文学。现在各种五花八门的 RCT 报告很多，但是结论都不一致，甚至是互相矛盾的。哪个证据才是可靠的？比如说这个实验证明"生命在于运动"，那个实验证明"生命在于静止"，你听谁的呢？荟萃分析就是想办法把同一个研究课题的这些实验全都汇集到一起，用一套方法来综合分析。这就比单做一次RCT 要更可靠，所以这是一级证据。

假如你找不到这种级别的证据，那么就退而求其次，看看有没有单个的大样本 RCT 的结果。这也比较靠谱。但是有些事儿是没办法做 RCT的，比如吸烟和健康之间的关系。你找一帮人，按照 RCT 严格执行，测试吸烟的危害程度，那可就麻烦了。首先是不实际的，这个实验必须严格执行几十年，谁有这个本事对一个个的大活人控制这么长时间？这又不是集中营。其次，这是有伦理风险的，你有没有这个资格要求参与实验的人损害自己的健康？这完全做不到。只能靠统计调查来解决问题。

大致来讲，前三级的可靠度都还是 OK 的，后两级就只有参考价值了。这个思路其实不仅仅是在医学领域，很多地方都能用。大家可能会注意到，专家意见是放在第五级的。看来单纯的专家意见，优先级都不靠前，江湖神医就更不能随便信了。像各个国家的传统医学都被归为"替代医学"，也有人说这个翻译不好，应该叫作"另类医学"。反正这些治病的手段也不能说就完全排除，但是作为证据，肯定是排位垫底的那一批。一般来讲，是轮不到动用这么靠后的选项的。

这也反映出一种理工科的思维方式，一切都是可量化的。这个世界不是非黑即白的，而是有着丰富的灰度的，从靠谱到不靠谱是逐次递减的。科学思维往往是"取内圈"，但凡有点儿不可靠，先存疑。但是医学是一项技术，技术思维就是"取外圈"，要不然怎么会有"死马当活马医"这个说法呢？这两者的行事标准是不一样的。

现在有了计算机了，在循证医学的指导下，是不是医生的工作就变得比较机械了呢？其实不是这样的。个人的经验还是会发挥重要的作用的，不是所有的证据都那么匹配。你要找一种药对某个病的治疗效果，找到了一个 RCT 的实验资料，仔细一看这个实验过程，发现参与实验的都是成年人。可是你的病人是个孩子，这个 RCT 证据是算数还是不算数？有多大的参考价值呢？你心里是不是要掂量掂量，如何选择证据，如何分析问题，还是离不开人的经验的。

尽管大家都承认，RCT 要是执行得比较严格的话，得出的结论是非常可靠的证据。可是，这个证据与病人之间是匹配的吗？就拿流感为例，H5N1 冒出来的时候，大家都推荐达菲作为对抗 H5N1 的首选方案。但是同时又指出，证据等级不高。达菲是经过多项极高质量的国际多中心双盲随机对照实验的论证的，为什么证据级别会低呢？道理很简单，达菲的临床测验是在人类季节性流感的人群中进行的，H5N1 型和普通的流感是类似，但是不一样，达菲作用机制可能对 H5N1 有效，但没有直接证据来证明这一点。要不然你能怎么办呢？你总不能干瞪眼看着，什么都不做吧。

同样，历史上不乏非对照实验可靠性也不差的案例。比如说青霉素，临床测验，效果好到爆表。当时可没什么 RCT，仅仅靠人的感受就能得出结论。所以，这事儿不能认死理儿。循证医学的目的是剔除各种干扰和噪声来做出可靠的决策，一切手段都是围绕着这个目标进行的。

　　总之，医生面对的是人，人体是复杂的，不能生搬硬套。病人是一个活生生的人，病人自己的意思也不能忽视。医生找到了一个最靠谱的方案，无奈病人出不起钱，那该如何是好呢？掏钱这事儿，最终还是病人自己说了算。那么，医生是不是就要考虑一下，能不能退而求其次啊？这是一个值得考虑的问题。

　　碰上有些病人得了绝症，现代医学已经束手无策了，如果病人要是向传统医学或者是民间偏方寻求治疗方案，那么医生该怎么办呢？应该拦着他吗？你别说，我的亲戚还真的碰上过这事儿。人到中年得了癌症，那种情形之下，她什么偏方都信，拦都拦不住。人求生的欲望是非常强烈的，管它是不是稻草，先攥住再说。难道要我去给她科普一下什么叫"随机双盲大样本对照测试"？我没那个心情。

　　所以说，医学不仅仅是个科学，还是一门技术，同时还是一种关怀和安慰。医学不是万能的，有很多事我们人类还做不到，这一点必须老老实实地承认。有些仗是永远也打不赢的，比如和微生物的演化竞赛，这一点大家应该是都能理解的。还有一个就是难以对抗的宿命，人总是要死的，衰老无法抗拒……

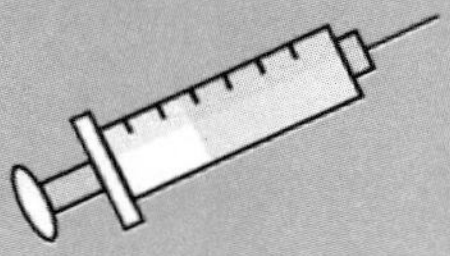

第六章

此消彼长　永无止境的对抗

木桶的短板：被吞噬的记忆

有一种病，医生们以为找到了病因，似乎一切证据都指向了那个罪魁祸首。哪知道却被现实残酷无情地打了脸。辛辛苦苦研发了那么多的新药，结果是全军覆没，一个真正管用的都没有。100多年过去了，到现在还是搞不清楚病因。这种让医生和科学家们饱尝失败苦果的病就是大名鼎鼎的阿尔茨海默症，俗称老年痴呆。这就是悬在老龄化社会头顶之上的一把"达摩克利斯之剑"。

曾经热播的电视剧《都挺好》里边的苏大强就是一个阿尔茨海默症的患者。我相信有不少人身边就有得了阿尔茨海默症的老人，如今这不是一个罕见的病。怎么会叫这么麻烦的一个名字呢？其实，阿尔茨海默是一个德国人的名字，也就是这种病的发现者阿尔茨海默医生。

这位阿尔茨海默医生曾经在柏林大学、图宾根大学和维尔茨堡大学学习医学，1887年他从维尔茨堡大学毕业，获得了博士学位，后来进入了法兰克福的精神病院工作。

1901年11月25日，一个叫奥古斯特的大妈来找阿尔茨海默医生看病。这位大妈很瘦，也显得很老，但是其实岁数并不是太大。她的家人告诉阿尔茨海默医生，她最近经常忘事儿。刚做过的事儿，一转头就想不起来了。很多人都觉得人老了嘛，容易忘事儿，这很正常。但是这位奥古斯特其实才51岁，并不是太老。这岁数就忘事儿，有点儿不正常，这引起了大家的警惕，所以才来医院找医生给看看。

阿尔茨海默医生开始给这位大妈做检查，身体上倒是没什么异常。但是跟奥古斯特聊天，发现她有点儿前言不搭后语。问她叫什么名字，还能想起来，姓什么就答不上来了。问她老公叫什么，她也支支吾吾的。问她多大岁数，这倒是记得很清楚，她 51 岁。问她家住在哪儿，她支支吾吾地回答："你应该来过吧。"其实这是老太太想不起来，但是又不想承认，找话搪塞。问她结婚没有，她回答自己有点儿糊涂了——这倒是实话。

阿尔茨海默医生可以确定，这位奥古斯特大妈的记忆出了问题，有好多地方是缺失的。一般人要是忘了的话，重新记住不就 OK 了吗？但是这位大妈就是记不住。她已经产生了时间和空间的认知障碍，搞不清楚几点钟，不知道自己是在哪儿。即便是你告诉她，也没办法在她的脑子里形成这段认知。

吃饭的时候，阿尔茨海默医生问这位奥古斯特大妈，您在吃啥呢？她嘴里明明是在吃肉，这位大妈愣说是菠菜。让她写一个数字"5"，这够简单了吧，大妈就是写不出来，最后写了个 woman，这都挨不上。

所以，阿尔茨海默医生意识到这个病人很特殊。他对这位奥古斯特大妈进行了 5 个月的治疗，而且经常随访。没多久，阿尔茨海默离开了法兰克福，来到慕尼黑大学精神病诊所工作，治疗也就不得不中断了。但是他一直在关心着这个病例，一直跟她的家人保持着联系。1906 年 4 月，奥古斯特大妈因为感染褥疮导致败血症而去世了。

阿尔茨海默一直在进行神经病理学的研究。早在 1898 年，他就发现痴呆患者之所以患病，部分是因为他们脑皮质的初级神经节退化，所以阿尔茨海默医生和大妈的老公商量了一下，决定对大妈进行尸检，看到底是哪儿出了问题。

奥古斯特大妈的脑部和病历一起被送到了阿尔茨海默工作的慕尼黑克雷佩林实验室，有两位意大利医生和他一起工作。首先，阿尔茨海默发现大妈的脑部已经明显地萎缩了，比正常的大脑小好几圈。阿尔茨海默注意到奥古斯特的脑体积缩小、重量减轻，脑沟加深、变宽，脑皮质萎缩，颞叶特别是海马区萎缩严重。一般来讲，医生也就只能看到这一步了，拿普通的显微镜也看不出什么。但是，阿尔茨海默医生跟卡尔·蔡司的光学工程师们认识。这个卡尔·蔡司的光学显微镜当时独步天下，而且开发了一系列的观察技术。我们前文也讲过，科赫也跟卡尔·蔡司关系非常好，所以才研发了油浸显微镜。可以说，蔡司就是这些医生的好朋友，提供了不少的帮助。

这一次阿尔茨海默医生使用的技术叫银染法。银染法是显示神经细胞、神经纤维和网状纤维的一种方法，脑皮质切片通过硝酸银的浸泡，不同的细胞吸收沉淀的银原子的能力不一样，也就形成了深浅不一的黑色，神经纤维可以被看得清清楚楚。他发现，奥古斯特的大脑神经细胞很多都已经报废了，甚至细胞核都被溶解了。

当然，有的细胞情况好一些，有的差一些。实际上，好坏程度代表着病理改变的不同阶段。早期病变的神经细胞，部分神经纤维呈现正常的样子，而另一部分神经纤维异常增厚且僵硬；到了进展期，神经纤维逐渐靠近，形成粗壮的神经束，开始逐渐向神经细胞胞体发展；终末期，神经细胞的胞体和细胞核瓦解，只有纠缠的神经束提示着这里曾经有过一个神经细胞。而有 1/4 到 1/3 的脑神经细胞，有上面所说的这些病理改变。同时，阿尔茨海默观察到，患者脑子里存在大团大团的蛋白斑块，不知道是些什么东西。

1906 年，阿尔茨海默在一次科学会议上报告了奥古斯特的病例，并且展示了他的观察结果，这是研究者对老年痴呆新亚型的第一次准确描述，但是当时没人关注他的研究。

到了 1910 年，一些学者通过调查也证实了阿尔茨海默医生的研究，他们也发现了十几个病例。看来的确是有这么一种病，会导致人的记忆力和认知能力出现问题。这些人的岁数其实也不算大，应该还没到老糊涂的年纪，所以就正式命名为"阿尔茨海默症"，简称 AD。阿尔茨海默的领导克雷佩林把这个名称写进了《精神病学》的第八版，这就是这个病名字的由来。

1930 年，用一种叫作刚果红的染料对 AD 患者的脑组织病变部位进行染色，证明了阿尔茨海默看到的那些大团的蛋白斑块里面普遍包含一种淀粉样蛋白。

到了 1940 年，有人通过对 AD 患者的家族进行随访和调查发现了新的情况，似乎阿尔茨海默症是一种家族遗传病。某个家族居然有好几个人都得了 AD，他们岁数不大就开始出现失去智力的病症，大多数是在 65 岁之前。至于第一个被发现的奥古斯特大妈有没有家族性遗传，这个倒是没人去调查过。但是这种家族的数量很少，所以在此之后很长时间，阿尔茨海默症都没有得到足够的重视。当时认为阿尔茨海默症是一种早老性痴呆症，人们丝毫没有意识到，这种病 65 岁以上的老头儿老太太也会得。

20 世纪的医学技术在进步。1931 年电子显微镜问世。因为电子显微镜的分辨率非常高，可以放大 100 万倍，科学家们可以观察到更精细的结构了。到了"二战"以后，电子显微镜开始广泛应用。同时，人类对于大脑的研究也在继续。

1968 年出台了一套评估系统，可以对人的认知和记忆情况打分。只有能够比较精确地打分，才能进行比较，才知道这个人的记忆力和认知水平到底下降了多少。量化是非常重要的一个研究手段。

随着研究的深入，对很多老年人做了尸检。这时候大家才发现，有些老人脑子稀里糊涂的，出现了所谓的"老年痴呆症"的症状，其实就是阿尔茨海默症。过去阿尔茨海默症是指年岁不大就出现失去短期记忆力、丧失认知能力的这种毛病。之前一直以为老头儿老太太们是脑动脉硬化导致脑子稀里糊涂的。的确，很多老年人会有心血管疾病，没想到他们所谓的"老糊涂"也是阿尔茨海默症的表现。病理分析上这两者是非常相似的，可以说是一回事儿。这一下，大家惊出一身冷汗，原来阿尔茨海默症的患者这么多啊！

大家知道，脑部的不同部位是有不同功能的，海马体的作用就是保存短期记忆。大部分的 AD 患者都是海马体被损害，或者是病变萎缩，那么人

健康的大脑　　　严重阿尔茨海默症
　　　　　　　　患者的大脑

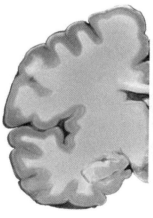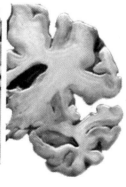

▲ （左）健康人的大脑，（右）阿尔茨海默症患者的大脑会严重萎缩

的短期记忆就出问题了，最近的事儿就是存不进去。但是过去存进去的记忆反而是相对完整的，取出来倒是问题不大，所以很多得了阿尔茨海默症的老爷爷老奶奶，动不动就忆苦思甜，会一遍又一遍地重复当年的事儿。

随着大脑中神经细胞的损坏一天比一天严重，各种症状就会一点一点加重，目前看来这是不可逆的。随着时间的推移，脑子里的词汇开始越来越少，有些东西放在眼前，就是描述不出来，说话也就越来越没有逻辑。他们脑子里的记忆是千疮百孔的，到处都是空白点。脑子不得不胡拼乱凑，出现各种记忆拼贴。

当然，AD 患者自我意识之中拼凑出来的很多事儿是虚假的，根本就不存在。很可能他根本不记得眼前这个人是谁，怎么会突然出现在自己的身边，还住在家里。天啊！家里来了陌生人啊，家里不安全啊！这当然会把他自己吓得不轻，也可能会出现疑神疑鬼的情况。脾气、性格随着大脑损害的加剧也会出现变化，会变得冷漠，表情也会变得木木的。不过也有人会情绪失控，又哭又笑。因为到底是哪一部分脑子出了问题，这是没准儿的事儿。

等到病情重了，长期的记忆也会受损。你会发现他仍然在喋喋不休地一遍又一遍地讲述过去的事儿，但是每一次的情节都不一样。因为有些信息脑子回忆不起来了，就会找相似的片段补上去。再下一个阶段，他的词汇越来越少，也就变得不怎么爱说话。身体的协调性变差，有些人容易摔倒，然后逐渐发展到不能自理，完全卧床不起。家人要照顾他，但却很难进行正常的情感交流。到最后，他会忘掉一切，就连亲人都想不起来，完全成了一个熟悉的陌生人。这也往往是子女和亲属们心理上最受不了的一点，想哭又哭不出来的一种感受，非常扎心。

在这个阶段，患者往往会因为其他的小毛病而死亡，比如肺炎。一般来讲，阿尔茨海默症会减少大约 10 年的寿命。

因为这个病不是突如其来的改变，而是一点一点地吞噬人的脑子，不留意的话很难及早察觉。况且，人总是有一种传统的认识，觉得人老糊涂了是正常的。人总是要衰老的，脑子也会衰老。况且早年间人的预期寿命也不长。到了战后 60 年代，美国人均预期寿命才猛蹿到了 65 岁，战前才不到 50 岁。到了 70 年代，人均预期寿命到了 70 多岁。这一下，木桶的短板终于暴露出来了。

1974 年，美国国会通过决议，在国立卫生研究院下设老龄化研究所，把有关老年人的研究提上了议事日程。是啊，老头儿老太太越来越多，各种和衰老有关的问题，你总要研究研究啊。阿尔茨海默症终于不再被大家忽视了。其中有一个人起了巨大的推动作用，他就是美国阿尔茨海默症协会的第一任主席斯通先生。

说起来，这位斯通先生也是一个成了名的富豪。1970 年，他的妻子出现了阿尔茨海默症的症状，纵有万贯家财，却完全无济于事。斯通先生这才发现，原来大家对这个病实在是了解不够，几乎就是一片空白，医生们也拿不出什么像样的治疗方法。斯通惊讶于全球关于阿尔茨海默症的了解如此之少，他开始尽自己最大的努力推动医学界对阿尔茨海默症的研究。从那个时候起，他开始频繁地和医学界的神经学家们交流，尝试把相关的学者组织起来。1980 年，阿尔茨海默症协会成立，斯通出任第一任协会主席。后来类似机构在全世界像雨后春笋一样冒了出来。

阿尔茨海默症协会在宣传与研究中起到了重要的推动作用，对这样一项在那时难以看到回报、单纯是学术性的研究提供了巨大的资金支持。到现在，这个协会仍在精神疾病领域有着重大的影响力。他们也开始呼吁公众了解和重视这种悄无声息的致命杀手。1984 年 7 月，阿尔茨海默症的临床诊断标准确立。到了这个时候，普通公众才逐渐知道，所谓的"老糊涂"不是正常老化的一部分，这是一种病。

既然这是一种病，总得治啊！怎么治呢？普通老百姓怎么也不会想到，这是人类目前碰到的最棘手、最绝望的一个病。医生们一直在努力，1984 年，医学界完成了对淀粉样蛋白的测序工作。原来这种淀粉样蛋白是由 39~43 个氨基酸的残基组成的，起了个名字叫作"β 淀粉样蛋白"，简称 A-β。这种蛋白到底起到什么作用，为什么健康人的脑子里就没有这玩意儿呢？看来这个东西跟 AD 症有密不可分的关系。

再去分析，发现这种 A-β 蛋白其实来自人体内正常的 APP 蛋白（淀粉样前体蛋白）。假如 APP 蛋白出于某种原因被裁切了，剩下的那一小段就是所谓的 A-β 蛋白。说白了，就是个残片。把这些 A-β 蛋白弄出来放在培养皿里面去做实验，发现这东西的确可以破坏神经细胞，看来这个家伙就是罪魁祸首。

这还不算完，假如提取大量的 A-β 蛋白，然后注射进老鼠的大脑，老鼠会得阿尔茨海默症吗？说实话，老鼠智商本来就差，你也检测不出高低来。但是解剖一下，看看老鼠脑部的病变情况，很像是患 AD 症的病人的脑子，看来这个动物模型是靠谱的。当然，后来用转基因技术，让老鼠自己身体就能产生大量的 A-β 蛋白，效果还是类似的。

证据链在一步一步地完善，先是发现了阿尔茨海默症患者大脑中有大量的蛋白斑块，里面的主要成分就是 A-β 蛋白。把这个 A-β 蛋白弄出来，放在培养皿里，这个 A-β 蛋白果然能破坏神经细胞。下一步，把这东西注射进老鼠脑子里，老鼠的脑部也出现了非常类似于人类阿尔茨海默症的状况。再下一步怎么办？做人体实验？这不行啊，不能拿人体做实验哦。这是有伦理问题的。

那怎么办呢？别忘了，早老性的阿尔茨海默症是有家族遗传的，分析分析他们的基因出了什么毛病不就 OK 了？果然，在家族遗传的阿尔茨海默症患者的身上找到了三个基因。基因的作用就是模板，用这种模板来制造各种各样对应的蛋白，依靠各种各样的蛋白来实现各种功能。APP 基因就是负责生产 APP 蛋白的，但是另外两个基因 PS1 和 PS2 就是负责砍上一刀，活生生地把 APP 蛋白给砍残了，碎片变成了 A-β 蛋白。几条线索都追踪到了这个 A-β 蛋白，这下基本实锤了吧，看来是没错了，A-β 蛋白就是导致阿尔茨海默症的病根。

寻找病因就像是个悬念迭出的破案过程，等到证据链的每个环节都凑齐，这已经到了 2000 年左右了。医学界花了 30 年时间终于形成了一个理论，那就是由于目前还搞不清楚原因，人体内产生了大量的 A-β 蛋白，这东西吞噬破坏人脑之中的神经细胞，导致了阿尔茨海默症。

原理大致是清楚了，那么剩下的就是各大药厂的工作了。对付 A-β 蛋白的办法还是很多的。首先是堵住源头，能不能不让 A-β 蛋白形成呢？这是一个思路。还有就是想法子加强人脑打扫卫生的功能，发现

A-β 蛋白马上清除不就行啦？这也是一个办法。还有就是用药物直接去杀掉这些 A-β 蛋白，这是最直截了当的办法了。

过去几十年，很多药厂就是按照这个标靶去设计药物的。我们在讲青蒿素和格列卫的那一节里已经讲到了现代制药业是怎么一回事儿。各大药厂研发出的针对 A-β 蛋白的药物有 200 多款，纷纷开始临床测验，花的钱海了去了。结果呢，做了那么多测验，没有一个是真的管用的。如果说失败一次算是被打脸的话，那么在阿尔茨海默症面前，人类已经无地自容了。

药厂花出去的研发资金达到了令人瞠目结舌的 6000 亿美元，这都是真金白银绿票子，就这么打水漂了，这是多大的一笔钱？超过波兰 2018 年的 GDP，波兰是世界排名第二十一，第二十名是瑞士。

更要命的还不在于新药研发受挫，而在于照这样发展下去，各国的医保体系快撑不住了。2019 年，全球有 5000 万人患有阿尔茨海默症，与此相关的成本是 1 万亿美元，这还只是一年的，到 2030 年还将翻倍。看到这个数字，你是不是觉得那些新药的研发费用就是小巫见大巫了。

人均预期寿命在不断地提高，很多经济发达的国家已经进入老龄化社会，65 岁以上的老人患病概率是 5% 左右；到了 85 岁，患病概率就达到了 30%；到了 90 岁，患病概率就飙升到 50%。老人越来越多，AD 症患者就会等比例变多。在全球范围内，每三秒就新增一位 AD 症患者。到 2050 年，全球患者将达到 1.52 亿人。

别忘了，一个老人患病，拖累的可是整个家庭，由此造成的 GDP 损失，这还真的不好统计呢。我们国家的阿尔茨海默症患者估计有 1000 万[①]，是世界阿尔茨海默症第一大国。没办法，谁叫我国是第一人口大国呢。我们的负担也很重。

当然，政府部门钱袋子紧，比较揪心，老百姓看着亲人一天一天地被阿尔茨海默症吞噬记忆，当然是很伤心。制药厂商看着这么巨大的市场，

---

① 《世界阿尔茨海默病日 | 关爱老人，请注意阿尔茨海默病》，中国疾病预防控制中心，2019 年 9 月 21 日

却没有合适的药品可供给。到现在为止，能投放市场的药物寥寥无几。

最开始人们发现，得了AD症的人大脑之中乙酰胆碱的数量偏少。大家的目标都是奔着增加乙酰胆碱去的，这一招似乎对轻度的AD症患者有效。目前，少有的几个被批准用于治疗阿尔茨海默症的药就有这类药物，电视剧《都挺好》里面苏大强在枕头里藏的盐酸多奈哌齐就是这类药。这就是典型的治标不治本，只能在某种程度上改善病情，但是无法真正解决问题。针对A-β蛋白的药物又不管用，所以大家开始对过去30年研究的A-β蛋白假说进行反思。

要说问题无外乎分为两种情况，第一种是靶子是正确的，但那些药物都打歪了，没能打中靶子；第二种情况是，这个靶子本身就是错的。

针对第一种，很多人开始提出各种改进意见。是不是这个药物不能很好地进入脑子呢？是不是副作用太大，掩盖了治疗效果呢？要么就是来参与实验的都是重症患者，已经是回天无力，死马当活马医呢？这些都有可能啊，也都有改进的余地。但是，200多种药物啊，那么多不同的团队，那么多不同的思路，那么多不同的药物，这都快赶上机枪扫射了，居然一颗子弹都没打中，这也太点儿背了吧。

实际上，有些药物的的确确是可以清理A-β蛋白的，而且清理得很干净，但是病人的病情一点儿都没有好转，这是怎么回事儿？难道这个靶子真的找错了吗？有不少人开始质疑A-β蛋白假说，证据链条看似很严密，其实还是存在不少漏洞的。

仔细分析一下大家看到的真实情景，阿尔茨海默症病人的大脑里，到处都有A-β蛋白构成的斑块，这到底与病症是什么关系，难道就真的是因果关系吗？谁是因，谁是果？或者这二者都是表象，那个因我们压根儿就没发现？第一个环节就不坚固。

第二个环节，培养皿里面的A-β蛋白的确是可以破坏神经细胞的，但是且慢，在培养皿里面和在人体之中是一码事吗？生物是复杂的，不可以线性平移。

第三个环节，小白鼠体内的确是聚集了大量的A-β蛋白，也形成了大量的斑块，可是这些斑块真的伤害老鼠的神经细胞了吗？你以为，你以为，就是你以为啊？

第四个环节，根据那些罕见的家族遗传性 AD 症的遗传分析，他们体内的基因的确是可以大量制造 A-β 蛋白，这总是板上钉钉的事儿吧。慢着，你怎么知道，这种家族遗传性的 AD 症和老头儿老太太所得的这个 AD 症就是同一个病呢？

现实的科学研究很像是一个破案的故事，但是这不是《名侦探柯南》，这不是密室杀人，最终答案只有一个，在现实之中有太多的可能性，你是排除不完的。

我为什么要讲阿尔茨海默症呢？一来是因为这是一个很多人都绕不开的大问题，是一个大隐患；二来这是目前我们碰到的最棘手的病，因为根本就没找到确定无疑的病因，治标效果有限，治本无从下手；三来，我想大家应该能从这段失败的经历之中有所感悟，你以为逻辑链条清晰的，你以为十拿九稳的，其实是漏洞百出，这才是前沿科学碰到的局面，容易做的事儿都做得差不多了，现在搞不定的事儿，那真的太难了。

所以，有人开始转向其他方向，提出新的理论假说，这些说法可就五花八门了。有些属于修修补补，比如说 A-β 蛋白并不是都有害，只有某几种 A-β 蛋白是不好的，不分青红皂白都杀掉，反而对大脑有害。

有些属于换汤不换药，比如 Tau 蛋白假说，这和 A-β 蛋白假说的范式有点儿类似。这种蛋白也会在大脑神经细胞里制造大量神经纤维纠缠在一起，最后杀死神经细胞。

还有一种说法就是 A-β 蛋白是具有传染性的。很多人不明白，蛋白质也有传染性？不会吧。怎么不会啊？你知道疯牛病是怎么来的吗？其实就是一种折叠错误的蛋白导致的，这种蛋白也叫"朊病毒"。别看名字里有"病毒"二字，其实跟病毒一点儿关系都没有。养殖场为了提高牛的生长速度，光吃草哪够啊？就把牛的下水剁碎了喂牛。牛不是吃素吗？人家荤菜送到嘴边也不拒绝，结果朊病毒就从牛下水里传播到了另外一头牛身上。

所以，A-β 蛋白是有可能传播的。错误折叠的 A-β 蛋白进了别人的体内也会引起连锁反应，导致别的蛋白质也跟着折叠错误，最后一发不可收拾。

最近还有人在大脑之中发现了一种细菌，就是导致牙龈疾病的牙龈卟啉单胞菌，可能这种细菌会导致阿尔茨海默症。导致牙龈出血的多半就是这个家伙，这东西怎么会进了大脑呢？按理说，应该有血脑屏障啊，尽可能阻挡微生物的入侵。1991 年，科学家们在脑内发现了疱疹病毒。怎么疱疹病毒也来凑热闹啊？据说疱疹病毒和阿尔茨海默症也有关联。

现在大家想明白了，随着人的衰老，可能血脑屏障这道关卡就不那么严密了，也就给了细菌病毒可乘之机。这倒算得上是一种说法吧。

2019 年 11 月，通过我国药监局审批的新药 GV-971 也算是一种新的思路。从机制上来说，GV-971 是一种海藻提取物，通过调节肠道菌群平衡，降低血液之中的苯丙氨酸和异亮氨酸的浓度，间接改善阿尔茨海默症的病情。经过几次正规的临床测验，安全性还不错，至于疗效呢，看实验结果是有一点儿疗效的，但是也不能说是特别显著。不过，毕竟阿尔茨海默症不是急症，这药也不是救命的药，可以先投放市场以后，继续观察疗效。至于传得沸沸扬扬的学术造假问题，那是另外一码事了。学术腐败问题，应该继续追查下去。

反正，各种各样的理论都会冒出来，但是目前还没有一种理论的可靠程度达到 A-β 蛋白理论的程度。就目前看来，A-β 蛋白还算是证据上最扎实的一个理论，其他的还不如这个理论呢。

2019 年 3 月 21 日，百健公司研发的一种新药因为 Ⅲ 期临床测验无法通过，宣布研发失败，这种药走的就是 A-β 蛋白这条路。到了 10 月，居然起死回生，通过了 FDA 的 Ⅲ 期临床测验。它起死回生的原因也很离奇：实际上它进行了两次临床测验，其中一次是患者认知能力有改善，但是效果不显著；另一次是高剂量组认知能力有显著（23%）的改善。两次的数据一综合，分数低的拉了后腿。于是整体结论就是效果不显著。后来分开单算了，毕竟高剂量组还是有效果的，统计学里面名堂也很多哦。

看来 A-β 蛋白路还有一线希望，有起死回生的可能性。至于到底结局如何，还是留给科学家们去研究吧。我们搬着小板凳等着瞧好了。

阿尔茨海默症是一种退行性疾病，说白了，就是一种和衰老相关的疾病。脑卒中和动脉硬化也是老年人特有的疾病，还有些病老年人之中很常见，比如高血压病、冠心病、糖尿病、恶性肿瘤、痛风、震颤麻痹、老年性慢性支气管炎、老年性白内障等，要开能开出一大串。

过去很多毛病并不常见，比如阿尔茨海默症，说白了，就是因为早年间人类的寿命还不够长，很多病都碰不上。随着医疗环境的改善，生活水平的提高，原来碰不上的麻烦，现在就躲不过去了。阿尔茨海默症就是其中的一个典型，号称众病之王的癌症也是一个跟寿命相关的疾病。这就是木桶的短板，当别的板被加长了，这几块板就显得短了，问题就会从这儿爆发出来。哪块短了我们就补哪块，但是，我们能一直这么补下去吗？我们终将面对死亡这个人生的终极问题。

我们固然不能拉长生命的长度，但是生命还有宽度与高度，我们还是能够去争取一个好的生活质量的。我觉得，哪儿有病也别脑子有病。既要保持身体健康，也要保持心理健康。

正常与不正常：飞越疯人院

有种病比阿尔茨海默症还麻烦，因为这是不是个病，还在两可之间，甚至连判别标准都还有争议。这就是精神疾病。这是一大类非常古老的疾病。但是在很长的时间里，没人拿它当个病。真正被当作疾病对待，历史其实不算长。

精神病学（psychiatric）这个词源于希腊语，是把"精神"和"治疗"两个词给拼到了一起，所以说，一开始，精神病学就是"治疗灵魂的疾病"的意思。忧郁、歇斯底里等英文单词是从古希腊语里边来的。

在古希腊和古罗马时代，那个时候流行的还是四体液学说。要是黑胆汁比较多，那么这个人就比较暴躁。黑胆汁上头呢，那这个人就比较狂躁。体液学说嘛，总是用各种体液平衡去解释人的各种状态。但是，古希腊留下来的传统就是崇尚理性。起码他们没有把精神病当作神秘现象，而是尽可能用自己对自然和人体的知识去解释。而且黑胆汁上头这个理论也充分说明了，他们意识到这个问题是出在脑子里。

尽管古希腊人给各种精神疾病起了名字，但是他们治不好这些人的病，放血疗法也不见效。没办法，做个护身符吧，但愿这东西有用。

当然，那个时代的人不可避免地会有一些宗教信仰的，也免不了到庙里去求求神灵保佑。所以，理性的思想和当时的神秘主义思想其实是并行的，彼此之间也是有一些交集的。不过，当时的宗教还是多神教。

到了后来的基督教时代，精神病总是跟神魔联系在一起的。那时候的神父牧师看着这人好像不正常，疯疯癫癫，而且很狂躁。他是不是中邪了？有恶魔附身吧。要不然，这家伙就是恶魔本人？

到了中世纪，精神病更是人人唯恐碰上的病。因为精神病经常和女巫、异端联系在一起。既然认为精神病患者是被魔鬼附体，那么为了拯救他们的灵魂，就得惩罚他们的肉体。所以，惩罚成为"治疗"精神病人的主要手段，比如拿烙铁烫、舌头被长针穿刺，或者干脆被烧死、勒死、砍头、活埋等，中世纪也就成了精神病学史上一个黑暗的时代。

即便不死，也是受尽折磨，有些有攻击性的精神病患者被戴上手铐、脚镣，被捆绑，甚至被关入非常狭小的笼子。伦敦的伯利恒医院 1403 年开始接收第一批 6 个男性病人的时候，准备了 4 副手铐、11 条链条、6 把锁和两副枷，这些"疯子"你不锁严实了，跑了怎么办？显然，这一时期伯利恒疯人院对病人采取了人身禁闭的手段。

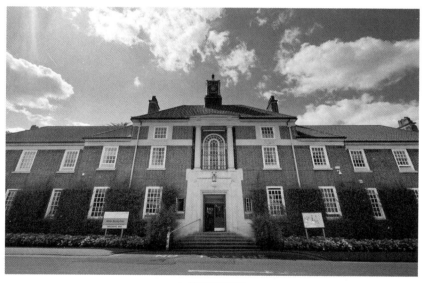

▲ 伯利恒医院

伯利恒医院可以说是精神病院的代名词。"疯人院"这个名字其实就是从伯利恒疯人院这个名字来的。伯利恒疯人院是世界上最古老的疯人院，已经有 800 年历史了。这个医院可以说是见证了精神医学的发展历程。

中世纪的英国是罗马教皇的管辖区，巴勒斯坦中部地区的伯利恒也是教皇的管辖区。13世纪初，伯利恒遭受了花剌子模的两次战争掠夺，加上伯利恒主教约翰这个人比较笨，他不善经营，伯利恒主教区损失惨重。分公司经理不给力啊，那就下岗吧。伯利恒主教换成了戈弗雷多。

1245年，罗马教皇下令让伯利恒教区的教士去英格兰募捐。于是，第二年戈弗雷多主教作为教皇的全权代表去往英格兰。他跟亨利三世处得不错，1247年9月，国王亨利三世授予伯利恒教区的教士们永久的、无限制的国王庇护，以便他们在英格兰进行募捐活动。当时伦敦市的治安官西蒙·费则玛丽向伯利恒教区捐献了自己的财产和土地，在主教门街的西侧，建立了圣玛丽伯利恒修道院。这实际上就是宗教机构，你可以认为是教皇驻伦敦办事处。

因为法国国王腓力四世的武力胁迫，教皇克莱蒙五世被迫搬家到了阿维尼翁，从此教廷被法国国王控制，时间长达70年，号称"阿维尼翁之囚"。好几任教皇都是法国人，红衣主教们也都是法国人。后来英法百年战争爆发，这都打起来了，当然不能听教皇的，他是法国人啊。从那时候起，英国就显示出独立性。圣玛丽伯利恒修道院基本接近于"敌产"，所

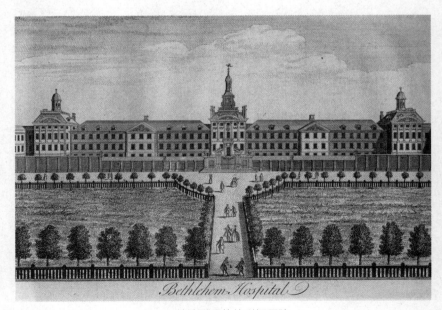

▲扩建以后的伯利恒医院

以也被严格限制。于是伯利恒修道院就开始转型，努力摆脱"敌人财产"这个身份的羁绊。原本这就是个驻伦敦办事处，负责筹集资金。现在开始转型成为收容所，转向救济、收容周围的本地穷人、老人，以及因战争和黑死病而无家可归的老百姓，所以伯利恒修道院就变成了医院。

从 14 世纪开始，伯利恒医院逐渐开始收纳精神病患者。到了 15 世纪，伯利恒医院已经是名声在外，成了专业的精神病院。伦敦市后来把当时能找到的精神病患者从其他的医院挑出来，全都塞进了伯利恒医院。到了 16 世纪中期，疯人院就成了伯利恒医院的代名词。

伯利恒医院贪污腐败盛行，财务状况一团糟。医院的附属建筑被院长给卖了，这笔钱进了他自己的腰包。他们还虐待病人，比如，据 1631 年法庭记录记载，两个政府人员临时起意到伯利恒疯人院参观，发现这里的病人全都奄奄一息。在周日，他们的饮食就是 30 个人来分吃 4 磅的奶酪，院长的妻子甚至不让他们烤火取暖。尽管院长贪腐严重，但是最后也只是辞职了事，没有受到惩罚。

那时候的疯人院主要是以关押为主，治疗根本就谈不上。甚至没人觉得这些疯子需要接受治疗。欧洲大陆上也是半斤八两。路易十四也建造了国立的疯人院，反正是他看着不顺眼的就往疯人院里塞，要饭的、游手好闲的，全都关进去，眼不见心不烦。

法国是有中央集权传统的，国王可以搞大型的集中的疯人院，但是欧洲还有很多小的城邦，没这个能力，只能把这些病人交给港口的水手们，把他们送走，随便他们去什么地方，反正别回来就行，这就是所谓的"愚人船"。当然水手们很可能是拍胸脯答应得不错，刚收完钱，转手就把病人放了，病人又开始满街跑。所以，这帮水手的诚信是很有问题的。

当时还有很多的私营小疯人院，都是要靠这个赚钱的。怎么赚钱呢？办法有的是。有个商人叫布鲁克肖，1770 年，他和地方上的官员发生过几次争执，他怀疑有人策划阴谋榨取他的财产。根据他的记载，仇敌收买了两名外科医生绑架了他，用马车拉到了一座叫威尔逊的私人精神病院。在那儿，他被关进冰冷的监禁室，食不果腹，并遭受到非人的虐待。他试图邮寄的信件也几乎都被扣押了，最终依靠其兄弟的斡旋才得以放出来。

所以他在 1774 年出版了两本册子，把他这段经历给写了出来，影响很大。也就是这一年，英格兰通过法律，要求对疯人院进行年检。确定病人上限，你不能一个那么小的房间塞那么多人，那样的话，生活条件肯定是不会好的。政府要求上报名册，不能随随便便把人塞进去。从这些改变，大家能感觉到，人们开始把精神病人真的当作一个人来对待。

不过，私立疯人院监禁疯人的"生意"的确促进了精神医疗的发展。一般认为，临床医学领域是先有医生再发展出医院，但精神医疗领域恰恰相反。

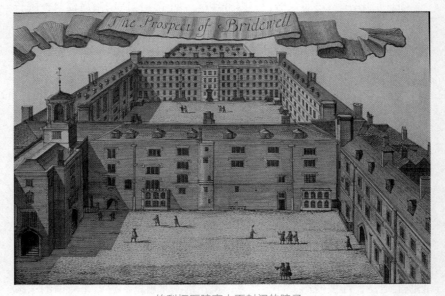

▲ 伯利恒医院高大而封闭的院子

当时不仅仅是治疗手段的问题，伯利恒疯人院居然可以卖票参观。就像动物园一样，游客们掏出一个硬币买了票，就可以进入精神病院去参观那些稀奇古怪的病人。

这一切都在强化精神病人疯癫的固有形象。好多人认为这可以警示群众，宗教界人士认为，让人们参观疯人，可以作为一项道德教育，使世人远离罪的诱惑，以免像疯人一样失去理性。1753 年，《世界》杂志刊发了一篇文章，对伯利恒疯人院的疯人展览大加赞扬。文章的主要意思就是说，人们要善于控制自己的情感，不要沉迷，不要让原罪发酵，否则便会失去理智，堕落成疯人院中的可怜生灵。他们认为直观、公开地展览疯人比任何学校教育更为有效。

说得这么冠冕堂皇，其实还是为了赚钱。伯利恒一年赚 400 英镑，这在当时是不小的一笔收入了。18 世纪伯利恒的疯人展演是英国历史上一段极不光彩的经历，它是当时历史文化的投影，也显示了当时的社会弊端。不过我们也要明白，随着疯人院的兴起，医师有了处置病人的实践，才有机会改变原有精神医疗的模式。

疯人也是人，也有人身权利。随着启蒙思想的深入人心，对生命个体的尊重成了基本的价值观。而且启蒙时代是推崇理性的，知识阶层都有一种乐观的心态，觉得理性的光辉是可以驱散阴霾的。他们觉得精神病可以被治愈，过去的方法是错的。

伦敦圣卢克精神病院的威廉·巴蒂医生就主张"管理比药物更有效"。他认为疯狂有两种类型，一种是原发性的，而另一种是间歇性的。原发性的是无法治愈的，是娘胎里带出来的。但是，间歇性的是可以治疗的。范进中举以后，一高兴就疯了，然后被他岳父一巴掌打好了。这就完美地符合了巴蒂医生的主张。你看，能治好吧。疯疯癫癫就是因为人失去了理性所导致的。

他还指出，春季放血、传统医药及外科器械都没太大作用，最优疗法是"管理"——管理是极其个别化的技术，需要针对某一个病人的妄想和奇异行为，设计出一整套的人际互动方案。巴蒂的疯人管理法影响巨大，这是第一次有人提出治疗精神病的整体思路。

英国国王乔治三世外号叫"疯王"，就是因为他晚年经常发作间歇性的精神病。有部电影就是描写这段历史，叫《疯狂的乔治王》。有兴趣的可以去看看，看看那个时代英国太医院的御医们是怎么给国王治病的，几乎是折腾得国王生不如死啊。1788 年，托马斯·阿诺和法兰西斯·威利斯等医生应诏给乔治三世治病的时候，借用了与此相关的疗法。这是"道德疗法"的前身。

法国人皮内尔是道德疗法的典范，他也受到启蒙思想的熏陶，认为不应该用镣铐囚禁精神病人，应该把他们放开，好生安抚。皮内尔当过编辑、翻译，曾为《巴黎日报》撰写医学评论，也曾钻研数学在人体解剖学中的应用，还曾经把英国物理研究理论翻译成法语。当时巴黎对外省大学的医学学位不太认可，他没办法正式行医，所以才会从事这么多杂七杂八的职业。他当时和那一群巴黎的革命家混在一起，大家都是文艺青年，都有崇高的理想，都向往改革旧制度。尽管皮内尔满嘴的外地口音，但还是获得了大家的尊重。

1785年，皮内尔的一位朋友患上了"神经性忧郁症"，堕落成了"躁狂症"，最终导致了自杀。好友的惨死令皮内尔大为震惊，他从此决定投身精神疾病的研究。

1792年，皮内尔以精神病医生的身份进入了巴黎比赛特疯人院工作，这里专门收治无法治愈的重度精神病人。进入比赛特，皮内尔被吓到了，情形太过触目惊心。在这个医院里关押着大约4000个男性，主要是罪犯、梅毒病人和约200个精神错乱者。有些人被认为是魔鬼附身，因此被关在地窖里，锁在墙上动弹不得。许多人就这么被禁锢了30～40年之久，还不如圈养的牲畜。更恶劣的是，这些病人时不时地还要被当成"展览品"，丢弃最后一点儿尊严演出活人秀，赚取无聊看客的目光与金钱。皮内尔震惊了，也愤怒了。

皮内尔强烈谴责这种不人道的做法，要求像对待普通病人一样对待精神病患者。当时正是法国大革命期间，他向革命公社请求，改善精神病人的待遇，让他们走出地牢，见见白日的阳光，抛弃以往那种残酷及不人道的手段。他还提倡释放病人，让病人回家治疗，进行自我锻炼，主张运动疗法。这些都是现代精神病医护思想的先声。

如果你在网上搜索皮内尔的名字，会出现一张著名的版画，描绘的就是皮内尔亲自下令，为精神病人摘下手铐枷锁的画面。当时给病人摘下镣铐的不止皮内尔一个，而是一大批的医生。时代毕竟不一样了。

但是，理想是理想，现实就是现实，很多精神病人的确是有攻击性的。总不能把镣铐戴回去吧，这意味着倒退。皮内尔就用拘束衣代替了，这似乎更人道一些。患者们非常爱戴皮内尔，皮尔内用泡热水澡来让这些病人安静下来，用劳动和有系统的活动来充实每天的闲暇时间，病人们当然感觉比过去天天捆着要强得多。说白了，就是给病人以人文关怀。

皮内尔对精神病人进行了系统的调查，并且记录在案，在《论精神错乱》中，他还将疾病进行分型，整理出版治疗资料并介绍给学生，他的影响贯穿整个欧洲。18世纪末—19世纪初，在疯人院工作的医生们逐渐意识到，精神医学作为一个新的学科正在逐渐形成。

18世纪，每一个国家都涌现出一批上流社会的神经科医师，他们的特征是提供诸如歇斯底里、疑病症和抑郁症这样的诊断。这到底是不是精神病，还都两说着呢。进了文艺圈，你要没有点儿忧郁的气质，你都不好意思见人。好多人巴不得医生们判定自己有忧郁症。女性嘛，歇斯底里是通病，当时的人都是这么认为的。

19世纪，精神病人开始逐渐增多，一个原因是泛化，女孩发脾气，歇斯底里，是病；男的精神抑郁，也是病。梅毒的流行也造成了大批的神经性梅毒。当然酗酒也是个问题，造成大批的酒精中毒。当时大家分得不太清楚，这些统统算是精神性的疾病。精神病院又逐渐变成了"回收站"，什么都往里塞。现在我们都知道，这不是精神病，这完全是两码事。

随着基础医学，如大脑解剖学、生理和病理学的发展以及临床资料的积累，德国的格里辛格在1845年发表了一本专著，他认为精神失常是一种大脑疾病，是脑子里发生了病变导致的。所以他被誉为"生物精神医学"的奠基人。于是德国兴起了一股热潮，那就是研究脑部的病变和精神疾病之间的关联，比如迈纳特、弗莱克西、韦尼克、克雷佩林等。阿尔茨海默当年拿显微镜对脑组织进行染色观察，就是走的这个路子。

克雷佩林是个承前启后的关键人物。他1878年获医学博士学位，1886年任多尔帕特大学精神病学教授。他于1883年出版了世界上第一本精神病学教科书《精神病学》，这本书还是心理学的创始人冯特劝他写的。前面我们讲到过，在第八版，克雷佩林把阿尔茨海默症给收录进去了，阿尔茨海默在他手下工作。

当时，对于精神病的描述是非常狭窄的。医生们发现了一大堆的精神病，比如"洞房夜精神失常"，这也太具体了，如果按照场景和行为起名

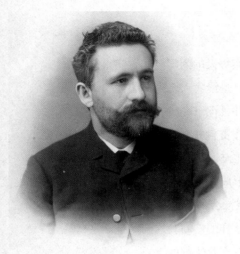
▲ 埃米尔·克雷佩林

字，那么精神病的种类简直是无穷无尽的，这怎么行呢？

克雷佩林把精神病分为 13 大类。大部分的病当时的人都比较了解，比如神经官能症、发热性精神错乱、神经发育迟缓……因为这些病都是能看到确实发生了某种病变。

只有两类大家比较陌生，因为没发现器质性病变。一类是含有情感性要素的疾病，比如忧郁的、躁狂的、焦虑的，反正这些都属于七情六欲，都是属于情绪；另一类是不含情感性要素的疾病，比如痴呆。

各种细碎的精神病都可以划分到这两大类之下，当然这两大类下还有很多的细分类型。但是不管怎么说，这比过去的分类清晰多了。

这种将精神失常划分成两大类的做法使得诊断变得非常简单。假如这些患者是忧郁地或欣快地大喊大叫，他们就被确诊为"躁郁症"，这是可以治的。如果他们是在没有情感性要素的情况下精神错乱的，那么他们就患了早发性痴呆，这病大概有 25% 的机会能治好，其他的 75% 是没救了。

克雷佩林在 1901 年的《临床精神病学报告》中记载，早发性痴呆的患者并不呆傻，相反，他们可能十分聪明和敏感，可能是放弃了接触人类社会的期望，回到封闭的自我世界中。所以"痴呆"这个词是不能乱用的，病人并不傻。瑞士学者布鲁勒 1908 年提出用"精神分裂症"取代克雷佩林的"早发性痴呆"，这个词就这么定下来了。

大家不断地寻找精神病和大脑病变之间的关系，但是进展不大，只是确认某些精神病是三期梅毒导致的，这是比较明确的生理疾病导致的精神疾病。不过他们对人类大脑功能的研究倒是大大推进了一步。但是他们面对病人的时候表现糟糕，过去治不好的病，现在仍然治不好，反正当时这条路是越走越窄。另一派学者开始快速崛起，这就是大名鼎鼎的精神分析学派。

提起精神分析，弗洛伊德是绕不过去的。弗洛伊德的精神分析认为，当受压抑的童年期性记忆和幻想在成年生活中被重新激活时，会引起神经症。利用一种复杂的强调梦的解析、自由联想和"转移神经症"技术，神经症可以被治好。弗洛伊德的这一派理论大致包括以下内容：

1.认为人有生本能和死本能，相信人类由相冲突的两种中心欲望所驱动；

2.提出人有意识、前意识和潜意识三个意识层次；

3.人格结构理论，包括本我（快乐）、自我（平衡本我和超我）、超我（道德）；

4.人格发展理论（性心理发展），将人格发展划分为五个阶段：口唇期、肛门期、性器期、潜伏期、生殖期；

5.心理治疗法，即自由联想、梦的解析和移情。

精神病学的起步阶段其实和心理学基本上是差不多的时代，所以很多东西两边是混着用的。弗洛伊德的这一套精神分析就是如此，他本人也是个精神病医生，依照传统疗法工作了好多年，理论上还是算精神病学这一边的。他的这一派理论和操作方法开始迅速流行起来，很大一个原因是受到文化界的青睐。你想编一个离奇的故事，还要用某种听起来很有道理的理论去自圆其说，弗洛伊德的这一套是很好用的。所以才有希区柯克的悬疑恐怖片对精神分析学说的绝佳运用，诺兰的《盗梦空间》也有精神分析的影子。

但是，弗洛伊德的反对者也很多。因为他的这套分析方法实在是不能证伪，所以很难说是科学体系的一部分。但是，弗洛伊德在心理学史上和精神病学史上的贡献是绕不过去的。有不少年轻人喜欢新鲜事物，他们试图把精神分析引入精神病院，不是主任医师带头抵制，就是病人不配合。你问他们问题，他们总是答非所问，年轻的医生们也没辙，反正这是一个很难攻克的堡垒。

心理疗法综合医学会议 1926 年在巴登－巴登召开，来了一大堆的代表，70% 是私人医生。过去，精神病患者都会到精神病院去治疗，重症患者当然也就出不来了。现在，很多感觉自己有病的人也乐得去找这些私人医生看看病，坐在大沙发上跟医生聊天。医生扯着扯着就能扯到力比多，扯着扯着就能扯到童年的回忆，出来以后心情好多了，这倒也不错。你想啊，能自己去看病，跟医生谈笑风生，一般来讲不会是什么特别严重的病人对吧，甚至可能就不是什么精神病。

就这样，精神分析学说在精神病院以外蓬勃发展，但是这一切都被"二战"所打断。因为有很多精神分析师是德国人，不是被纳粹杀了，就是跑去了美国。欧洲的精神分析这一派遭到很大的打击，一蹶不振。另外，精神分析对真正的精神病没多大用。所以，20世纪的上半期就比较混乱，各种另类的疗法也都冒出来了。

1883年，尧雷格从维也纳大学毕业，来到一家精神病院工作，他偶然见到了一个得了丹毒的精神病患者。丹毒是一种细菌感染，会引起患者发高烧。奇怪的是，发高烧居然对这个精神病患者有疗效。所以，尧雷格就想起用高热来对付晚期梅毒引发的精神病。

过了好久，尧雷格始终没找到合适的办法，因为这需要持续发高烧，短时间发高烧不行，最好是疟疾产生的持续的发烧。但是这种以毒攻毒的办法前人没用过，风险也大，他一直犹豫不决。这天，正好有个疟疾病人走错了门，尧雷格立刻把他拦住，从他身上抽了一管子血液，注射到梅毒病人的体内。9个人接受了这种以毒攻毒的疗法，6个人有好转。1927年，他获得了诺贝尔奖。

当然，以毒攻毒不止这一种办法。在精神病院，吗啡是常见的镇静剂，当时还没人意识到吗啡会上瘾，成为一种毒品，这也算是不知不觉间的以毒攻毒。莨菪碱这种迷幻剂也被用作治疗精神病的药物，改进版的东莨菪碱被用来治疗狂躁症。你不给病人吃药，他玩命地用脑袋撞墙啊。一种药不灵，那就混着吃。

还有，癫痫病也怪吓人的，表现形式也多种多样，有狂躁型的，只能靠吃溴化钾来压制。尽管溴化钾有严重的副作用，但是这种药是当时治疗癫痫的特效药，没办法啊。各种新的化合物都被拿来治疗精神病，就是为了让病人镇静下来。

1864年，拜耳公司发现了一种新的化合物，叫"丙二酰脲"，当时也

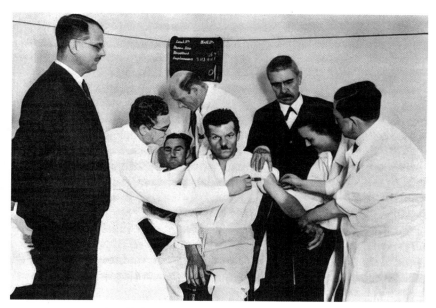

▲ 尧雷格（右边黑色衣服者）观看疟疾病人输血给精神病患者

不知道这东西能干什么用。拜耳给这个东西起了个名字叫巴比妥，后来巴比妥形成了一大类化合物。1903 年，二乙基巴比妥被合成出来了，这东西可以让狗睡得很深沉，是一种不错的安眠药。1904 年，拜耳药厂就把二乙基巴比妥推向了市场。后来发现二乙基巴比妥对癫痫有疗效，而且副作用小。1912 年改进版的苯巴比妥被用来治疗失眠和癫痫效果更好，迅速就把溴化钾踢出了市场。

这种药物也被用来治疗精神病，特别是治疗"新婚夜歇斯底里症"。新娘子在洞房里歇斯底里？反正那年头，总是把"歇斯底里"这个词用到女生的头上，很多女生甚至随身带着这个药，可见对这种疗法是深信不疑的。很多医生用持久的深度睡眠来改善狂躁者的情绪。当然不一定非要用苯巴比妥不可，男士们还是喜欢用酒精，喝醉了不就 OK 了吗？

1934 年，布达佩斯的麦度那看到一份报告，说是癫痫患者发作以后，精神分裂减轻了。他就想利用癫痫来改善精神分裂症，给实验者注射了樟脑，过了 45 分钟，患者果然出现了癫痫症状。就这么持续了两个礼拜，注射了五次。每次病人都抽羊角风，这个病人感觉到幻觉消失了。精神分裂是会出现幻觉的，这说明有效。1935 年，麦度那发表了论文，对 26 个病人做了实验，有 10 个人效果还不错。后来改用其他药物来诱发癫痫，不过诱发癫痫不可靠，患者也不喜欢，谁没事儿喜欢抽羊角风啊，即便是精神病人也很难接受。

胰岛素走进精神病的治疗领域，那是纯属意外。1928 年的一天，一位名叫沙克尔的医生被请去给一个当时著名的女演员治病。这位演员既患有糖尿病又吸毒成瘾，而且精神严重错乱。为了治疗糖尿病，沙克尔给她注射了胰岛素。经过几次用药之后，沙克尔逐渐把药量加大，结果女演员的血糖水平迅速下降，陷入了轻度的昏迷。这叫"胰岛素休克"，挺危险的。当她醒过来的时候，她的吗啡瘾却平息了。

于是，沙克尔开始使用胰岛素休克来治疗阿片类药物的戒断症状。而且他决定在精神分裂症患者身上也试试这一招，看看这种方法对精神分裂症是否也有效。这本是一种冒险行为，因为胰岛素休克很容易造成死亡，沙克尔冒着风险就这么做了，结果精神分裂症患者的病情确实得到了改善，于是他把这种疗法称为"胰岛素休克疗法"。

后来有人发明了电休克，不用胰岛素，直接通电就行。某机构电击戒网瘾是从哪儿学来的？电击的确是一种治疗精神病的手段，叫作 ECT，但是也要严格限制使用的治疗手段，不是什么人都能拉去电击。当然，由此可见，这些对孩子下狠手的人和孩子的父母都是怎么看待这件事儿的，他们把"不听话"等同于"精神病"了。

家长似乎总觉得，自己对孩子具有处置的权力，就像东西坏了要修一样，怎么修理都是自己说了算。如果必要，电击也不是不可以。这种思维不仅仅我国有，西方国家也曾经有过，小女孩罗斯玛丽的悲剧也就源于此。

罗斯玛丽出生的时候由于缺氧，导致脑部受损。她不像兄弟姐妹那么强壮，那么聪明。智商测试只有 70，只能用最简单的笔写字，还尽是拼写错误，读起来就像谜语一样难懂。小时候还算听话，长大以后，她的情绪开始变得狂躁。她会在夜里逃出修道院寄宿学校，在街上游荡。她的情绪会出乎意料地爆发——有时候尖叫，有时候用拳头打人。家里都是体面人，这个女儿实在是让家里蒙羞。

1941 年，父亲看到一种特殊手术的广告，瞒着孩子她妈，带着孩子去做了这种手术。结果孩子倒是不狂躁了，但是她变得语无伦次，渐渐停止了说话。手术之后，她不能站立，不能说话，被永远地送入了疗养院，她就此从大家的视野里消失了。19 年以后，她的哥哥当上了美利坚合众国的总统。没错，他们家就是肯尼迪家族。这个手术就是所谓的脑叶切除术，发明这个手术的人获得了 1949 年的诺贝尔生理学或医学奖。因为这个技术造成的危害太大了，而且是无法挽回的，所以这是诺贝尔奖历史上最耻辱的一次。

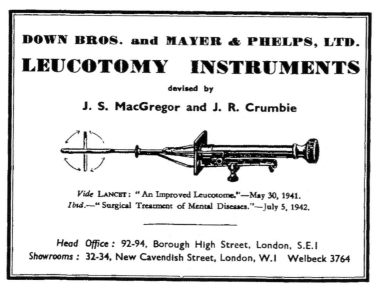

▲ 脑叶切除术的广告，广告特别突出了专用的手术器械

罗斯玛丽倒是活到了 86 岁，一直是她的妹妹照顾她。她的哥哥约翰·肯尼迪被人刺杀，只活了 46 岁。弟弟是司法部长，也是被人刺杀的，只活了 43 岁。相比之下，罗斯玛丽倒是算正常过世了。

到了 20 世纪的下半叶，治疗精神病的药物终于取得了突破。最具有代表性的就是氯丙嗪类药物的诞生，说来这个药的诞生也是歪打正着的结果。

1949 年，法国海军外科医生拉伯里特在突尼斯比塞大海员医院任职，他开始研究各种合成抗组胺类的药物来搞"增效"麻醉剂。对休克士兵手术一直是军队外科中的一个大问题，而拉伯里特的想法是找到一种增效剂，用来阻断参与休克的植物性神经系统，这样可以增加手术的成功率。他拿到了罗纳－普朗公司生产的异丙嗪，发现给士兵用了以后，士兵都变得冷冰冰的，情绪上一点儿波动都没有，对周围的一切都漠不关心，做手术也显得平静而且放松。于是，他就减少了麻醉前的巴比妥以及手术以后的吗啡，就连麻醉剂的用量都变小了。

　　拉伯里特就把他的观察记录汇集成论文发表了，上边一个数据都没有。但是生产厂商罗纳－普朗公司注意到了这篇论文，决定把这个药物改造成中枢神经方面的药物。

　　很快，1950 年 12 月，在异丙嗪的基础上，化学家卡本提领导的科学家小组合成了化合物 RP-3277，这就是日后的氯丙嗪。它的分子结构与异丙嗪只有微小的差别，多了一个氯原子，侧链上也有小小的变动。

　　公司药理部的主任西蒙娜在对氯丙嗪进行测试时，发现它具有明显的镇静作用，老鼠居然变得"冷漠"起来，以前一听到铃声就会爬上绳子，可是应用氯丙嗪之后，再听到铃声，居然无动于衷，真是怪事。

　　这时候，拉伯里特已经调任到了瓦勒德格雷斯军医院的生理实验室工作，在那儿他又开始着手研究氯丙嗪对手术病人的作用。1952 年，他发表了一篇报告，内容是关于他在 60 位病人身上应用氯丙嗪的结果。最后，他建议，这种药物可以用于精神病的治疗。

　　于是，在巴黎的圣安妮精神病医院，由当时颇具威望及影响力的精神病学家让·德雷和皮埃尔·德尼尔克主持，对氯丙嗪进行了进一步的临床测验。

　　1952 年 7 月，在卢森堡举行的第 15 届法国精神病学和神经病学大会上，德尼尔克报告了他的发现——氯丙嗪可以明显减轻精神病患者的幻想和错觉。于是，1952 年 12 月，氯丙嗪在法国上市了。很快，法国的精神科医生开始广泛使用氯丙嗪治疗他们的患者。1972 年，保罗·格林加德的实验室首次发现氯丙嗪的作用与多巴胺受体有关，由此掀起了多巴胺研究的热潮。

这种药物投入市场以后，效果是立竿见影的，好多有暴力倾向的精神病人居然可以安静下来正常生活了，好多病人甚至可以回家居住。这在以前是完全不可想象的，所以氯丙嗪类药物掀起了一场精神病治疗上的革命。这本来是好事，但是没想到麻烦接着就来了。

1973 年，《科学》杂志发表了一篇文章。说起来这事儿纯属黑色幽默，但是又让人毛骨悚然。斯坦福大学心理学系的教授罗森汉搞了一个实验，他招募了八个人（三女五男）扮演假病人：一位 20 多岁的研究生、三位心理学家、一位儿科医生、一位精神病学家、一位画家、一位家庭主妇。所有的假病人都告诉精神病医院的医生，他们幻听严重，耳朵里经常听到"砰"的一声。但是除了这个症状以外，他们所有的言行完全正常，并且给精神病院方面的信息都是真实的。当然名字和职业不能告诉他们真的，否则实验就穿帮了。

结果，这八人中有七人被诊断为精神分裂症。被关入精神病医院后，这八个假病人的所有行为都表现正常，不再幻听，也没有任何其他精神病理学上的症状，但是却没有一个假病人被任何一个医护人员识破。当他们说自己没病，要求出院的时候，医院觉得他们的病情加重了，多了一条"妄想症"。他们还成了重点关注对象，他们的一切行为都被记录在案，因为医生们都没见过这样的精神病人。反倒是病人之中有几个人识破了他们的伪装："你们是混进来调查的吧。"

美国人药物滥用是很严重的。精神病院前前后后发给这八个假病人2100 片药物。他们当然不能吃啊，这种药副作用都不小，他们都把药偷偷地倒进马桶冲掉了。他们发现真的病人也这么干，医院方面完全没发现。到底是真没发现还是懒得管，也说不清楚。

另一个奇怪的地方是，医务人员完全没把病人当人。这话怎么说呢？难道还虐待病人吗？那倒是不至于。医护人员随便聊天，就在这帮病人的面前，什么私密的话都能往外说。有一位护士，她的制服没有系扣，白天病房里满屋子的男病人，她就这么旁若无人地调整自己的胸罩。当然这不是她有意挑逗，她只是没有把精神病人当成真正的人来看待。

既然如此，病人的隐私也就不是什么隐私。随便看，随便查，上厕所都有人看着。他们完全忘了病人也是人，也有尊严。

反正这篇文章一发表，立马就炸了窝，随即引起了精神卫生界的口诛笔伐。甚至还有一家精神病院给他下了战书，放言说接下来3个月里，你们随便派人来，我们一眼就能分辨出真假病人。罗森汉接受了挑战，说他会派一些假病人去就诊。3个月后，医院秉承认真负责的态度，自信地诊断出了41位罗森汉派来的假病人。结果这回医院又被打脸，罗森汉一个都没派。

往大了说，其实罗森汉的行为不是孤立的，是所谓的"反精神病学"运动的一部分。运动的发起者包括一大批著名的精神病学家，有兴趣的可以去看一部电影叫作《飞越疯人院》，讲的就是这档子事儿。这在20世纪六七十年代是一股非常强的风潮，那个时代是黑人解放运动、女权运动、殖民地解放运动风起云涌的年代。战后，传统价值观分崩离析，人们纷纷开始质疑自己以前所深信不疑的东西究竟有几分是真的、几分是假的，反文化倒成了文化的主流。如今，很多政治正确都是那个时代逐渐形成的。

尽管反精神病学这个运动最后是不了了之，有一些实践活动也没能真的开花结果，但是对现有的模式仍然是一种修正。很多欧美的精神病院的医生护士已经不再穿白大褂了，意大利已全面解散了精神病院，回归社区的治疗方针已基本成了全世界许多国家的共识和努力的方向。毕竟现在的药物控制的确有条件支持这样做。

在英国的精神卫生法案下，医生已经不再是决定精神病人要否入院的绝对判决官，他的权力受到很多的制约。现在在很多国家，精神病院不是想送就能送的。美国的《精神障碍诊断与统计手册》（DSM）被视为精神障碍诊断领域的"圣经"，虽然有这样那样的毛病。这个标准也在一代一代地更新迭代，随时把最新的观念添加进去。比如说，现在同性恋就不再是一种疾病。

这些改变，多多少少反映了当年那场"反精神病学"运动的成果。说到底，有一个哲学问题，始终困扰着我们，什么叫正常，什么叫不正常？因为这个问题的存在，精神病注定不单纯是个科学问题，而是与社会发展交织在一起的。

欧洲人民的互黑史：梅毒与文化流行

　　上一节，我们讲到了精神病学的发展历程，以及人类对于精神疾病是如何认知的。从开始当作恶魔附体到当作疯子关进疯人院到后来当作病人去治疗，再到特效药物出现，病人甚至可以居家治疗。这期间走过的历程不仅仅是医学科学的进步，也是社会认知的进步。到底什么算病，什么不算？什么叫正常，什么叫不正常？这种哲学问题，也引发了我们的思考。

　　我发现，当医学越是接近现代，需要思考的问题就越多，甚至很多问题是没有答案的。

　　这一回，我们开篇先从音乐讲起，没错，就是音乐，挺有文化气息是吧。

　　莫扎特是音乐史上的一个传奇，也是个划时代的人物。他是个不折不扣的神童，从小就很出名。有关他的死因，显得非常神秘，据说是有个神秘的来客向他订购一部《安魂曲》。要知道，莫扎特是第一代靠自己的音乐才华吃饭的自由音乐家，是靠卖作品赚钱的，你只要出价够高，私人定制也不是不可以。

　　当时的莫扎特正忍受着体重下降、贫血、头痛、晕厥等痛苦，但是收了钱不能不干活，因此他忍着病痛工作。他一直疑神疑鬼的，总觉得这部《安魂曲》是写给自己的，反正就是一种不祥的预感。他本来就已经非常情绪化，过了几个礼拜以后，脾气变得更糟糕，喜怒无常。到了 11 月，他已经没法下床，剧烈地呕吐、腹泻，关节炎持续侵蚀着他的身体。另外，他还有四肢水肿的症状，因而根本没有办法继续作曲。当时的医生们给他用了放血疗法，很快，莫扎特就撒手人寰。即便是不用放血疗法，恐怕他的命也不会长。

莫扎特是神童，贝多芬就没那么神了。贝多芬的父亲听说莫扎特小时候6岁就会谱曲，钢琴弹得也不错，也想把自己的孩子培养成一个神童。当时贝多芬才4岁，老爹夜里喝酒，喝得醉醺醺的，回来就把小贝多芬从被窝里拎出来练琴。错了就打，小贝多芬别提多悲惨了。不过人家后来还是成了乐圣，古典主义的集大成者，开浪漫派的先河。在音乐史上，那就是泰山北斗。

贝多芬很早就开始听力下降，大概是在写《第三英雄交响曲》之前吧。大约1819年开始，他已经完全聋了。就在这以后不久，他完成了最为辉煌的《第九交响曲》。

他因为耳朵听不见，指挥排练都弄得一团糟。没办法，首演只能让别人指挥，他坐在台边，背对着观众。当时流行的是罗西尼的意大利歌剧，票房极高。贝多芬多少有点儿担心，自己会不会已经过气了？他没把握。

巨人就是巨人，乐圣就是乐圣，演出大获成功。但是，贝多芬耳聋了，观众狂风暴雨般的掌声，他是一点儿没听见。别人拉着他，把他身体转过来，看着下边狂热的观众，贝多芬的眼泪"唰"地一下流下来了。这是贝多芬最后一次在公众面前亮相。

贝多芬晚年身体越来越差，而且脾气越来越暴躁，病也越来越严重，单是1826年就动了四次手术，但病情也没见好转。他在病床上看到一个年轻人的乐谱，不由得大声惊叫，这是谁作的曲？贝多芬发现了一个音乐天才。

这个人叫舒伯特，日后会在地下一直陪伴着贝多芬。1827年3月26日下午，维也纳突然狂风暴雪，这都已经是春天了，怎么会有暴风雪呢？贝多芬躺在床上，握紧拳头，滚滚的春雷仿佛是命运的敲门声，他咽下了最后一口气。

贝多芬的葬礼在3月29日举行，舒伯特举着火炬参加了葬礼。舒伯特号称"艺术歌曲之王"。他的最后一部作品叫《天鹅之歌》，传说天鹅临终前的歌声是最美妙的。这套曲子里面最美的是《小夜曲》，经常能听到。

另外有几首歌的歌词，舒伯特采用了当时还名不见经传的海涅的诗歌，是两位大师的合璧之作。贝多芬去世的第二年，舒伯特也就去世了，年仅31岁，埋在了贝多芬的墓旁边，但是中间隔了一个伯爵的墓。1888年，这二位的墓迁到了维也纳中央公墓，旁边是小约翰·施特劳斯，那边是勃拉姆斯，这一圈全是音乐大师。

舒曼来到维也纳的时候，舒伯特已经去世11年了，这年舒曼29岁。他来到了维也纳郊外的墓园，来看看贝多芬大师的墓，也顺便看看舒伯特的墓地。贝多芬的墓前有几枝红玫瑰，舒伯特墓前什么都没有，倒是偶然捡到一支钢笔，这是大师的遗物吗？舒曼把这支笔好好地保存起来，希望能带给自己音乐上的灵感。

舒伯特生前很穷，手稿还遗留了不少。后来是舒曼帮他整理出来，《第八交响曲》根本就没写完，所以叫《未完成交响曲》。《第九交响曲》也是被舒曼发掘出来的。后来由门德尔松指挥首演，舒曼当时在办音乐杂志，他当然给予这部作品最高的评价。舒曼跟钢琴家克拉拉结了婚，但是后来舒曼精神失常了，几次想跳河自杀，但是没死成，最后死在疯人院里。

说了这么多，大家可能纳闷儿，这不是医学史吗，怎么讲起音乐史来啦？是啊，别急啊。这几位音乐家有个共同的特点，那就是喜欢音乐（废话）。但是还有一个共同特点，一般人想不到，他们都是梅毒患者，而且可以说，最后他们都是死在这个病上的。

莫扎特是梅毒患者？是啊，没错。他自己在日记里说的，他可开心了："我得了梅毒！终于……真的是梅毒！不是不屑一顾的淋病、菜花之类的。是梅毒，弗朗西斯一世就是死于梅毒，雄伟的梅毒，纯粹简单、优美的梅毒……我得了梅毒，我觉得很骄傲，去他的布尔乔亚！哈利路亚！我得了梅毒！"

这就是一个写日记的人，他倒是觉得挺光荣的。

当时治疗梅毒需要用到水银，也就是汞。有人猜测，他可能摄入了太多的汞元素，最后导致死亡。不过也有人说，莫扎特其实是感染了旋毛虫，一种猪肉寄生虫。现代人毕竟是隔空诊断，很多事儿也只能靠猜了。

贝多芬得梅毒有两种说法，一种是先天性梅毒，他爹得了梅毒，结果传染给了他妈，母婴传染给了小贝多芬，这孩子从小就不幸。不过梅毒往往造成流产或者是死胎，能生下就已经很幸运了。当然，也有一种说法就是，贝多芬生活很混乱，对女粉丝来者不拒。他的耳聋有可能是梅毒造成的，他晚年暴躁的脾气也很像是晚期梅毒的情形。

舒伯特呢？舒伯特倒是穷，也没有什么粉丝。一首《摇篮曲》只换来一盘土豆，即便如此，他仍然是妓院的常客，也不知道是不是欠着人家的钱。反正人死了，账也就销了。

舒曼倒是标准的三期梅毒发作，损伤了大脑，造成了精神病，最后死在疯人院里了。当时很多三期梅毒患者的最终归宿就是疯人院。

捷克著名作曲家斯美塔那也是梅毒患者，他也饱受耳聋的困扰，这倒是跟贝多芬同病相怜。

你可能真的没想到，这么多出名的音乐家，都是梅毒患者。画家也不例外，高更和凡·高都是梅毒患者，还争一个妓女。对艺术家的癖好，我们真的很难理解。后来，凡·高割了自己的耳朵，如果说是梅毒导致的精神错乱，倒是个说得过去的解释。1890 年，凡·高开枪自杀了。

高更在凡·高死了一年以后，去了太平洋里的塔希提岛，他被岛上的原住民女孩传染了梅毒。他好几次想自杀，他倒是不怕死，但是怕疼，于是选择了毒药。不过还是没死成，最终是梅毒发作而死。

哲学家尼采和叔本华都是梅毒患者。尼采还特别喜欢海涅的诗歌。对了，海涅也是梅毒患者。舒伯特的《天鹅之歌》里有好几首歌词是海涅的诗歌，你也可以理解为两位梅毒患者之间的惺惺相惜。

叔本华倒是有点儿仇视女性，按理说，他跟梅毒应该是不沾边儿。1860 年 9 月 21 日，他起床洗完冷水浴之后，像往常一样独自坐着吃早餐。一小时之后，当用人再次进来时，发现他已经倚靠在沙发的一角永远睡着了。在叔本华死后，人们在他的书中发现了治疗梅毒的药方。他到底是死于肺炎还是梅毒，就成了最值得争论的问题。

大文豪福楼拜也是个梅毒患者。他十几岁就开始在青楼妓馆里到处窜，20 岁在巴黎上学的时候就已经染上梅毒了，所以福楼拜临终前也出现了梅毒精神病的症状。他的学生莫泊桑写道："这是好死，令人羡慕的大棒一击，这使我也希望这样，也希望我所爱的人都这样，像被一只巨大的手指掐死一只昆虫那样死去。"

这个莫泊桑也是有样学样，他人生的最后18个月是在疯人院里度过的，他的梅毒也发作了。那个时代的精神就是对个人情感和欲望的无限赞美，艺术家们当然就走得更着急了一点儿。

梅毒到底是一种什么样的疾病呢？怎么会有那么多的名人中刀呢？其实这只是冰山的一角罢了。梅毒到底是从哪儿起源的呢？似乎古代没人提到过这些事儿。

没错，梅毒就来自那个"新大陆"。很多研究者相信，是哥伦布的远航把梅毒带回了欧洲。他压根儿就不知道自己到的不是印度，他为了显示自己到了遥远的"印度"，带了几个当地人回了欧洲。

欧洲人把旧大陆的传染病带到了美洲，差点儿弄得人家团灭。来而不往非礼也，你带去麻疹、白喉、伤寒、流感、天花……多了去了，人家还你一个梅毒还不行啊？便宜你了。

既然跟大航海和水手有关系，港口附近的花街柳巷就是高危场所。1495年，法国国王查理八世为了扩张领土，盯上了意大利的那不勒斯，带了两万雇佣军就把那不勒斯城给围了。很快，那不勒斯被占领，手下的士兵一个个都开始在城里撒欢儿。

查理八世当了那不勒斯的国王，还在那儿美呢，没多久就发现，他的士兵们浑身都长满了脓疮，奇臭无比。医生们也不知道发生了什么，之前的医学典籍里完全没有关于这种病的记载，只能确定这种病和男女关系有关。

法国人管这种病叫"那不勒斯病"，这不是开地图炮吗？那不勒斯人当然很不爽，他们管这种病叫"高卢病"。一般认为法国人的祖宗就是古罗马时期的高卢人。

查理八世的手下全是雇佣军，来自欧洲各地。他们扛着包袱回了老家，一下子就把这种病扩散到了欧洲大地。1495年，梅毒传到了法国、瑞士和德国；1497年，传到了英伦三岛；1500年，匈牙利、希腊、波兰、俄国也不幸中枪。

英国、德国都管这种病叫"法国病"，是从法国那边传过来的嘛。俄国人说是"波兰病",波兰人说是"德国病",丹麦和葡萄牙以及北非一部分地区都被西班牙人统治过,所以他们管这种病叫"西班牙病"。

梅毒不仅在欧洲肆虐,还漂洋过海到了亚洲。1498 年,葡萄牙的达伽马航海去了印度,也把梅毒带了过去。因为是从海上来的,东方国家可搞不清楚欧洲那么多的国家,所以只能拿宗教说事儿。土耳其人管这叫"基督教病",印度北部的穆斯林管这叫"印度教病"。印度教当然是倒打一耙,全都怪罪到穆斯林的头上。最后倒是统一了意见,这都是"欧洲病"。

大概在明朝弘治年间,这种病传播到了我国,因为当时广州作为通商口岸有不少外国人进进出出。这种病被称为"广东疮"。当时江南地区的人还不太认识这种病,想来还没传播到这里。因为得了梅毒以后,皮肤溃烂部分呈梅花的形状,所以也叫"杨梅疮",又称作"梅毒",这个名字一直沿用到了今天。

同时期,梅毒也传入了日本,日本还是依照相关的模式,管这种病叫"唐疮"。

一直到 1530 年,梅毒的拉丁文名字才统一为"syphilis"(西菲利斯)。这个词源自意大利医学家弗拉卡斯托罗的一首诗。诗的开头就说,这首诗是在影射查理八世和梅毒。主人公是牧羊人西菲利斯,因为对太阳神阿波罗不敬,所以阿波罗生气了,就把梅毒放出来降罪人间。

这首诗在欧洲起到了极大的普及作用,许多人都是通过这首诗了解了梅毒这种病。梅毒是印刷术普及以后新冒出来的病,印刷品在信息传播方面的效率可是比以前高得多。很快,主人公西菲利斯的名字也就成了梅毒的正式名称。

开始梅毒是相当猛烈的,得了梅毒只能等死。染上病的人开始发高烧,几个月之内,鼻子就塌了。这种病对骨骼有损伤,鼻梁就首当其冲。接着牙齿也掉了,浑身长脓疮,很快就死了。当时的梅毒远比现在的厉害得多。

一开始大家把这种病当作"淋病",因为开始都是出现在外生殖器,会发烧,这点是跟淋病相似。但是全身有红斑丘疹,会溃烂,特别是鼻子塌和牙齿掉跟麻风病特别相似，发疹子、发高烧也很像是斑疹伤寒，全身关节疼的时候又像是风湿病，所以梅毒被人称为"模仿大师"。单独看某个症状很像是其他的病，只有综合判断才能断定是梅毒。

总有人以为梅毒是天谴，老天爷惩罚你。你这个坏人，头顶流脓脚底长疮。

但是，东、西方都是在遇到这个病没几年就已经明白，这个梅毒是一个全新的病，跟天谴没关系，这种病是会传染的。从这一点上看，当时东、西方医生的水平是差不多的。

既然最开始是从外生殖器上出问题，那么很快就明白过来，这种传染病是和性接触有关。很多国家开始整顿妓院和公共澡堂子，但是对于治疗还是没有多少办法。

西班牙的一个神父宣称，愈创木的树胶是可以治疗梅毒的。他认为上帝创造梅毒这种病，就一定会在附近留下解药，愈创木就是美洲特产，应该能治病。这套理论我们中国人听起来似乎有点儿耳熟，《神雕侠侣》里边天竺僧在情花之下找断肠草，不就是这种思路吗？这种想法现在听起来当然是没有道理的。

没办法，当时的人也是病急乱投医，各种偏方都冒出来了，但是都没什么用。真正有用的是用水银缓解病情，《本草纲目》里是有记载的。当时东、西方都发现了这个办法，要么就是用水银直接涂在烂疮上，要么就是用水银蒸气熏蒸身体，要么就是直接吃。他们都知道水银是有毒的，但是没办法，保命要紧啊。到底是死于梅毒，还是死于汞中毒，这就说不清楚了。

所以，在梅毒闹得最凶的时期，欧洲累计死了几百万人，这样的变故不可能不对社会产生影响。那时候大家都不敢嫖娼了，守贞就是最高的道德。是啊，为这事儿把命搭上不合算。

后来，大家发现梅毒在变弱，似乎不是那么要命了。其实是这个恶魔变得更加狡猾了，大概到了 16 世纪中期，梅毒发展出了折磨人一辈子的特性。

初次性接触感染后的 3 天到 3 个月为一期，接触部位会出现底部很硬、边缘清晰，不痛不痒但愈合缓慢的溃疡，经过一段时间自己就好了。病人往往也就心怀侥幸，其实梅毒已经开始潜伏在身上。

再经过 4～10 周，梅毒就可以发展到二期，二期的症状就五花八门了。通常会在身上出现一些粉红色的皮疹，但是不疼不痒，然后演变成斑丘疹以及溃疡。其中有一些独特的斑疹，中央愈合而周围扩散，形成梅花状，所以叫"梅毒"。这个时期，接触传染性非常强，患者还会伴随虚弱、消瘦、掉头发以及浑身疼痛等症状。欧洲那阵子开始流行假发。

不出两个月，这些症状就全都消失了，患者感觉自己全好了，没事儿了。他哪里知道，梅毒的潜伏期是非常长的，可以长达 3～15 年，最长的甚至有 46 年的。这种潜伏策略是非常成功的，因为隐蔽性强，而且长的地方也隐秘，人也不好意思大大方方地去治病。一期、二期的症状自然消失也让人放松了警惕，这样就保证了梅毒能悄无声息地大范围传播。

等到潜伏期过了，到了三期梅毒阶段，那可就不客气了。可能发生三种情况，比如全身皮肤和脏器上长出树胶样肿瘤，这一下就毁容了。骨骼也会发生损坏，所以才会有鼻梁塌掉的情况；神经性梅毒患者会出现癫痫、瘫痪乃至痴呆；心血管梅毒则会得上主动脉炎、动脉瘤、动脉瓣关闭不全，直至心力衰竭而死亡。

梅毒演化出了这个特性以后，人类果然就放松了警惕。

不怕没好事儿，就怕没好人。1665 年，伦敦暴发了鼠疫大流行。巴黎也人心惶惶，有占星术士出来预言，巴黎也要有大瘟疫，比梅毒更可怕。如果你染上了梅毒，那么下一场大瘟疫，你就免了。

有这好事儿？这个预言到处流传，男人们像疯了一样冲向各大妓院。你很难想象那是一种什么样的疯狂。但是该来的还是来了，巴黎也并没有躲过鼠疫的大暴发。从此，梅毒在欧洲变得一发不可收拾。

当时最有效的解决方法就是隔离，这是对付传染病最好的办法。于是很多梅毒患者和麻风病患者就被流放到了某个荒岛上。我国古代政府是没干过这事儿，但是地主乡绅可是干过的。

一直到 19 世纪，对付梅毒还是没有什么好办法。无外乎是水银被换成了碘化钾，碘化钾也是有毒的。而且这种办法只是缓解，是没办法根治的。

当然，很多被梅毒毁容的人也在想办法掩盖，比如弄个铜皮，敲打个鼻子的形状，先给扣上。当然啦，石膏鼻子便宜不少。最早的整形美容就是从这儿开始的。有关整形美容，我们下一节再讲。

还有人在用鱼鳔和丝绸制作避孕套。但是在硫化橡胶发明之前，这东西根本就不好用。

一直到 19 世纪末，发现了淋病淋球菌的奈瑟开始研究梅毒的疫苗。既然天花可以研发疫苗，为什么梅毒就不行呢？值得试试看。但是很快，奈瑟就踢到了铁板，梅毒只感染人类。奈瑟用了一千多只黑猩猩做实验，黑猩猩根本就不发病。极少数出现了一期、二期梅毒，可就是没有出现三期梅毒的。实验进行不下去了。

看过前几章，大概你还记得牛痘是怎么被发明的。需要一种比梅毒弱很多，不至于造成大麻烦，但是能让免疫系统认识梅毒的东西。可是梅毒只感染人类，其他动物身上压根儿就没有类似的病，因此用动物做实验就非常难。再说了，梅毒的周期是很长的，这也限制了实验的展开。

奈瑟铤而走险，在东南亚的妓女身上做实验，给她们注射了梅毒血清，看看她们是不是能对梅毒免疫。结果，这些人全都得了梅毒，最小的妓女只有 10 岁。奈瑟没告诉她们实情，她们也不知道是怎么回事儿。她们又是性工作者，工作性质就决定了她们是传播的源头。奈瑟等于是人工制造了超级传染源，这个孽造大了。但是奈瑟还嘴硬，死不承认。

一直到了 20 世纪，人们对于梅毒的了解才稍微深入了一些。1906 年，德国的理查德·绍丁和艾瑞克·霍夫曼发现了梅毒的致病元凶——梅毒螺旋体。这是一种长得很像弹簧的细菌，属于螺

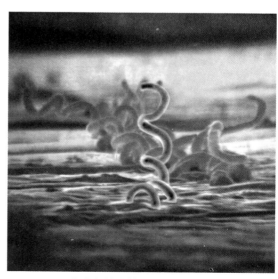

▲ 梅毒螺旋体的电子显微镜照片

旋菌大家族。因为这种螺旋体染色很困难，所以也叫"苍白螺旋体"。

到了1909年，德国化学家保罗·埃里希和助手新合成了一些有机砷化合物，助手秦佐八郎发现这些有机砷化合物具有抗梅毒特性。埃里希认为一定能从这里面筛选出对人体伤害最小的化合物。筛来筛去，第六候选组的第六个化合物效果不错。所以这个药的代号叫606，学名叫"胂凡纳明"。这种药迅速推向市场，成了治疗梅毒的特效药。

1912年和1913年，埃里希两次获得了诺贝尔化学奖的提名，可见胂凡纳明的作用有多大。梅毒终于有了真正有效的治疗方案了，尽管这种治疗方法仍然有副作用，耗时也很长。后来又研发出有机砷化合物914，副作用更小，就是编号不太吉利。

梅毒真正的克星是青霉素，梅毒螺旋体说到底也是一种细菌罢了，细菌最怕抗生素。在当时，青霉素简直是神药，横扫一切牛鬼蛇神。1943年，人们发现，早期梅毒只要用青霉素肌肉注射几针就好；晚期梅毒，哪怕是神经梅毒，也只需静脉输液就能治好。到现在为止，梅毒都没有对青霉素产生耐药性，这也是一大幸运。

"二战"后兴起了一系列的解放运动，从风起云涌的民族解放运动到马丁·路德·金的民权运动，其中也包括性解放风潮。

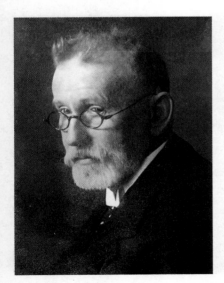
▲ 保罗·埃里希

有了抗生素的护佑，很多要人命的病都已经不再是问题了。随着技术的进步，乳胶避孕套开始大规模推广。经过不懈的努力，冲破了法律和传统道德等一系列关卡，避孕药也被发明出来，堕胎也普遍合法化。这一切后顾之忧都已经解除。

说白了，人类终于进入了我的身体我做主的年代。他们再也没有多少顾忌，因为有了科学技术的保驾护航，一切技术障碍都已经被清除了。

但是，我常说，出来混，总要还的。

这一撒欢儿不要紧啊，一种新型的体液传播疾病就悄悄地找上门来了。

1981 年，美国加利福尼亚州大学医学中心报告五个男同性恋者被诊断为卡氏肺囊虫肺炎。这种病是很少见的，一般只出现在免疫力低下的儿童身上，怎么会出现在成年人身上呢？

实验室数据表明，这些人的淋巴细胞数降低，T 细胞对抗原反应下降或消失，他们的免疫力已经变得极差。1982 年 9 月 24 日，美国疾病预防与控制中心首次使用 AIDS 来命名这种病，中文叫"艾滋病"，全名是"获得性免疫缺陷综合征"。

其实，早在 1976—1977 年，非洲卢旺达、赞比亚疑似艾滋病患者就已经出现，只是当时并没有引起人们的注意。后来的回顾性研究甚至发现，1959 年，非洲一个镰刀形红细胞贫血症的男性患者血液中检出了艾滋病病毒。可能早在 1959 年以前，艾滋病患者就已经存在了。

不过，不管你怎么往前推，最多也就是"二战"以后，这是一个非常新的病，过去是没见过的。

在 20 世纪 80 年代中期，人们发现 AIDS 的罪魁祸首就是 HIV 病毒，大名叫作"人类免疫缺陷病毒"或"艾滋病病毒"。这个病毒的特点就是专门对付人类的免疫系统。

要知道，对病毒来讲，一般就是靠人体自身的免疫系统去清除。我们使用疫苗，不过是为了让免疫系统能够认识病原体，能够产生有针对性的抗体去清除这些外来入侵者。但是，假如免疫细胞打不过这些入侵者该怎么办呢？

HIV 病毒是一种 RNA 病毒，变异很快，很难对付。尤其它是专门攻击免疫细胞里的 T 细胞。T 细胞的作用就是对外来户进行识别，然后召唤出一大堆 B 细胞，根据 T 细胞汇报的信息，有针对性地制造出抗体，去杀死这些外来入侵者。结果，这个 T 细胞一个照面就被人家 HIV 病毒入侵了，钻进肚子里一顿折腾。一方面复制传播更多的 HIV 病毒，另一方面杀死了 T 细胞。

T 细胞一死，免疫系统就门户大开，毕竟巡逻放哨的没了，B 细胞两

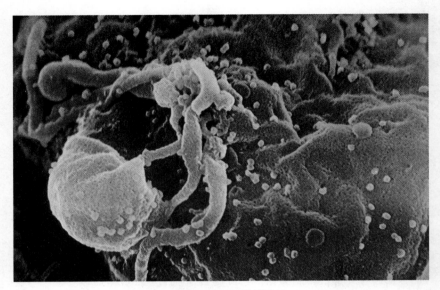

▲ HIV 病毒电子显微镜图片

眼一抹黑，什么都搞不明白。尽管免疫系统还能不断地制造 T 细胞，但是人家 HIV 病毒也没闲着，人家也在不断地复制、入侵，杀死 T 细胞。就看是你造得快还是 HIV 杀得快，这就是一场拉锯战。事实上，在感染前期，免疫系统是完全扛得过 HIV 的，但架不住这病毒变化多端，还能打游击，免疫系统哪见过这么多花样？渐渐就扛不住了。

　　人类的 T 细胞越来越少，因此免疫力也就越来越差。开始还能维持身体的正常运行，但是到了最后，人类的免疫系统招架不住了，全面崩溃。HIV 倒是不会直接杀死患者，但是免疫系统崩溃以后，过去那些稀松平常、不值一提的小毛小病现在都难以对付，难以招架。最后，病人就死于各种并发症、肿瘤和感染。

　　杀掉血液中的病毒是不难的，有很多药都可以做到。但是，藏在细胞内的病毒是没办法清除的，只能等着细胞自己死掉，这样病毒也就死了。你只要残留下一点儿，人家很快就会死灰复燃。所以，目前找不到一劳永逸的办法。

　　华裔科学家何大一提出了一个鸡尾酒疗法。病毒能躲得过这种药，未必能躲过那种药。几种药搭配好了一起下手，那么残留下来的就极少极少，这样病人就可以维持正常的生活。这是艾滋病治疗历史上的一个里程碑。

但是，药不能停，停了就前功尽弃。过去这种药都是不便宜的，需要财力做保障。当然，现在费用已经降下来了，也是普通人能掏得起的。

在我国，只要符合条件，就可以免费服用抗 HIV 的药物。总体来说，国家在 HIV 治疗上的投入是很大的，治疗效果也确实不错。只要坚持治疗，感染者寿命和正常人没有太大差别。每天按时按点吃药的话，基本不会发生耐药性。

一个要命的病变成了一种终身服药的慢性病，也还算是一个可以接受的结果。剩下的问题就不再是火急火燎的救命问题，可以从容不迫地继续研究更先进的疗法了。

当人类自鸣得意、掉以轻心的时候，大自然一定会给你点儿颜色看看。欧洲国家自 2000 年以来报告的梅毒病例达到监控以来的最高纪录，首次超过了艾滋病感染病例。首先，梅毒并没有死绝。其次，很多人已经不认识梅毒这个多变的"老妖婆"了。大家对这种病完全没当回事儿。我国曾经消灭了梅毒，但是现在又一次死灰复燃。

说白了，这几种病的暴发与流传都是跟社会发展交织在一起的，这不单纯是个医学问题。过去得了梅毒的名人一大串，现在得了艾滋病的名人也是比比皆是。说到底，都是有时代的因素的。

有一些理论认为，他们的脑子遭受了梅毒的侵袭，可能出现了某种异样，导致他们大脑的抑制解除，产生了意想不到的奇思妙想。但是想依靠这种途径获得灵感，恐怕是得不偿失的。再说了，平庸的人得了梅毒，也依旧是个平庸的人。

好在，现在的梅毒一般不死人，只要尽早接受治疗，越早越好。像过去那种鼻子塌了、牙齿掉了的情况，在现代化的国家是基本不会出现了，那些贫穷落后的国家可就说不定了。

爱美之心人皆有之，梅毒患者也是一样的。整形美容的发展史，其实是跟梅毒联系在一起的，我们下节就来讲整形手术的发展历程。

在健康人脸上动刀：医疗整形

上节我们讲述了梅毒这种极端狡猾的疾病到底是怎么流传开的。梅毒可以说是新大陆对旧大陆的一个报复，谁让你从旧大陆带来了那么多传染病呢？来而不往非礼也。

三期梅毒造成了大量的毁容，因为三期梅毒的某些发作形式是骨骼出问题，首当其冲的就是鼻梁。还有满脸长瘤子的，也有面部溃烂的。说实话，我查资料看到这些梅毒病人的照片的时候，弄得我起鸡皮疙瘩。当然，现在有抗生素，病人一般不会恶化到那个地步才跑去看病。古代可就麻烦了。

古代有些梅毒患者，尽管被毁容了，但是命保住了，没死。接下来的问题就是没脸见人的问题，这是生理意义上的没脸见人。脸中间凹进去一个坑，没鼻子，多吓人啊。伏地魔虽然鼻孔长得奇怪，好歹人家脸中间竖着一道杠啊，人家没空着。

既然有需求，当然就有人来满足需求，整形手术也就应运而生。其实啊，医学整形的起源远比梅毒要早。古人也是爱美的，最早的整形术，就是从人的鼻子开始的。

要往前追溯到第一个做脸部整形手术的人，往往很难。目前发现，最早是印度人开始搞整形术的。因为古代的印度和我国都有一种刑罚叫作"劓（yì）刑"。看这个字，你就懂了，这是一种割鼻子的刑罚。《易经》里面就有这个字，可见这种刑罚是很古老的。至于效果，你去埃及看看斯芬克斯像就知道了。

据考古发现，世界上最早的整形美容手术就是印度的割鼻再造术。古印度的医学大师苏斯鲁塔在他的那本《苏斯鲁塔本集》中提到，可以用额头或者脸颊上的肉为受劓刑的人重塑鼻子。因为印度人记录的历史经常和神话搅和在一起，时间年代比较模糊，所以古印度史基本就是一锅粥。这个苏斯鲁塔到底是 1 世纪的人还是公元前 6 世纪的人，现在有点儿搞不清楚。因为可能有重名的现象，这个苏斯鲁塔到底是哪一位苏斯鲁塔，还是一笔糊涂账。总之，很古老就是啦。

古人搞整形无外乎就是拆东墙补西墙，用这里的皮肉补到那里。但是皮肤移植的风险是很高的，有可能导致感染。而且皮肉离开身体很快就失去了生物活性，变成了死皮，移植到脸上有可能造成排异反应。所以，不能把死皮移植过去，面积也不能太大。印度人在再造鼻子的时候，是从鼻梁顶端脑门上切一块倒三角的皮，鼻梁这块不切断，皮往下一翻，刚好就是被割掉的鼻子。离得近，血脉没断，这还好办。古印度人的这种方式被称为"古印度方法"。

终于，印度人解决了鼻子的形状问题，起码不会直接看到一个窟窿眼儿。但是从额头上或者脸颊上取一块皮，鼻子倒是能凑合看了，脑门儿完蛋了，这张脸还是不能看。而且，当时古印度人没办法再造鼻梁骨，所以那个鼻子也就是一坨肉罢了，先凑合着吧。

到了中世纪，战争非常多。当时是冷兵器时代，刀剑伤特别多。贵族之间流行决斗，这边是一位公爵，对面是一位伯爵，两个人一场决斗，公爵把伯爵给杀了，但是公爵鼻子没了，这多丢人啊。不行，要想办法弥补一下。

文艺复兴时期，有一个叫加斯帕雷·塔利亚科齐的意大利医生发明了一种新的鼻子再造术。他是博洛尼亚大学的教授，他的办法和古印度人是不一样的。虽然还是拆东墙补西墙，但是，他是从人的手臂上移植一块皮肉过去，

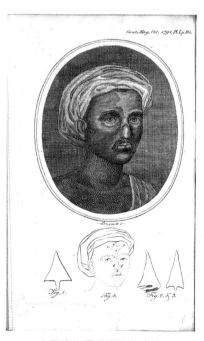

▲ 古印度人重建鼻子的方法，《绅士杂志》插图，1794 年

而不是从脸上取。这就好多了，起码这张脸能看了。

但是，那个时代是没有麻药的，那还是理发师主导柳叶刀的时代。做这个手术是需要非常大的勇气的。那年头儿贵族老爷都很勇敢吗？倒也不是，那个时代是很看重颜值的，那真的是颜值即正义的年代。长得好看不好看不是一个审美问题，有没有鼻子也不是一个伤残的问题，那是一个道德问题。假如你面目可憎，那就说明你是个道德败坏的人。这哪儿行？冒再大的风险，也要把鼻子修好。

首先用羊皮纸和皮革做个假鼻子，先在脸上比画比画。高矮，宽窄，先做个模型测试一下。这个鼻子不错，高度、宽窄都合适。然后把皮革做的这个假鼻子展开，贴到上臂上，按照这个展开图在上臂的皮肤上切一圈。最后留下一点儿连着，把这一块连皮带肉掀起来。鼻子部位的伤口也做好处理，这块掀起来的皮肉就这么对到鼻子部位。鼻子是三角形的，把这块皮肉的左右两条边缝在脸部事先规划好的位置上。人的上臂就必须高高举起，贴着鼻子，因为还连着一点儿肉呢。因为这块皮肉没有和手臂彻底断开，还有血液供应，所以不会成为一块死肉。拿绳子把手臂和脑袋捆在一起，千万别动。保持这个姿势 20 天，皮肉和鼻子长到一起了，再把这块皮肉和手臂之间的连接部分切断，把鼻孔这部分构造好，缝上就行了。

你想象一下，这位可就遭了罪了，疼得要命。而且吃饭张不开嘴，打喷嚏、咳嗽都不行。这种方式叫作"意大利方法"。这个办法听着恐怖，其实在当时已经非常先进了。起码，这张脸是能看的，尽管还是没鼻梁骨，鼻子还是块软肉。重度的梅毒患者可是开心坏了，起码脸部的缺陷有办法弥补了。

这种整容技术被完整详细地记录在了一本叫作《植入手术纠正缺陷》的书里，这本书的作者就是加斯帕雷·塔利亚科齐。这本书是目前发现的最早的有关整形医学的书籍，从头到尾是由拉丁文写成的，里面还记录了很多特殊的手术工具，配有详细的插图。这本书不仅具有医学价值，排版印刷和版画插图也相当精美，代表了 16 世纪印刷术的最高水准。这本书最后在英国多米尼克·温特拍卖行被人以 1.1 万英镑的价钱拍走了，换算成人民币要十几万。

但是教会当时认为梅毒是上帝对人的惩罚，因为你是坏人，所以上帝才会毁掉你的容貌。说白了，上帝还是认为颜值和人品必须匹配，如果不匹配，那就要手动操作给他搞匹配了。既然如此，这事儿就不能作弊，整容手术当然是受到打压的。不过真正麻烦的是，这个方法造就的鼻子不太结实，擤鼻涕稍微用点儿力，就能整体掉下来，所以后来也就不流行了。

从古印度方法到意大利方法，这是一个很大的进步。在没有止血方法、麻醉药和无菌术的时代，这已经算是很了不起了。等到外科手术成熟起来，各项技术都已经齐备，整形外科的技术障碍就已经不复存在了。毕竟整形手术，也不过就是一种手术罢了。

1901 年，德玛变脸公司（Derma-Featural）在英文杂志《时装世界》（*World of Dress*）上刊登了他们的一种"治疗方法"，他们可以修复鼻子畸形、招风耳和皱纹，还能制造酒窝。这到底是一种什么技术，他们没有透露。后来发现，他们仍使用手臂的皮肤进行鼻子整形手术，这不是什么创新。真正创新的是他们把石蜡注入假鼻子，石蜡加热一下就是软的嘛。你要什么样的鼻子，让大夫给你现场捏一个。不满意，咱重新捏，保修期半年。不过石蜡这东西不听话，医生捏来捏去的，可能会挤压到其他的部位，造成石蜡瘤，甚至致癌。这家美容医院的老板据说没有行医执照，不是从医学院毕业的，纯粹是江湖游医出身，所以他的胆子格外大。

但是，我们要关注的不仅仅是他在技术上的创新，一家医学公司居然在时装杂志上登广告，这是怎么个意思？实际上，这时候的整容需求不再是创伤造成的，而是审美造成的。别忘了，那个时代正是一个强盗大亨的时代，一个弱肉强食的时代，种族歧视盛行。

所以，要解决问题的人不是什么梅毒患者，也不是鼻子受伤的人，而是一个个普通的、健康的人。在健康的人脸上下刀，人们碰上了新问题。美国耳鼻喉科医生约翰·奥兰多·罗伊（John Orlando Roe）发现了一种鼻内隆鼻的方法，这种方法不会留下明显的疤痕，是 19 世纪 80 年代一项重要的技术突破。原来做鼻子的整形手术也可以这么不显山不露水啊。

在 20 世纪初，发生了第一次世界大战。进入工业化以后，枪炮的威力可比刀剑要强多了，机关枪和堑壕战也导致了双方大量人员的伤亡。现代整容手术技术的飞速发展就跟第一次世界大战紧密相关。

吉利斯本来是个新西兰人，他是个耳鼻喉外科医生，一直在伦敦工作。"一战"的时候，他随军出征。他在巴黎看到有一位外科医生给脸上长了肿瘤的人去除肿瘤，然后从下巴颏上取了一块皮肤覆盖在去除肿瘤的那个伤口上，这就是当时兴起的皮肤移植技术。吉利斯对此非常感兴趣，他提出了面部修复的设想。吉利斯就在战壕里开始为受伤的士兵进行脸部修复。

不久之后，他为海军重炮手沃尔特进行手术。沃尔特在日德兰战役之中被炮弹弹片打中脸部，导致毁容。吉利斯从沃尔特的肩膀上切下一块皮肤，移植到脸上。这也被认为是首次基于现代医学理论的整形手术。1916 年索姆河战役期间，吉利斯治疗了大约 2000 名士兵，其中绝大部分都采用了这样的治疗方式。

战后，吉利斯开设了一家医院，有成千上万的面部被毁的老兵排队等着他治疗。修复鼻子和下巴的手术他起码做了上万次，刷了这么多经验，脸部的整形手术开始逐渐成熟。

吉利斯是公认的现代整形外科技术的开创者。当然，萝卜快了不洗泥，他是以治疗为目的，脸部能凑合看，五官轮廓完整就行了，颜色就照顾不到了。从身体其他部位移植过来的皮肤，难免颜色有差异。后来，他的学生把这种技术带到了美国，美国也有很多的老兵需要脸部修复。

所以，整形手术一开始就是为了修复外伤，后来被用于修复人脸的缺陷，尽管这种缺陷并不是什么真的缺陷，纯粹是审美造成的。审美的背后透露着种族歧视。到了"一战"时期，对脸部伤残的修复需求大增，所以就呈现此起彼伏的发展历程。等到战争结束了，社会从战争状态进入和平时期，对美的追求就又一次冒上来了。

这次，整形的范围扩大到了身体，这不仅仅是脸上的事儿。上战场的主要是男性，当时脸部整形主要针对男性。等到这波风潮过去，该修理的都修理过了，就该轮到女士们成为主力军了。一方面，女士们都追求年轻漂亮，脸部拉皮去皱纹当然很重要；另一方面，女士们可不仅仅满足于在脸上动来动去，她们对身材也很关注。

早在19世纪，塑身衣开始流行。你看电影《乱世佳人》里，就有这方面的情节。女士们都拼命去勒腰，想要把腰勒细点。其实这也好理解，勒腰是为了反向衬托出胸部的丰满，这才是女士们真正想要的。付出的代价就是长期挤压内脏。

在19世纪末，欧美出现以石蜡为原料的"注射式丰胸"。没错，又是石蜡，还混合一些其他的油。不用这东西用啥啊？当时没有什么其他更好的了。这是人类史上最早使用的医疗丰胸技术。但是很快，大部分接受石蜡丰胸的女性出现了严重的并发症，比如扩散感染、乳房变硬、诱发乳腺癌等，因此，这项技术在20世纪20年代被明令禁止。

1895年，医生车尔尼就为一个因为慢性囊肿而切除双侧乳腺的女演员做了隆胸手术，用的是自体腹壁脂肪。虽然脂肪被吸收了，但是这也算是为后来的自体脂肪隆胸手术做了一个大胆的探索。不过局限于当时的水平，女士们想搞大点儿的愿望一直没实现。

手术的方案看来不安全、不成熟，物理方法总是安全可靠吧。20世纪初，法国妇女们被一个"大吸盘"广告所吸引。还真的有人相信这样的东西，靠真空负压往外吸，还要靠冷水来刺激。看来那年头，为了好看，商家是什么都敢吹，消费者是什么都敢信。

反正是绕了一圈，身上搞不定啊，还是只能在脸上做文章。1924年，纽约《每日镜报》上刊登了一句广告："谁是纽约最丑的女人？"这是啥意思？其实就是一则广告，广告承诺，被选出来的最丑的女孩会得到免费的整容服务。这个营销手段前些年是不是很常见？炒作起来挺有效果的。人家近百年前就玩过了。人家广告上也写得清楚，为了防止各位最丑女孩暴露身份，招人笑话，报纸上刊登的照片都是修改过的，不用担心隐私泄露。你别说，人家考虑得还真的很周到，这可是1924年。

那年头就能修改照片？是啊，那年头虽然没有电脑软件，但人家可以动用暗房曝光技术，可以用显影液定影液去涂涂抹抹。慈禧太后老佛爷的照片也有经过涂抹的版本，皱纹明显减少。改变脸型有点儿难，去皱纹还是做得到的。

很多人在怀念那个纯天然没有美颜整容和 PS 的年代。不幸的是，从 19 世纪末开始，所谓的"纯天然"的美，就已经名存实亡了。

民国时期还出版过一本《美眼整容新疗法》的书，上边可是图文并茂。眼睛、鼻子哪里能修、如何修，都开列得很详细。北平、天津哪家医院能做，具体的地址都写得清清楚楚。这就是一本医疗美容的推广手册。

当然，当时也有医疗美容的报纸广告，少不了刊登几张手术前后的对比照片。以现在的审美观来讲，整过以后还不如不整呢。开个双眼皮倒也不是不行，两层眼皮间隔大了点，都快赶上火车铁轨了。

民国时期很喜欢用名人明星做广告，也没有什么可以遮掩的。某位明星哪里动刀子改过，都是明确标注的。毕竟能享受到这种医疗服务的是少数人，物以稀为贵嘛，凭什么遮遮掩掩呢？

"一战"以后有一段和平的时光，但是很快，"二战"就打起来了。一旦打仗，整形医疗的重心全都转向了创伤修复。吉利斯的一名学生，也是他的表弟麦金多，第一次对因烧伤而导致面部严重毁容的飞行员进行了外科整形手术。这是外科整形的一次里程碑事件，麦金多为当时的外科整形的研究发展奠定了基础。这种严重烧伤可就不是好看不好看的问题了，弄不好会丢命的。

所以，不管是吉利斯还是麦金多，他们秉持的理念还是救死扶伤，是在为伤残人士服务。但是吉利斯的另外一个学生走的道路就不同了。伊沃·皮坦基是整形美容界的大师。他是巴西人，吉利斯的学生，他认为整形手术给那些被上天"遗弃"的天使带来了新生的希望。这话啥意思？他的意思就是说，你为啥不自信呢？因为你长得有缺陷，没关系，修修不就 OK 啦？所以他强调，整形手术还可治愈一些心理小疾病，例如自卑、自闭等。心理有问题，也可以靠整容提振自信嘛。有他的大力推动，巴西成了整容大国。

"二战"以后太平了没多久，朝鲜战争爆发，又是战争不断。就在这个时期，医疗整形技术涌入了韩国。很多美国医生来到韩国，帮伤残军人做容貌修复。

战后，很多韩国外科医生学会了整形技术。和平时期，战争的创伤很少，他们就帮着唇腭裂的孩子做修复，整形技术在修复唇腭裂方面发挥了意想不到的作用。但是谁也想不到，后来韩国的医疗整形能普及到现在的这种程度，是老少皆宜，人人可做。韩国也成了整形美容的大国。

所以，这事儿就从救死扶伤，变成了提振自信。这意味着，在脸上动刀的人不一定有什么生理疾病，很可能是健康人。

女士们长久以来的改善身材的愿望，到了20世纪50年代终于看到了苗头。过去想丰胸，但是总是失败，石蜡油不听话，总是到处乱钻。50年代，美国的潘曼用一种多孔海绵进行丰胸，外面包裹一层聚乙烯囊以防止纤维组织长进海绵里面。有了这个技术，最开始的一年里，女士们都很满意。但是一年以后，海绵瘪了，体积缩水了25%，而且变得硬邦邦的。这个问题困扰了整形外科医生很多年。其实这不是手术的问题，而是一个材料学的问题。材料不过关，那有什么办法呢？

1963年，克罗宁和罗格发明了硅胶假体。其实就是一个硅胶囊，里面装进液体硅胶。手感非常好，一度很流行。但是随着使用人数越来越多，隐患也出现了。毕竟隆胸是仅次于做双眼皮的第二大医学美容方式，过去没发现的问题，现在冒出来了。1992年，美国FDA提醒大家谨慎选择硅胶填充物，这东西是有风险的。

自体脂肪隆胸就是从大腿或者肚子这些地方，吸取多余的脂肪移植到胸上。安全性好，不存在排异反应，而且手感自然。但是，没多余脂肪的瘦子肯定做不了。即便是不瘦，有足够的脂肪可用，吸脂过程也是有一定风险的。

整形都是有风险的，但是也拦不住爱美人士。

玛丽莲·梦露也是整过容的，而且是实锤了。她的X光照片和医疗记录已经被公开了，她动过下巴、鼻子、双眼皮和发际线，但是一般人真的看不出来梦露整过容。

相反，迈克·杰克逊那张脸藏都藏不住，可以说是大型翻车现场。杰克逊1981年第一次进行了隆鼻手术，然后就刹不住车了，他把自己从头到脚大修了一遍。他接受过十几次面部整容手术，包括六次鼻子、三次下颌、两次嘴唇和一次面颊。他得对自己的长相有多失望，才会整得这么离谱。

杰克逊当年做整形的时候，还是要大动干戈的。他父亲对他的鼻子不满意，一天到晚数落他这个鼻子长得不像自己。他隆鼻必须动刀子才行，极限是动三次，他动了六次，最后他的鼻子基本毁了，鼻尖的皮肤很薄，他的鼻子号称最脆弱的鼻子。

这种手术整形是不可逆的，而且价钱很贵，中产阶级是消费不起的，也只有这种明星能享受。只有价钱跌到中产阶级能够消费得起，整形美容才能全面开花。所以，微整形也就应运而生，有谁会放着钱不赚呢！这东西便宜多了，也方便多了，号称"午餐美容"，吃顿饭的工夫就搞定了。

微整形主要分两大类：注射填充和激光治疗。注射填充的历史其实不短，早先丰胸用过的材料，也都往脸上打过一遍。现在最常用的是透明质酸，也叫玻尿酸。从化学角度来讲，玻尿酸是一种线型聚合物，属于葡糖胺多糖类，是构成结缔组织的重要成分之一。它的主要作用是维持皮肤的弹性和紧致度。反正，这东西是可以注射的。人体本身就有，安全性不错。一般医生会给出一个处理方案的，该往哪儿打，人家有经验。当然，一定要找正规的医疗机构，脸上的事儿都不是闹着玩儿的。

注射除皱最常用的就是肉毒杆菌毒素，简称肉毒素。这东西是有剧毒的，听名字就知道，但是用于整形美容的肉毒素已经稀释了40万倍。肉毒素能阻断神经和肌肉之间的"信息传导"，致使肌肉松弛，这一松弛，皱纹就全都抻开了，这不就光滑了吗？可惜，这块肌肉也不听话了，对表情有影响。脸上的肌肉群要是不协调，某些肌肉掉链子，那么表情就会显得有点儿怪怪的。这东西要悠着点儿，适可而止。

这种注射美容都会面临被吸收以后逐渐失效的问题，这是不可避免的。

如果说，注射微整形主要负责调整形状，那么激光治疗主要负责调整颜色，主要是针对不同的皮肤表面及浅层问题，比如雀斑、黄褐斑、皱纹、毛发、毛细血管增生、浅表瘢痕、脂肪堆积等。

不管哪种整形美容技术，不管是动刀的，还是不动刀的，都是有风险的。

首先是医疗机构是不是靠谱儿，你别找个没有资质的店就进去了。医疗问题都是大问题，马虎不得。即便是正规的机构，也还是有一定风险的。比如：

·隆胸手术中，填充物破裂乃至扭曲移位，都可能导致钙沉淀、僵硬、疼痛。

·眼部整形，则可能造成视力模糊、感染、皮下出血，严重者可能失明。

·吸脂术可能导致"袋状"皮肤，因为没有脂肪支撑，显得皮肤松弛，更严重可能导致肾脏问题以致死亡。

我一定要提醒一句，整形美容最大的风险来自一个基本的事实，这也是整形这种医疗服务最特殊的地方。因为你是一个健康的人，所以在你身上打的每一针，动过的每一刀，都会使你的健康打折扣。值得不值得，你自己考虑。

除了要承担一定的健康风险，还要承担一定的效果风险，因为最终的效果未必就符合本人的预期。

即便是没出事故，一切都是按计划来的，乍一看很漂亮，其实也不是没隐患。

前一阵子，大家把很多韩国明星的照片排列到一起，结果都分不清楚到底谁是谁，乍一看全都一样，估计都是同一家医院的同一位大夫给设计的。人都是有思维定式的，结果这脸也就成了批量生产了。大家不妨思考一下，什么才是美？整过就一定比不整要美吗？这可就两说了。因为审美是没有标准的，即便有标准，也是模糊的。

最麻烦的是，有些人的期望会节节攀升，会整形上瘾。他们永远对自己的长相不满意，所以就不断进出手术室，直到一发不可收拾。有些女星，一直整到嘴唇像两根香肠一样，脸部完全僵硬、没表情，跟诈尸差不多少了。

何去何从，只有靠自己掂量了。

过去医疗技术的进步都是在为病人服务的，而整形美容很大程度上是在为健康的人服务。

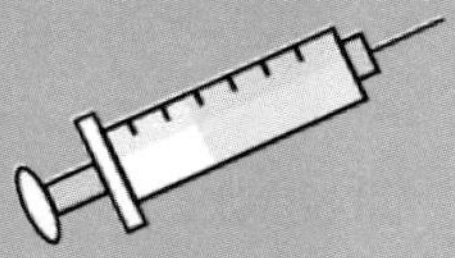

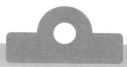

第七章

上帝的 AI 手术刀

寻找黑科技：医学如何走向未来

　　这一章我们要讲讲有关医学的未来，看看人类未来的医疗模式会发生什么改变。当然，有很多问题，也还不算纯粹的医疗科技问题。毕竟，医学是要实实在在地做事的，做事就会碰到医学伦理和价值判断，这是难免的。

　　1971 年，美国总统尼克松公开向癌症宣战，签署了《国家癌症法案》。当时的设想是"向癌症宣战"，一劳永逸地解决问题。前三年就花掉了 16 亿美元，但是后来却很不顺利。到现在，癌症也没有被攻克，这个计划失败了。尽管如此，还是造就了好几个诺贝尔奖，医学界对于癌症有了深入的了解。1975 年的诺奖得主杜尔贝科在《自然》杂志上发表了一篇总结文章，讲到了其中的原因：不是我们无能，是癌症太狡猾。癌症到底邪门在哪儿呢？因为癌症不是某个病菌感染造成的，也不是某个基因坏了造成的，它是在整个基因组层面上出了问题。要搞定癌症，必须知道整个人类基因组的知识，像现在这样，一个个地去研究单个基因肯定是没有出路的。

　　这下，大家来劲了，纷纷向美国国立卫生研究院进言，咱们把人类的基因组全给测了吧。1985 年，美国科学家提出了一个宏大的计划，对人类的基因组进行测定。这就是至今为止最宏大的生命科学计划——人类基因组计划，要花 30 亿美元，美国政府还真的同意了。这个计划号称世界第三大科学工程，前两个是曼哈顿工程和阿波罗登月计划。

　　整个 20 世纪，最伟大的生物学发现就是 DNA 的双螺旋结构。人类对于生命的认知跨越到了分子级别。人类的 DNA 是由 30 亿个碱基组成的一本天书，若干碱基构成一个基因。碱基相当于字母，基因就相当于一个个的单词。如果要精确地把这些海量信息全都搞清楚，肯定是一个庞大的工程。即便是一个经过严格训练的技术人员，每天也只能测序 1 万个碱基对。完成所有工作，需要 10 个人干 80 年。

一个国家搞不定，那就一起上。当然，美国还是占了大头，他们测了54%。不过美国有个商业公司叫"塞雷拉"，他们说不用花那么多钱，只要 3 亿美元就够用了。但是，他们想独占知识产权，以后全都收专利费。人类基因组计划的组织者着急了，看来要加班加点，不然被这个商业公司给反超了，那可不行。刚好中国一直在申请参加，基因组计划尽量动用一切可以动用的力量，所以我们中国也就分到了 1% 的工作量。大家一努力，基因组测序工作就提前完成了。

最后经过谈判协调，2000 年，克林顿总统拉着两个团队领导人的手，宣布人类基因组计划完成。人类基因组是人类的共同财富，知识产权是归全人类所有的，不允许进行专利保护。当时塞雷拉公司的股票马上就跌了，连累到纳斯达克整体下跌。所有数据对所有研究者公开，这对全人类来讲都是好事儿。

2004 年，国际人类基因组测序联盟的研究者宣布，人类基因组中所含基因的预计数目从先前的 3 万～4 万调整为 2 万～2.5 万。想知道人类基因的精确数目，还要研究好多年。

可能有人会好奇，科学家们测定的基因到底是谁的呢？基因来自少量的志愿者，男的女的都有。人与人之间大部分基因序列是相同的，大约只有 0.01% 的差异。每个人都有极少部分基因不同。就是这一点点的差异，造成了每个人都有不同的身高、肤色等一系列不同的特征。但是对于人类基因组计划来讲，选择谁的基因来测都差不多，这个计划主要研究的是共性。不过，在后来的国际人类基因组单体型图计划之中，对来自不同种族的 270 个人进行了测序，注重发现不同族群之间 DNA 的序列差异，算是开始研究差异。所以，这事儿都是一步一步逐渐深入推进的。

正因为生物学基础研究的推进，促进了医学上有关基因疗法的进步。每个基因都是一个模板，专门用来指导如何生产蛋白质。基因通过指导生产各种各样的蛋白质，来实现五花八门的功能。比如说各种酶都是蛋白质，蛋白质也是构成细胞的基本原材料。

但是，我们的基因一半来自父亲，一半来自母亲。30亿个碱基，要复制这么多的碱基，一个都不错，那是不可能的，尽管纠错机制非常强大，但是怎么也做不到没有漏网之鱼，这种错误就叫"突变"。无外乎就是缺了、多了、错了三种情况嘛。有些突变是无关紧要的，错了也就错了。但是，关键的地方出了错，那就出问题了。

比如2013年，著名女星安吉丽娜·朱莉就接受了乳腺的预防性切除。不仅如此，后来她还切除了卵巢和输卵管。因为通过基因分析，她发现自己是BRCA1基因突变的携带者，这个基因突变当然是来自家族遗传。人体以BRCA1基因的主模板生产一种蛋白质，这种蛋白质能帮助修复受损的DNA，减少组织癌变的风险。要是这个基因出了问题，那么也就没办法生产修复DNA的蛋白质了，那么得癌症的机会就会大大增加。

安吉丽娜·朱莉的家族里一共有三位女性亲人都死于癌症，其中她的母亲就曾被查出患有乳腺癌。老太太跟癌症对抗了10年之久，一直坚持到看到自己的第一个孙子出世，不过最终还是死于卵巢癌。根据大数据统计分析，医生估测她得乳腺癌和卵巢癌的概率分别为87%和50%。所以，朱莉和医疗团队经过仔细权衡还是决定先切除乳腺，两年后切除了卵巢。这是预防性切除，这两个地方容易生癌，那么先切掉再说，两害相权取其轻。

所以，从这个案例也可以看到，通过对自己的基因进行分析来有针对性地采取措施，这一点儿都不神奇。随着基因检测技术的突飞猛进，费用的不断下降，未来应该是会逐渐普及的。

科学家们一直在追求针对基因的个性化诊疗，现在已经有一些药物可以根据特殊的基因来做针对性的治疗。比如说，有一个护士叫罗宾斯，她的右肺被发现有一大块肿块，第一个看到结果的正是她的丈夫，她的丈夫马克是个放射科医生。还好，他们家都是搞医学的。

经过核磁共振检测，罗宾斯同时还患有脑瘤。所以，罗宾斯接受了脑部手术和胸腔手术，但是效果不明显，癌细胞已经转移。当时一种名为易瑞沙的新药正好要开展临床测验，她立即就抓住了这个机会。果然，易瑞沙这个药物起作用了。现在，她身体里的癌细胞已经很少，但是因为血脑屏障，药物无法到达脑部，脑部还有残留的癌细胞。不管怎么说，命是保住了。

易瑞沙这个药在 2003 年作为治疗非小细胞肺癌的药物通过了 FDA 的检测，但是这个药只是个"板凳队员"，只有铂类和多西紫杉醇化疗失败以后才轮得到这个药上场。2005 年，FDA 撤销了易瑞沙的许可。FDA 组织了更大范围的双盲对照实验，易瑞沙表现很一般，FDA 认为没有充分证据证明易瑞沙可以显著延长患者生存期。说白了，是吃了也白吃。

但是到了 2015 年，FDA 再次批准了易瑞沙可以用于治疗非小细胞肺癌，这可真够折腾的。这个药到底有效没效呢？真相逐渐显露出来了。你得了非小细胞肺癌，就看癌细胞有没有 EGFR 突变。这个突变使得癌细胞对易瑞沙特别敏感。有就好办，没有就够呛。我们前面讲到的那个罗宾斯护士为什么用药效果很好呢？经过基因测序发现，罗宾斯肺里的癌细胞有这种突变，当时还没有靶向药物这个概念，她运气好，中大奖了嘛！

现在，大家都知道了，原来还有这种操作呢。未来针对特定基因的靶向药物也会越来越多的。

我们可以根据人的遗传基因和大数据分析来判断你容易得哪些病，现在医学上也开始针对细胞的基因来设计靶向药物。但是，如果一个人真的有基因突变导致的疾病，我们又该怎么办呢？这是娘胎里带出来的，不好办啊。其实，现代医学也不是完全束手无策。

比如有一种眼病叫莱伯先天性黑蒙，这种病在婴儿期开始就逐渐地失去视力，几乎辨认不出颜色，只能隐隐约约地看到一点儿轮廓，人的脸部表情和特征是无法看清楚的。这是因为他们的视网膜上感知光线和色彩的细胞逐渐退化了。这是一种常染色体隐性遗传疾病，说白了，还是人的基因出了问题。有二十多个基因跟这个病有关系，只要其中任何一个出了错，就会导致莱伯先天性黑蒙。

我们都知道，人生的起点是受精卵。如果一个受精卵或者早期胚胎要修理基因缺陷还是有办法的，这就是所谓的"基因编辑婴儿"，但是这种做法目前是有伦理风险的。贺建奎不是玩了一把基因编辑吗？结果玩砸了，自己还被判刑。如果等胚胎长成一个人，一个活蹦乱跳的孩子，带着基因缺陷，那该怎么办？他全身上下有那么多细胞呢，你怎么去修复这一个个的基因缺陷呢？

其实，用不着把全身的细胞全都修复一遍，只要局部修复也就够了。首先要知道这个患者的基因到底是哪儿出错了。正确答案你总要准备一份吧。然后要把正确答案那一小段剪下来，做成一个补丁片段。这个补丁怎么成批量地打到人体内的一个个细胞上去呢？这就要借助于病毒了。病毒可是有感染一个个细胞的能力的，选取一种合适的病毒作为搬运工。把病毒的基因去除，然后把补丁片段给装进去，然后把这些特制的病毒放到人体内。

这个补丁片段进入了细胞以后，就能起到模板作用，开始生产正确的蛋白质，或者是停止生产错误的蛋白质，由此起到治疗的作用。比如说，有个从小患有莱伯先天性黑蒙的女孩在接受了这种基因疗法以后，视觉比过去好多了，起码能看清楚各种纹理，人脸上的表情也能看得清楚。FDA 已经批准这种疗法可以使用。据说很贵，治疗一只眼睛要几十万美元。而且，经过几年以后，患者的视力还是会慢慢衰退。目前来看，基因治疗技术还有很长的路要走。不过，这毕竟是开了一个好头嘛。

现在是个大数据的时代，也是人工智能的时代。

比如说新型冠状病毒肺炎，根据前方医生提供的一些经验，CT 检查是非常重要的诊断技术，在很多环节上都有用，拍下来的 CT 片子还需要影像学医生的判断和解读。新冠肺炎也是个新冒出来的疾病，很多 CT 影像不典型，一个医生起码要看 10 分钟才能下结论。医生下笔做出结论，那可是非同小可，毕竟人命关天。

但是，当疫情暴发，病人涌向医院，医生护士超负荷运转的时候，矛盾就凸显出来了，CT 片子来不及看啊。这时候新技术就显示出了强大的威力。用人工智能 AI 技术来对 CT 图像进行判读，据说准确率很高，达到 96%，而且速度比人快多了，20 秒一张。说到底，科学技术是第一生产力。

但是，这其中涉及的还不仅仅是识别图像这么简单，还涉及自然语言处理，因为 AI 是要生成医学报告的。报告上该写什么呢？总不能写得一头雾水吧。说到底，目前 AI 还处于一个比较弱的阶段，干某些特定的事儿可能效率很高，但是无法应付边界和规则模糊的领域。别说是 AI，就是个活人也未必就能干得很好。但是，未来 AI 技术肯定在医疗领域会更深地介入，这是大势所趋。

　　我听到过一个说法，医疗是个一对一的服务业，所以效率很低。你想啊，培养一个成熟的影像学医生需要多长时间？需要本科 5 年的教育，然后再经历临床三年五载的锻炼，才能从一个普通的高中生成长为一个合格的影像学医生，这一下就要 8～10 年的时间。这还仅仅是一个医生，要是培养一大批，要花多少人力、物力呢？

　　可是，一个 AI 从一张白纸到能够迅速准确地识别几百张 CT 照片，这段学习时间并不长，即便加上 AI 开发的时间，也长不到哪里去。而且，别忘了，机器是可以复制的，很可能马上就可以在几百家医院推广开，这个速度和效率实在是太诱人了。我们都知道，AI 不能代替人，以后可能是一个优秀的影像学医生带着十几台电脑工作，或者就在云端工作，然后就把事情搞定了。

　　如今 AI 是和大数据紧密捆绑的，数据放在云端也是理所当然的。药物设计同样离不开 AI 和大数据。如今世界上第一种完全由人工智能设计的药物已经问世了，是一种对付流感的疫苗，而且这种疫苗也已经进入了人体临床测验阶段了。

　　这种疫苗的好处是可以刺激免疫系统产生比普通疫苗更多的流感病毒抗体，所以起了个名字叫作"涡轮增压"，就是"给力"的意思。

　　一般情况下，要想研制一种疫苗，一家大型的医药公司要筛选好几百万种化合物。算一算工作量，需要好几千人连续工作 5 年。花的钱当然也就少不了，起码好几亿。但是，这一次利用人工智能技术，彼得罗夫斯基带领的科研团队没多少人，只用大约两年时间就开发出了这种疫苗，大部分工作都交给计算机去做了。

　　彼得罗夫斯基的研究团队首先设计了一个名为 SAM 的智能算法，这个算法能够大量学习和识别现有成功的疫苗和失败的案例，经过训练以后，就能对流感疫苗的有效性进行判断。也就是说，这个算法是进行快速检验的。另外，他们又设计了一个算法，借用大数据技术，能够创造出好几万亿个虚拟的化合物，这个程序叫"疯狂的化学家"。剩下的事儿，那就是让这两个家伙配对去搜索解决方案。一个负责瞎出主意，一个负责审核。反正它们俩可以没日没夜地干，只要不拉电闸就行。就这么算了两年，拿出了几个候选方案。彼得罗夫斯基团队真的把这几种药物给合成出来，这花了大概几周时间。然后在人的血液里面进行了测试，后来又做了动物测试。现在，已经过了动物测试的阶段，开始进入人体临床测验了。人体临床测验想快也快不了多少，慢慢走程序吧。

总之，疫苗的意义已经不仅仅是局限于这个药物本身，而是预示着人工智能在药物研发上显示出的巨大潜力。这条路要是能走通，而且越走越宽的话，那么像青蒿素那样海选药物的情况将不太会出现了。海选其实挺费钱的，花不起啊。相比之下，还是人工智能＋大数据比较有效率。

大数据如今也是热门，大数据和人工智能往往是紧密联系的。因为没有大数据去训练，人工智能不会发展得这么快。互联网时代，几乎所有的数据都有被记录的必要，包括我们人的呼吸、心跳、血压这样的生理指标。现在各种智能手表和手环上或多或少都带有医疗的传感器，比如检测心跳的传感器，有些还能检测血氧。

比如苹果的智能手表，其实就是借用了人工智能的算法。只要你戴着，每隔一段时间就检测一下你的心跳。时间长了，这块表就会根据统计数据知道你平常不运动的情况下，心跳大概是多少次。只有心跳超过这个基础值，手表才认为你运动了。当然啦，这手表还会根据 GPS 的运动距离，以及手表本身甩动这些数据来综合判断。

其实各种手环手表的数据完全可以上传到云端。将来，其他的医疗传感器小型化以后，是不是还会有更多的数据上传到云端呢？我猜，这个趋势是挡不住的。而且这些数据就是个金矿，肯定也能成为一个巨大的产业。

我们可以想象一下，以后每家配备一个家庭医生，或者是私人健康顾问，没事儿就可以在网络上做个远程医疗咨询。有云端大数据系统，人家早就对我这一阵子的各种生理指标了如指掌："你最近又胖了，体重增加了，是不是在家宅得太久了啊？看运动数据，你连下楼倒垃圾都懒得去，你真是生命在于静止啊……"

总之，我相信，这些数据对国家分析国民健康状况是有用的，而且对相关政策的制定也能提供直接的大数据这个依据。毕竟现在全世界的医保都不够花的嘛。各个国家的医保部门应该是很有兴趣的，保险公司肯定也有兴趣。

当然，这些想法都是好的一面，不好的一面就是没什么隐私，啥隐私都保存在云端了。所以，这也是一柄双刃剑。

科技的发展带来的不一定是生活水平的提高，我们对此还是要有清醒的认识。在比较富裕的国家，医学的进步带来的好处可以说是立竿见影。过去婴儿的死亡率很高，现在这个问题已经不是什么问题了，绝大多数产妇生孩子不是危险的事情，婴儿的死亡率也很低。过去传染病很厉害，动辄造成几百万上千万人死亡，一场大瘟疫动辄肆虐好多年，现在尽管也有大规模的传染病，但是死亡规模和传染的人数是不能和古代相比的。

正因为解决了婴儿死亡率和大规模传染病的问题，所以在 20 世纪，人均寿命节节攀升。过去是人生七十古来稀，现在早已经稀松平常了。主要的矛盾已经转移到了心血管疾病和癌症上，阿尔茨海默症也会成为一个棘手的大问题。但是，毕竟和过去的麻烦不是一回事儿。

回顾历史，我们发现古代社会是高出生率 + 高死亡率，因此维持着低水平的平衡。随着医学水平的提高，有些国家的婴儿死亡率大大下降，但是高出生率没有变，于是人口开始快速膨胀。如果经济能跟上，快速发展，社会变得相对富裕，这就进入了第三阶段，出生率就会降下来。因为只有经过严格教育的孩子才有竞争力，没人想一辈子没文化。

但是，目前看来，有些落后的国家恐怕是走不到第三阶段，人太多，人均资源根本就不够。越是穷，越是生孩子，越生孩子就越穷，这些国家就陷入了长期的贫困。这些国家的医疗卫生资源很薄弱，人太多，不够分。他们也没有能力推广控制生育的措施，而且这些地方往往传染病高发，比如疟疾、埃博拉和艾滋病。穷国遇到医疗问题的根源很大程度上不在医疗，穷国最大的顽疾就是一个字——"穷"。

富裕国家的人遇到的医学问题又是另外一番景象，家家有本难念的经。富裕国家的医疗资源也还是不够，因为富裕的工业化国家的老百姓对于健康的期望远比穷国的老百姓要高得多。国家医保花的钱越来越多，但是老百姓并没有感觉得了什么实惠。因为医学界总在不断地推陈出新，新东西总是不便宜，钱当然就不够花。过去不能治的病能治了，这不就多了一个潜在客户了吗？

有不少不治之症现在也都可以治疗了，但是解决方案是个半吊子，比如艾滋病需要吃一辈子药，不管这个药谁来埋单，反正是一大笔钱。相比于一次性解决问题，当然是吃一辈子药花的钱更多。医患之间的关系是很微妙的，加上医保这个第三方，事儿更复杂了。

尽管看上去医生都经过最为严格的医学训练，但是病患仍然会产生一定的心理落差。看上去都是高科技，好像能药到病除，可是真的去看病，仪器检查了一遍，也看不出什么问题，病人该疼还是疼。所以很多人也就转向了替代疗法，比如瑜伽、冥想、针灸、拔火罐……说到底还是对现代医学产生了距离感，甚至是某种逆反心理。

当然，我们也不排除某些替代疗法可能真的对病患有一定的帮助，现在看来，现代医学和替代疗法可能会长期共存下去。

有些医生热衷于生命维持系统，现代科技总有办法维持一个人的生理指标，比如心跳和呼吸。但是病人真的舒服吗？这可难说了。我们需要想一想，活下去的目的到底是什么？纯粹是为了活着而活着吗？如果长寿不得不付出疼痛、无能力和丧失尊严的代价，很多人未必就对活着这么留恋。尽管还有争议，但是认同安乐死的人变得越来越多了。是生存还是死亡？这的确是个问题。

生命不只有长度，还有宽度与高度。我们不禁要问，到底什么才是高质量的生命？如何去衡量生命质量的高低呢？

有人提出，一个人要保证生活质量，起码要做到生活能自理。如果一个老人摔了一跤，骨折了，那么就必须有人照顾他。失去生活自理能力，生命质量会大大下降。当然，一个老人得了阿尔茨海默症，他的生命质量也会下降。就以丧失自理能力的年龄作为标准，似乎也是可以的。日本冲绳长寿老人比较多，女性的人均预期寿命达到 89 岁，是全世界最高的。不少百岁老人仍然可以生活自理，不需要人照顾。我们不得不承认，他们的高质量生命值得借鉴。

为什么要建立这种量化指标呢？其实这是为了改进公共观念。如果说，人均寿命的确提高了，但是提高出来的那部分寿命其实都是在 ICU 度过的，是靠砸了大笔的医保资金、靠各种医学手段硬拉长的，那么，这不是我们的初衷，不是我们发展医学真正想要达到的目的。医学发展之路走向何方？需要每个人的共同努力。